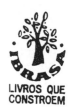
LIVROS QUE
CONSTROEM

CIP-Brasil. Catalogação-na-Fonte
Câmara Brasileira do Livro, SP

Vellay, Pierre.
V549p Parto sem dor: princípios, prática e testemunho / Pierre Vellay e outros;
4.ed. tradução e notas do Dr. José Knoplich. – 4. ed. – São Paulo: IBRASA,
1980.
(Biblioteca saúde; 12)
1. Parto sem dor I. Knoplich, José, 1935 - II. Título.

CDD-618.45
80-0780   NLM-WQ 300

Índices para catálogo sistemático:
1. Parto sem dor: Obstetrícia 618.45

PARTO SEM DOR

Biblioteca

SAÚDE

— 12 —

Volumes publicados:

1. *Cirurgia ao seu Alcance* — Robert Rothemberg
2. *Coma Bem e Viva Melhor* — Ancel e Margaret Keys
3. *Conheça seu Coração* — Vários autores
4. *Controle sua Pressão* — William A. Brams
5. *O Corpo Humano* — Elbert Tokay
6. *Glândulas, Saúde e Felicidade* — W. H. Orr
7. *Guia Médico do Lar* — Morris Fishbein
8. *Limitação de Filhos* — A. Stone e Norman E. Himes
9. *Milagres da Novocaína* — Henry Marx
10. *Saúde e Vida Longa pela Boa Alimentação* — Lester M. Morrison
11. *Vença o Enfarte* — William A. Brams
12. *Reumatismo e Artrite* — John H. Bland
13. *Vença a Alergia* — Harry Swartz
14. *O Que a Mulher Deve Saber* — H. Imerman e T. B. Dewey

PARTO SEM DOR

Princípios, Prática e Testemunho

DR. PIERRE VELLAY
E OUTROS

Tradução e notas do
DR. JOSÉ KNOPLICH

7a. Edição

IBRASA
INSTITUIÇÃO BRASILEIRA DE DIFUSÃO CULTURAL LTDA.
SÃO PAULO

Título do original francês:

L'accouchement sans douleur,
Principes, pratique et temoignages

Copyright 1956 by
EDITIONS DU SEUIL

Capa de

ALBERTO NACER

Publicado em 2010

IMPRESSO NO BRASIL — PRINTED IN BRAZIL

Direitos desta edição reservados à

IBRASA

INSTITUIÇÃO BRASILEIRA DE DIFUSÃO CULTURAL LTDA.
Rua. Treze de Maio, 446 - Bela Vista - 01327-000 - São Paulo - SP

ÍNDICE

Nota do Tradutor 11

Prefácio 17

Introdução 19

Primeira Parte

BASES DO MÉTODO

1 Biografia do Dr. Lamaze 23

2 Histórico 28

3 Noções Gerais Sôbre o Método 32

4 A Teoria de Read 45

Segunda Parte

O CURSO COMPLETO PARA O PARTO SEM DOR

1 Aula Preliminar para os Maridos 57

2 A Fertilização e o Início da Evolução 62

3 Do Quarto Mês até o Período Final 70

4 Os Princípios do Método 79

5 A Respiração 88

6	Aprendizado Neuromuscular	99
7	Dilatação	111
8	Expulsão	126
	Notas	138

Terceira Parte

TESTEMUNHOS PESSOAIS SÔBRE O MÉTODO

	A Vitória da Mulher	**143**
I	Primíparas	**145**
II	Multíparas	**164**
III	Mulheres que já Passaram Pela Experiência do Parto sem Dor	**179**
IV	Mulheres Difíceis de Condicionar	**184**
V	Mulheres com Conhecimentos Médicos	**207**
VI	Os Fracassos	**215**
VII	Mulheres Estrangeiras que Deram à Luz na França	**226**
VIII	Efeitos do Parto sem Dor nos Pais, na Criança e Suas Atividades	**236**
	Conclusão	**255**
	Discurso do Papa Pio XII Sôbre o Parto sem Dor	**261**
	Documentação Fotográfica da Fase de Expulsão	**273**

PARTO SEM DOR

Êste volume é composto de extratos de três obras publicadas pelas ÉDITIONS DU SEUIL: *Témoignages sur l'accouchement sans douleur; La méthode complète de préparations à l'accouchement sans douleur; Principes et pratique de l'accouchement sans doulerur*, segundo acôrdo entre os autores Dr. Pierre Vellay, Aline Vellay, André Bourrel, Micheline Bourrel e Colette Jeanson. Volume semelhantemente organizado, e que também serviu, para confronto, ao tradutor brasileiro, foi publicado na Inglaterra por HUTCHINSON OF LONDON e GEORGE ALLEN AND UNWIN sob o título de *Childbirth without Pain* (tradução de Denise Lloyd).

Nota do Tradutor

Entre os atos fisiológicos, o parto é o que mais impressiona o ser humano de tôdas as épocas, "e os cuidados dispensados à mulher na parturição são o melhor meio de estudar os avanços e recuos da civilização".

Desde que o parto perdeu as condições "naturais" de rapidez e ausência de dor, dos povos primitivos, foram três as fontes de preocupação para a mulher grávida: a distocia, a infecção e a dor.

Distocia é tôda alteração de posição, conformação da bacia ou do feto, que perturba a evolução normal e rápida do parto. Talvez a mulher primitiva não tivesse êsse problema, pois não havia mistura de grupos étnicos. Mas o comércio e as guerras obrigaram a uma mudança do tipo de vida e a uma miscigenação que acarretou alterações morfológicas do feto, e a bacia da mãe não estava preparada para isso. A mulher, em casos de distocia, após muitos sofrimentos, morria.

Em 715 A. C., Numa Pompilius instituiu a "lex regia" ou "lex Cesare", segundo a qual poder-se-ia abrir o ventre de uma mãe agonizante para salvar o filho. Daí talvez o nome de Cesariana para a operação.

No século XVI, na época de A. Paré, tentaram algumas vêzes cesariar mulheres vivas, porém abandonaram a experiência, devido ao risco.

Em 1879, difundiu-se o segrêdo do fórceps, guardado pela família Chamberlen, e empregado como auxílio no período expulsivo. Com o advento da anestesia, a cesariana passou a ser uma operação relativamente fácil e quase sem risco.

Venceu-se a distocia do parto e, na medida do possível, preservando a vida da mãe, e quase sempre a do filho.

A infecção puerperal adquirida no parto era a principal causa de óbitos ·entre as pacientes internadas em hospitais. Baseado na teoria bacteriana de Pasteur, o Dr. Semmelweiss conseguiu, através da assepsia obrigatória das mãos, roupas, e dos quartos de todos aquêles que entravam em contato com a grávida, debelar a infecção puerperal. Depois a introdução de luvas de borracha, novos antisséticos, máscara, aventais, etc. completou essa obra.

Em 1943, com a descoberta da penicilina, Fleming abriu uma nova era na Medicina, no combate às infecções. Superava-se nova etapa do parto, o combate à infecção puerperal.

Nos fins do século XIX e no início do século XX, a perspectiva de uma mulher que engravidava era de ter, em noventa por cento dos casos, um parto normal, livre de infecções. Em 10% dos casos teria que se submeter a uma intervenção cirúrgica, ou o fórceps seria usado. Mas sòmente 7 a 14% das mulheres, segundo Velvoski, estariam livres de sentir qualquer dor. E êsse é o desafio à medicina em geral, e particularmente à obstetrícia, que permanece ainda na segunda metade do século XX — o problema da dor.

Para avaliar a extrema dificuldade do problema, vamos tomar um exemplo, uma picada no dedo. Sentimos dor, mas aonde? No dedo, ou em algum centro superior que recebe a sensação enviada pelos receptores que se localizam no dedo? Segundo Leriche "não há uma condição anatômica precisa que faça aparecer a dor". Em 1895, Freud tentou sem resultados obter uma explicação para a conexão entre os processos psíquicos e físicos. Qual seria a localização dos receptores dos estímulos dolorosos no cérebro?

Para Pavlov e seus discípulos, o centro dos receptores localiza-se na camada externa do cérebro (córtex). Para Head, estaria no tálamo, região que fica dentro do cérebro. Em 1949, Moruzzi e Magoun, em experiências sensíveis, determinaram a existência de um "sistema reticular" no tronco cerebral, que ligaria as diversas partes do sistema nervoso central. Não há, porém, uma idéia aceita por todos os neurofisiologistas sôbre a sede da consciência da dor.

O emprêgo, em 1853, do clorofórmio no trabalho de parto da Rainha Vitória da Inglaterra, mudou a concepção do anátema bíblico do "parirás em dor". Desde então todos os anestésicos que surgiram foram experimentados em relação às dores do parto. Com exceção da anestesia dada 'na coluna vertebral, que é inócua, tôdas as outras apresentaram inconveniências em relação à mãe ou ao feto.

Diante das dificuldades da analgesia medicamentosa tentou-se suprimir a dor por meio da analgesia psicológica, ou seja, "meios psicofisiológicos, através de um bloqueio ou mesmo uma modificação central na percepção dolorosa, por intervenção de fatôres afetivos". (Certok.)

Fêz-se a primeira tentativa com o hipnotismo, e depois com a sugestão, que empregavam "palavras" para conseguir os seus efeitos. Mas como agiriam essas palavras? Êste livro explica que, segundo Pavlov, a "palavra" age sôbre o indivíduo como um outro estímulo qualquer (luz, som, dor, etc.). Essa teoria não é aceita unânimemente.

Em resumo: Desde 1866, Liébauld verificou a eficiência do hipnotismo sôbre as dores do parto; Auvard e colaboradores, vinte anos depois, usaram a sugestão com igual eficiência, porém ambos foram empregados com total empirismo.

Em 1933, Grantly Dick Read lança na Inglaterra a tese "é o Mêdo que gera a Tensão (contração muscular) que causa a Dor", que é a base do "parto sem mêdo". Nesse método, além de um contacto pessoal, em que alguns autores vêem restos da .influência da hipnosugestão, Read introduziu dois novos elementos pioneiros: a explicação dos fatos da gestação em aulas, para afastar os temores e mêdos incutidos pela educação, e exercícios para um relaxamento muscular. Rompendo o ciclo mêdo-tensão-dor, faria o parto voltar às suas primitivas características naturais, daí também o seu nome de "parto natural".

O método de Read não teve imediata aceitação, porque a Medicina nessa época lutava ainda contra as infecções.

Em 1949, Velvoski e o prof. Platonov, ambos psiquiatras, em conjunto com Plotitcher e Chougom, obstetras, introduziram na Rússia o "método psicoprofilático" ou "parto sem dor". Êsse método é um produto da evolução do método hipnosugestivo, sem

13

bases teóricas muito bem estabelecidas. "O método encontra-se ainda no período de elaboração de suas bases teóricas" (Velvoski, 1954). Se bem que as teorias de Pavlov, dos reflexos condicionados, sirvam para explicar muitos fatos, não são totalmente aceitas. Dr. Fernand Lamaze difundiu, a partir de 1954, o método no Ocidente. Foi mais ou menos nesta época que o método de Read teve maior difusão.

Ambos os métodos apresentam em comum um elemento didático — que é um ensinamento pré-natal, constituído por um curso mais ou menos amplo sôbre a gravidez e o trabalho de parto, além de um elemento fisioterápico representado pela ginástica e o relaxamento. No método de Read a ginástica não tem muita relação com o método, os exercícios respiratórios não têm senão o valor fisiológico de uma maior oxigenação, e também a ajuda no relaxamento. "Êsse é um fenômeno necessário, e deve ser acompanhado de uma indiferença mental em relação à contração uterina." (Read.)

No método psicoprofilático russo os exercícios respiratórios servem para criar um nôvo reflexo entre a respiração e a contração uterina; obrigando a mulher a se concentrar na respiração, ela não sentirá a contração. Nesse método a respiração é profunda e rítmica. "O relaxamento já é um estado pré-hipnótico, sendo já um estado de inibição."

Na versão francesa do método, que êste livro apresenta, a ginástica é feita para fortalecer a circulação venosa dos membros inferiores. Os exercícios respiratórios são também feitos com o fito de criar um nôvo reflexo, porém a respiração é superficial e acelerada. O relaxamento, chamado de treino neuromuscular, é, segundo Chertok, muito semelhante ao praticado pelo método de Read.

Na realidade, e acrescentando-se as outras variações que muitos autores fizeram e que escapam à análise desta nota, observa-se que o método de Read e o método psicoprofilático tendem mais e mais a se fundir na prática.

Êste livro do Dr. Pierre Vellay e colaboradores, agora lançado na edição brasileira pela IBRASA, veio preencher um claro na série de livros de divulgação sôbre o "parto sem dor". Traz, além da explicação minuciosa dos exercícios, uma análise sôbre os reflexos condicionados e vários testemunhos de parturientes, sôbre o método. Para facilitar a compreensão do tema, fizeram-se anotações ao pé da página. (°) As anotações do tradutor acham-se numeradas seguidamente, e as dos autores estão marcadas com asterisco. Para completar reproduziu-se o discurso do Papa Pio XII sôbre o parto sem dor.

Dr. José Knoplich

(°) Para detalhes anatômicos e fisiológicos ver: "O Corpo Humano e suas Funções". Eibert Tokay; 1960, edição IBRASA.

Prefácio

Tentamos incluir neste volume, no que diz respeito ao método psicoprofilático do parto sem dor, tudo que possa interessar a uma mulher grávida, que nada saiba a seu respeito. Tentamos, também, escrever concisamente e de modo inteligível a todos os leitores. Consideramos inicialmente os princípios fundamentais, e em seguida a parte prática.

Incluímos uma série de histórias clínicas simples e interessantes sob o ponto de vista humano, e com muitas particularidades. Tôda leitora pode imaginar seu próprio caso entre elas, e esperamos que se encoragem a treinar.

Êste livro é o resultado de um trabalho árduo, executado pela equipe sob a direção do falecido Dr. Lamaze, cuja falta muito sentimos. Monitoras, parteiras, médicos e mães desempenharam seu papel no Centro Sindical Pierre Rouquès, onde se desenvolveu o método. Estamos profundamente agradecidos a todos que nos ajudaram.

Esperamos que êste livro faça cada leitora ansiosa por experimentar a indescritível alegria do parto sem dor.

OS AUTORES

Introdução

Êste livro é dedicado a tôdas as futuras mães e a tôdas as mulheres que já passaram pela experiência do parto sem dor. Esperamos que dê confiança às mães do futuro e que as informações detalhadas que contém, acrescidas do testemunho de outras mulheres, iguais a elas próprias, criem um sentimento de segurança em um dos mais importantes acontecimentos de suas vidas.

O livro é um tributo de gratidão às mulheres que experimentaram nosso método. Elas mudaram completamente nossas idéias sôbre o assunto e, por sua coragem, libertaram o sexo em geral do seu incômodo e degradante passado. Há, todavia, um longo caminho a percorrer. As mulheres devem ensinar suas filhas desde a puberdade, para que possam atravessar sem dificuldade todos os estágios importantes da vida.

Estudaremos de modo geral as bases do método e mostraremos como é pôsto em prática. Além disso, juntaremos impressões escritas por mulheres, sôbre o parto. Seus relatos são cheios de fé, instrutivos, e algumas vèzes comoventes. Supervisionamos a tantos partos sem dor que não podemos publicar todos os relatos. Tivemos que selecioná-los, o que não foi tarefa fácil.

À medida que lemos êsses relatos, que abrangem quase quatro anos, notamos um considerável progresso, tanto no conteúdo como no estilo. As informações eram, de início, frios relatos clínicos, embora cheios de esclarecimentos para nós. Pela primeira vez na medicina, o objeto da experiência descrevia suas sensações. As explicações pareciam relatos policiais em miniatura. Entretanto, mais ou menos ràpidamente, o tom impessoal mudou. As mulheres começaram a expressar seus sentimentos e idéias.

O parto sem dor parece libertar a tensão psicológica e assim ter uma função terapèutica sob êsse ponto de vista. A mulher estuda a si própria, descobre seus problemas, e acha uma solução. O parto sem dor ultrapassa o campo da obstetrícia pura.

É a vitória das mulheres e transforma sua posição na família e na sociedade.

Ao selecionar os testemunhos em nosso poder, tentamos ajudar as leitoras a se reconhecerem e a descobrirem seus próprios problemas. Mas o tema é vasto e o livro não é tão completo quanto o desejaríamos. Também nossa experiência, apesar de considerável, é ainda incompleta. Ainda não descobrimos tôda a amplidão das relações humanas. Sòmente continuando a trabalhar juntos, estaremos aptos a explorar aos poucos o vasto território à nossa frente.

Nosso objetivo exige paciência, mas é excitante. Desejamos descobrir os mecanismos e influências, internos e externos, que fazem com que o organismo trabalhe bem ou mal.

Na época do rádio, televisão, jornais e cinema, um assunto concernente a milhões de mulheres tem de ser amplamente divulgado. Deveriam publicar-se as descobertas em todos os campos da Ciência tão logo quanto possível, para dar às pessoas a oportunidade de se beneficiarem. A medicina não pode ficar alheia às formas modernas de comunicação. Do contrário, acabaria em estagnação. Precisamos difundir imediatamente qualquer meio de aliviar o sofrimento humano.

O parto sem dor é um fenômeno nôvo. Não poderia se deter entre alguns iniciadores, pois pertence a tôdas as mulheres, e estas ajudaram a difundir a informação. O parto sem dor depende da educação. Nosso primeiro objetivo foi popularizar o método, em seguida, educar as mulheres que poderiam beneficiar-se, e finalmente educar a tôdas as mulheres.

Êste livro é, portanto, parte da educação do público.

Os Autores

1.ª PARTE

BASES DO MÉTODO

CAPÍTULO 1

Biografia do Dr. Lamaze

De todo o mundo recebemos cartas de médicos que nos relatam suas experiências. Nos últimos meses as parturientes que estão se preparando para o parto sem dor perguntam repetidamente: "Quem é o Dr. Lamaze" Aqui está a resposta. *Primavera de 1947.* Caminhava lenta e pesadamente, mancando um pouco devido a um ferimento de guerra. Era corpulento e não usava chapéu, qualquer que fôsse o tempo, mas levava um guarda-chuva que o protegeria, assim como ao seu livro. Quando eu (Dr. Vellay) o vi pela primeira vez na porta da Enfermaria, parecia uma estátua. Tinha uma barba preta, que às vêzes raspava, a fronte alta, larga e arqueada, em visível desproporção com o nariz, pequeno e aquilino. Os olhos eram brilhantes e transbordavam bondade, mas podiam também exprimir seriedade de pensamentos e afetividade. Sua pessoa imponente irradiava simpatia, e todos gostavam dêle. A equipe do Hospital queria-lhe muito bem. Conhecia todos os obstetras e todos o tinham em alto conceito. Muitas vêzes o vi, no trajeto do "metrô" da *Porte-de-Saint-Cloud* até a clínica, com seu passo regular, cabeça inclinada e olhos fixos num livro, que trazia embrulhado nos jornais da manhã.

Seguia indiferente ao que o cercava, sem observar a multidão, por ela passando como um autômato. Um dia tomou o "metrô" e sentou-se ao lado de um amigo, que não lhe dirigiu a palavra

23

porque o Dr. Lamaze estava lendo. O doutor desceu, ainda entretido na leitura, sem notar a presença do amigo.

Era um homem sobrecarregado de trabalho, mas nunca parecia apressado. Geralmente viajava de ônibus ou pelo "metrô"; isso lhe dava a oportunidade de ler e lhe permitia ser pontual. Era exato como um relógio.

Adorava os livros e tratava-os com respeito — abria-lhes as páginas cuidadosamente e não suportava vê-las dobradas. Dir-se-ia que tôda a sua vida era uma busca de conhecimentos. Até então eu não lhe ouvira a voz, mas gostaria de conhecê-la.

Outubro de 1947. Certa ocasião fui vê-lo para estudar a possibilidade de colaborar no seu serviço. Tinha o pressentimento de que nos parecíamos em nossas atividades e idéias. Fui ao seu sombrio apartamento, cuja modéstia me chocou. Abriu-se a porta e lá estava o Dr. Lamaze, com um sorriso que lhe iluminava o rosto. Dêle se irradiava um grande calor humano. Estendeu-me a vigorosa mão, dizendo: "Bom dia, meu caro Vellay. Muito prazer em conhecê-lo."

Fiquei fascinado, e de início não notei que seu escritório era pequeno e escuro. Mais parecia o lugar de trabalho de um literato do que o de um médico. Sòmente duas cadeiras estavam vagas. Sentei-me em frente a Lamaze, e percebi então que a mesa, a escrivaninha, as estantes, a lareira, e até mesmo o chão, estavam cobertos de livros.

Dei-lhe tìmidamente o sumário da minha carreira. Trocamos idéias e descobrimos que tínhamos muito em comum — certamente uma boa base para a colaboração. Sua voz profunda, às vêzes difícil de entender, deu-me confiança e, tal como a sua presença, um senso de boa vontade. Quando saí, percebi que um forte liame se formara entre nós, e que nada poderia alterar essa nova amizade.

Como pôde êsse sonhador solitário deixar sùbitamente seu mundo de livros e lançar-se numa controvérsia? Não parecia feito para disputas. Durante trinta anos dividiu seu tempo entre o trabalho e a aquisição de conhecimentos. Era também um gastrônomo; conhecia os melhores vinhos, tanto quanto datas históricas e biografias de homens famosos.

24

Era alternadamente "soldado, rebelde e cidadão", segundo as palavras de Yves Farge. Foram as duas guerras mundiais que o fizeram romper uma rotina de vida até então satisfatória para êle. Durante a guerra, através da sua profissão, tornou-se amigo de P. Rouquès. Quando se inaugurou a Maternidade da Policlínica dos Metalúrgicos, Rouquès pediu a Lamaze que a dirigisse. Foi nessa ocasião que o visitei e começamos a nossa colaboração. Durante quatro anos trabalhamos juntos no desenvolvimento da Clínica. O estudo do parto sem dor fortaleceu nossa união. A Maternidade desenvolveu-se ràpidamente. "Não sei como dar ordens. Confio em todos, mas não posso suportar quando desmerecem da minha confiança." Essa atitude de Lamaze foi ainda mais valiosa durante os experimentos com o parto sem dor e correspondemos à sua confiança. Criamos uma equipe unida, onde cada um tinha o seu lugar e função.

Em setembro de 1950, o Congresso Mundial de Ginecologia atraiu os mais eminentes especialistas a Paris. O professor Nicolaiev, de Leningrado, visitou a Maternidade Rouquès e falou modestamente de suas próprias tentativas para obter a parturição sem dor pelo método psicoprofilático. Tal informação teve conseqüências: Rouquès convidou Lamaze a reunir-se à delegação médica que iria à Rússia em setembro de 1951. Infelizmente, algo empanou o brilho dessa partida — Rouquès ficou sèriamente doente e impossibilitado de viajar, e sua morte prematura impediu-o de conhecer os feitos memoráveis que a delegação conseguiu em contato com os russos. Lamaze concordou em visitar a União Soviética e interrompeu o trabalho pela primeira vez. A viagem alterou completamente sua vida.

Ao partir tinha um propósito secreto. Queria verificar se as russas davam realmente à luz sem dor — como afirmava o professor Nicolaiev. O fato parecia maravilhoso e inacreditável. A longa experiência pessoal de Lamaze fazia crer que sòmente drogas poderiam mitigar as dores do parto.

A delegação francesa tinha um vasto programa na Rússia, mas Lamaze prosseguiu, no seu intento. Queria ver uma mulher dar à luz sem dor. Passaram-se os dias. Visitas a hospitais seguiam-se a visitas aos Institutos. Lamaze viu mulheres que tinham dado à luz sem dor e conversou com elas. Explicaram-lhe o método. Como a sua partida se aproximava, tornou-se cada vez mais ansioso para testemunhar o fato. Importunou autoridades e intérpretes e declarou que, ao voltar, não se referiria ao método se não lhe dessem uma prova concreta de sua eficiência.

A 4 de setembro de 1951, quando visitava o Instituto Pavlov de Koltouchi, procuraram-no para ver um nascimento no Departamento do Professor Nicolaiev, de Leningrado. Lamaze permaneceu ao lado do leito de uma parturiente durante seis horas, vigilante e profundamente impressionado. Observou o progresso do parto e as reações da mulher e viu como estava com o corpo e a expressão "relaxadas". Guiada pelo médico, trouxe o filho ao mundo, sem dor, com grande simplicidade e a mais perfeita confiança.

A cena pareceu maravilhosa a Lamaze. Estava em estado de grande alvorôço quando se reuniu aos membros da delegação. O Dr. Moutier descreveu como parecia rejuvenescido. Estava tão entusiasmado quanto um cientista que vê o fim de sua pesquisa. Durante tôda a tarde falou sôbre o assunto. Disse: "Aquela mulher permanecerá na minha memória como uma fonte de luz." Desde então só tinha um propósito: proporcionar às mulheres francesas idêntica experiência.

Quanto a mim, jamais esquecerei a sua voz, cheia de calor e entusiasmo, quando, ao voltar, contou-nos sôbre a experiência. Descreveu-a minuciosamente, e para êle êsse fato superou todos os outros da viagem. Achávamos o acontecimento surpreendente, e mesmo inacreditável. Foi preciso tôda nossa confiança em Lamaze para que acreditássemos. Mas nós o conhecíamos como homem ponderado e refletido — finalmente nos persuadimos e ficamos estimulados pelo seu entusiasmo. Queríamos fazer sòzinhos a experiência e comprovar-lhe o valor.

Decidimos iniciar o trabalho imediatamente. De início a literatura e o equipamento disponíveis eram muito limitados, mas a boa vontade geral e a confiança e compreensão das mulheres logo nos trouxeram a prova inegável do parto sem dor. Graças às pesquisas de Pavlov sôbre os reflexos condicionados, e que foram adaptadas para a obstetrícia por médicos tais como Velvolski e Nicolaiev, sabíamos agora que as mulheres russas tinham o parto sem dor, e que suas experiências poderiam ser transferidas para outras mulheres.

26

O sucesso de Lamaze surpreendeu até mesmo a êle próprio. Fêz uma segunda viagem à Rússia em fevereiro de 1955 e conversou com o professor Lionid Stipanov, diretor do Instituto de Ginecologia e Obstetrícia de Moscou. Soube por êle que, além da delegação francesa, cêrca de quarenta outras tinham vindo do Ocidente e do Oriente e assistiram às demonstrações; no entanto, fôra êle o único a tentar a aplicação do método quando de regresso à terra natal. Os colegas russos estimaram-no por isso, tanto quanto nós, seus seguidores. Médico e humanista como era, mostrou que a Ciência não tem fronteiras. Poderia ter dito como Pasteur: "Não indago de sua opinião política nem de sua religião, mas qual é seu sofrimento?"

Incansável e persistentemente Lamaze continuou, superando obstáculos diários, cada vez mais confiante em nós, a quem convencera. Ignorou fadigas e trabalhou sem cessar, atento ao objetivo, que para si próprio estabelecera, certo de que a verdade sempre triunfa. E essa verdade não se limitou à França. Êle a fêz irradiar da pequena Maternidade do Centro P. Rouquès, como um raio de esperança para tôdas as mulheres.

Afluíram médicos, de todos os países, sempre curiosos e algumas vêzes cépticos. Após repetidas demonstrações saíram convencidos, estimulados e ansiosos para pôr em prática sua descoberta. Tal sucesso — que trouxe mais prestígio à medicina francesa — deveu-se, em última análise, às mulheres que se submeteram às experiências. Inicialmente Lamaze costumava dizer repetidas vêzes: "Trabalhemos e demonstremos todos os dias a evidência do parto sem dor. As mulheres saberão como usar a descoberta."

E então, um importante acontecimento teve lugar na história social da França. Mulheres de tôdas as origens e religiões, de tôdas as côres e classes, perceberam que sua posição mudara. O ser humano superara o animal.

No seu discurso de 8 de janeiro de 1956, o Papa Pio XII reconheceu o valor do método psicoprofilático. (1) Uma nova perspectiva se abria para a medicina humanizada. Todos ganhariam algo. Bem certo era o que disse um médico: "Daqui a 20 anos a nova geração de mulheres lembrará Lamaze com gratidão, pois êle alterou fundamentalmente o parto, e mesmo a condição das mulheres no mundo ocidental."

---

(1) Ver o discurso do Papa, no final do livro. (N. do T.)

27

CAPÍTULO 2

Histórico

As primeiras experiências do parto sem dor basearam-se na hipnose, que também teve algum sucesso como método de anestesia para a cirurgia. Entre 1880 e 1890, fizeram-se muitas tentativas, algumas parcialmente bem sucedidas. Muito freqüentemente as mulheres que se beneficiavam eram casos especiais, como por exemplo, vítimas de histeria. Entretanto, em 1890, Le Menant des. Chesnais, Luys, Panton e depois Auvard obtiveram excelentes resultados com pessoas normais. (2) Mas a hipnose ou hipnotismo sòmente poderia ser usada por especialistas e em escala limitada. Por outro lado, conforme o Dr. Henri Vermorel afirma, a experiência dêsses médicos "é a primeira ilustração da realidade do parto sem dor".(*)

Mais tarde fizeram-se muitas pesquisas para melhorar o método. Joire, em 1889, usou a sugestão quando a paciente estava acordada, mas também não pôde tentar em larga escala a aplicação da idéia. (3)

---

(2) A hipnose se desenvolveu a partir de 1878 na França e caracterizou-se pela luta de duas escolas, a escola de Salpetrière e a de Nancy. Na primeira pontificava Charcot que dizia que a hipnose é uma histeria artificial. A escola de Nancy, contrária a essa idéia, afirmava que a hipnose não era um estado patológico, e podia ser produzida em pessoas sãs. (N. do T.)

(*) *O parto sem dor pelo método psicoprofilático à luz da teoria de Pavlov.* Camugli, Ed., Lyon.

(3) P. Joire sistematizou a analgesia hipnótica em cirúrgia e obstetrícia e foi o primeiro a exprimir claramente a idéia da independência das

Entretanto, realizavam-se experiências com a hipnose na Alemanha, Bélgica, Inglaterra e Áustria. Foi na Rússia, porém, que o método mais se desenvolveu e, em 1902, vinte mulheres de um grupo de vinte e oito que haviam sido hipnotizadas deram à luz sem dor. Mas o método era empírico. Foi então que os trabalhos de Pavlov conferiram uma base científica à hipnose, pois explicaram seu mecanismo psicológico e abriram, assim, perspectivas para a pesquisa.

A partir de 1920, Platonov aplicou essa técnica ao parto. Em colaboração com Velvoski estudou a sugestão e a hipnose na cirurgia, obstetrícia, ginecologia, e estomatologia. Platonov e Nicolaiev tentaram ir mais adiante. Conseguiram que as mulheres dessem à luz, conscientes, sob influência pós-hipnótica. Entre 1922 e 1938 fêz-se muito em relação à sugestão e à hipnose. Iniciaram-se cursos e os resultados foram muito bons. Vigdorovitch obteve 80% de sucesso em 4000 partos no estado consciente ou semi-inconsciente.

Finalmente, em 1938, Skrobanski, ao encarecer a importância da sugestão, afirmou que se deveria empregá-la nas clínicas pré--natais, independente da sugestão usada durante o parto. "A mulher preparada para a analgesia e que tem confiança" — escreveu êle — "submete-se fàcilmente a qualquer método, enquanto que a mulher convencida da impossibilidade da ausência das dores sentirá dor, seja qual fôr o método."

Entretanto, escrevia Nicolaiev: "Devę aplicar-se em grande escala a técnica analgésica em obstetrícia." O método deve reformar a mente da mulher que se criou com a idéia de que a dor é inevitável e inalterável." (*)

Aproximadamente nessa época, na Inglaterra, o Dr. Dick Read descobriu o caráter psicológico da dor, e conseqüentemente o aspecto positivo do preparo. Contudo, em 1945, apesar. de tôdas as experiências feitas, o método, denominado hipno-sugestão por ·Velvoski, não teve aplicação generalizada. (4) Em trinta anos,

---

contrações uterinas e as dores do parto. Também afirmou que a hipnose era muito restrita, necessitando-se um método que permitisse uma aplicação em escala mais ampla. (N. do T.)

(*) Cf. Dr. Henri Vermorel, op. cit.

(4) A rigor não podemos falar em hipnose sem sugestão pois quase sempre estão associadas, daí o têrmo hipno-sugestão. Êsse método não podia ser generalizado porque era feito em bases individuais, pois o médico

aproximadamente, conseguiram-se sòmente 8000 partos sem dor. No entanto, serviram êles de base para a próxima etapa — a psicoprofilaxia, principal recurso para a remoção das dores do parto.

Em 1949 Nicolaiev e Platonov defenderam as idéias de Velvoski na Conferência de Karkov. A escola de Pavlov dera-lhes as bases científicas para o desenvolvimento dos trabalhos. Nicolaiev declarou que a dor no parto, sua manifestação, caráter e intensidade dependiam do sistema nervoso e da relação entre o córtex e o subcórtex (5) da parturiente. Propôs o têrmo psicoprofilaxia.

No ano seguinte, em junho de 1950, numa sessão da Academia de Ciências, acentuou-se o valor psicológico e terapêutico da palavra falada. Em 1951, a Academia de Medicina e o Ministro da Saúde Pública organizaram uma Conferência em que Velvoski, Pavlov, Nicolaiev e seus colegas descreveram o nôvo método. Aperfeiçoaram-no pouco a pouco e passou a ser usado em Karkov, Moscou e Leningrado. Seus resultados foram conclusivos.

Em julho de 1951, o govêrno russo promulgou um decreto que generalizava o método por todo o país. (6) Nesse ano o Dr. Lamaze retornou da Rússia e introduziu o parto psicoprofilático na França. A França foi o segundo país do mundo a usar o método, seguida logo pela China. No início, o Dr. Lamaze e seus assistentes tinham muito pouca literatura científica à sua disposição. Usavam apontamentos que haviam trazido da Rússia e pediam às próprias mulheres que fizessem os relatos das suas experiências.

Conjugaram-se gradualmente as várias experiências, com vantagens, O método francês, de origem russa, introduziu inovações

---

devia se dedicar a uma parturiente por vez. O método psicoprofilático foi criado por ser mais fácil de aplicar em larga escala. (N. do T.)

(5) Córtex é a massa cinzenta do cérebro que constitui a sua camada externa. É o principal centro do sistema nervoso e é constituído por células, sendo essa a razão de sua côr acinzentada. Subcórtex é a camada que vem logo abaixo do córtex e é a massa branca formada pelas fibras nervosas. É também empregada em referência a todos os outros centros nervosos que ficam abaixo do córtex (o centro da medula, bulbo, etc.) (N. do T.)

(6) Segundo L. Chertok ("Les mèthodes psychosomatiques d'accouchement sans douleur". *L'expansion Scientifique Française Paris*) o decreto de 13 de fevereiro de 1951 e foi publicado logo após a conferência acima aludida, realizada em Leningrado. (N. do T.)

que se tornaram valiosas para os russos. Nos dois últimos anos
êsse método difundiu-se em quarenta e quatro países. As publicações posteriores de outros países reforçaram a experiência francesa, que por sua vez se refletiu na Rússia e na China.

CAPÍTULO 3

Noções Gerais Sôbre o Método

A psicoprofilaxia é uma analgesia por meio da palavra, baseada no aprendizado da mulher grávida. Difere totalmente dos outros métodos de analgesia obstétrica. Utiliza essencialmente como agente terapêutico a "Palavra" (segundo sistema de sinalização de Pavlov). (7) Sua base fundamental é a aplicação dos reflexos condicionados estudados por Pavlov e seus discípulos e aplicados à obstetrícia por médicos russos, como Velvoski, Nicolaiev e outros.

Tenta-se equilibrar o cérebro (córtex) da parturiente, criando durante a gravidez cadeias complexas de reflexos condicionados, que serão utilizados no parto. A mulher grávida aprende a dar à luz, da mesma maneira que a criança aprende a ler ou a nadar. Ao completar essa educação, ela entende o mecanismo simples do nascimento, e pode adaptar-se quando chega o dia do seu parto. Livra-se das más influências e lembranças prèviamente acumuladas e que possam inibi-la durante o parto.

As mulheres perdem a atitude passiva, que a maioria adota em relação ao nascimento. Sabem o que vai acontecer e aprendem a adaptar-se e a controlar as mudanças que ocorrem no seu organismo durante o trabalho de parto. Tal qual maquinis-

---

(7) Veja nota n.º 19. A palavra, segundo Pavlov, agiria como uma sugestão "que é o reflexo condicionado mais simples e típico do homem". (N. do T.)

32

tas peritos de máquinas perfeitas, controlam, dirigem e regulam seus corpos.

Durante muito tempo os médicos aliviaram as dores do nascimento com a anestesia. Inicialmente com o clorofórmio, e mais tarde com as mais variadas, de acôrdo com o desenvolvimento da bioquímica e da farmacologia. Em resumo, há quátro meios de reduzir as dores do parto:

1. Reduzir a sensibilidade local no útero.

2. Interromper a transmissão de sensações dolorosas, entre o útero e o cérebro. (Bloqueio epidural ou bloqueio caudal contínuo(8), infiltração dos gânglios ou nervos do útero.)

3. Diminuir ou suprimir a consciência da dor (escopalamina, etc.)

4. Agir sôbre os três elementos locais da transmissão da sensação, anestesiando completa ou parcialmente a mulher (analgesia moderna por circuito fechado.) (9)

Todos êsses métodos eram interessantes e úteis e indubitàvelmente o provaram. Mas o uso de drogas não é inócuo, tanto para a mãe como para o filho. Seria preciso um método que reunisse os dois princípios básicos seguintes:

A. Ausência de toxidez para mãe e filho.

B. Participação ativa e completa da mulher que está passando por um dos atos mais importantes da sua vida.

Em todos os casos normais o método psicoprofilático preenche perfeitamente essas duas condições.

Não se trata de um truque como muita gente pensa. Não há fórmulas pré-fabricadas. O método tem suas regras e disciplina e precisa ser aplicado escrupulosa e inteligentemente. Não é um método fácil para a mulher, a monitora ou o médico. É preciso um esfôrço coletivo, mas tal esfôrço enriquece todos os participantes. O resultado é "dar à luz nas melhores condições, tanto para a mãe como para a criança".

---

(8) Bloqueio epidural ou caudal contínuo é a anestesia na espinha com a novocaína. A infiltração dos gânglios e nervos também se faz com anestésico local. (N. do T.)

(9) Analgesia por circuito fechado é a anestesia feita, em linhas gerais, por um aparelho, em que há o completo aproveitamento do anestésico inalado. Quando o paciente faz a expiração, êsse ar expirado é também reaproveitado. (N. do T.)

33

Pavlov, que estudou a secreção salivar no cão (a chamada secreção psíquica) introduziu a idéia do reflexo como fator básico na fisiologia humana. Demonstrou que êsse reflexo é uma resposta ativa, permitindo ao animal adaptar-se às mudanças do meio. O reflexo não é nem um fenômeno elementar, nem simples. Depende da atividade de processos nervosos, tais como excitação e inibição, e corresponde a reações complexas e variadas.

Pavlov descreve dois tipos de reflexos:

A. Reflexos absolutos, tais como o reflexo da defesa ou o reflexo salivar espontâneo. (10) São inatos e o seu centro nervoso é subcortical, no mesencéfalo, bulbo ou medula espinal;(11) Asseguram as primeiras reações entre o ser humano e o mundo exterior, mas não podem manter o equilíbrio entre o indivíduo, que muda constantemente, e o meio em que vive.

B. Reflexos adquiridos, temporários. Formaram-se de uma ação recíproca do indivíduo e o seu próprio meio ambiente e são reflexos condicionados;(12) O mais conhecido é o reflexo condicionado salivar. Quando se dá o alimento a um cão, acompa-

---

(10) *Reflexos absolutos*, também-chamados incondicionados, são inatos e já estão preestabelecidos no sistema nervoso desde o nascimento. São estáveis, necessários e característicos de cada espécie e constituem o "instinto". Asseguram as primeiras reações entre o ser humano e o mundo exterior, porém não permitem uma adaptação ao meio, que é conseguida através dos reflexos condicionados. (N. do T.)

(11) *Subcortical* refere-se aos centros situados abaixo do cérebro (córtex); mesencéfalo, que fica no interior do cérebro; bulbo, que fica na altura da nuca, e medula óssea, situada no interior da coluna vertebral. (N. do T.)

(12) Reflexos condicionados são adquiridos através da existência e constituem um recurso de adaptação do ser vivo às condições, sempre móveis do meio ambiente. São temporários, enfraquecem. e podem até desaparecer, como também podem consolidar-se e passar a se integrar na espécie.

A célebre experiência de Pavlov sôbre a secreção salivar pode se resumir no seguinte:

O alimento colocado ante o animal provoca um reflexo incondicionado ou absoluto, que é o reflexo alimentar e se manifesta, entre outras coisas, por uma salivação que pode ser medida por uma cânula colocada diretamente na glândula salivar. Seria o mesmo que medir aquilo que vulgarmente chamamos de "água na bôca", quando vemos um alimento saboroso. Na segunda parte da experiência, Pavlov fêz preceder ao alimento um soar de campainha. Repetiu inúmeras vêzes essa associação: soar de campainha e oferta de alimento ao cão. Depois experimentou soar sòmente a campainha, sem dar alimento ao cão, e notou que mesmo assim havia salivação. Assim, o excitante indireto (o som da campainha, ou luz,

34

nhado pelo soar de uma campainha, sòmente o som em breve o fará salivar.

No córtex cerebral surgiram dois centros de excitação, um causado pelo som da campainha e o outro pelo gôsto do alimento. Entre êsses dois pontos se estabelece uma conexão temporária. "O mundo em que vivemos não é caótico. Não é feito para um acúmulo casual de coisas. Há leis objetivas que o regem. Os estímulos não agem sôbre o organismo humano incoordenadamente. Na sua imensa variedade é possível observar uma série de sinais que se repetem de um modo relativamente constante.(13)

À estrutura de um conjunto de sinais dados responde; ao nível do sistema nervoso, uma estrutura funcional (um estereótipo) que tem a propriedade de se alterar em certo sentido (um estereótipo dinâmico.)(°)

Os reflexos condicionados simples ou complexos não são independentes. Ajudam a criar estruturas funcionais nervosas a que Pavlov deu o nome de estereótipos dinâmicos. São espécies de "fórmula" de condicionamento, diferentes da soma de conexões simples. A "fórmula" continua tanto tempo quanto duram os estímulos, mesmo se são invertidos(14), mas é destruída ao intro-

---

ou outro qualquer) substituiu o excitante direto (o alimento). Êsse fenômeno chama-se reflexo condicionado porque foi ensinado e aprendido, e é diferente do reflexo absoluto, que é inato. O excitante indireto tem o nome de sinal. (N. do T.)

Qualquer coisa no mundo exterior pode funcionar como excitante externo (ruído, luz, formas, côres, tempo, etc.) que são os diversos sinais, e como resposta podem dar qualquer modificação do funcionamento de um órgão interno (salivação) e externo (mexer as patas, cabeça, etc.) (N. do T.)

(13) As experiências de Pavlov e de sua escola foram possíveis graças à Tôrre do Silêncio, onde os animais eram submetidos a um único sinal ou estímulo. Mas na vida normal, raramente encontram-se reflexos isolados como o descrito. Há uma reunião de reflexos semelhantes e formam grupos funcionais inter-relacionados, ou seja, um conjunto de excitantes dando um conjunto de respostas que são diferentes da soma de cada excitação e sua resposta. (N. do T.)

(°) Obra já citada anteriormente.

(14) Isso significa o seguinte: Ivanov e Smolenski criaram um estereótipo experimental. Aplicando excitantes em uma determinada ordem, com intervalo de tempo e fôrça constantes, obtiveram uma resposta depois de repetir várias vêzes. Depois inverteram a ordem, o intervalo de tempo e a fôrça e continuaram a obter o mesmo resultado porque um "estereótipo dinâmico" já havia determinado uma fórmula cortical.

Se outro fator fôsse introduzido além dos já existentes, a fórmula desapareceria. (N. do T.)

duzir-se um estímulo diverso. Podem criar-se "fórmulas" muito diversas, mais ou menos complicadas.

"Durante o parto não são os estímulos pequenos isolados que têm efeito, mas sim os sinais agrupados em estereótipos dinâmicos."(°)

O estereótipo dinâmico é a base fisiológica das atividades dos sêres humanos. As várias "fórmulas" mais ou menos complicadas correspondem às múltiplas situações de nossa vida diária. Dêsse modo lidamos sempre com ela, por têrmos constantemente de nos adaptar às condições do meio.

Ainda assim há limites na organização de tais estereótipos.(15) O nosso sistema nervoso deve selecionar os estímulos que recebe, senão haveria uma verdadeira anarquia e não poderíamos ter qualquer atividade continuada. Faz-se a seleção através do equilíbrio entre dois processos nervosos fundamentais, excitação positiva e excitação negativa (inibição ou freagem).

"No processo de equilíbrio entre os organismos e o mundo exterior, dois processos intervêm, um é a inibição e o outro a excitação." (Pavlov).

Qualquer excitação positiva no córtex tende a difundir-se, mas essa difusão induz ao processo oposto — a inibição.(16) Uma luta se inicia entre a atividade positiva (excitação) e a atividade negativa.(17) Isso termina numa concentração e seleção nos cen-

---

(°)   Obra já citada anteriormente.

(15) Seleção de estereótipos. Na vida diária há vários estímulos ou sinais que excitam o córtex, mas há uma seleção dêsses estímulos ao nível do cérebro. Alguns impressionam o cérebro, dando origem a um reflexo ou fazendo parte de um estereótipo dinâmico, e outros não atingem o córtex. É o que se faz quando se "presta atenção" em alguma coisa que irá excitar o cérebro, e o restante que acontece ao redor é inibido e não chegará a êle. (N. do T.)

(16) Vamos supor que um cão condicionado ao sóm de uma campainha, e que saliva ao ouvi-la, recebe um choque no momento em que ela soa — o reflexo não se dará. É que um nôvo estímulo excitou outras células e essa excitação se difunde pelo cérebro, e rompe momentàneamente a nova via formada pelo reflexo condicionado, inibindo os outros centros em atividade -- é a inibição, ou excitação negativa. (N. do T.)

(17) A inibição é um fenômeno ativo que suspende ou corrige o reflexo condicionado.

A excitação e a freagem têm relações recíprocas no tempo e no espaço, como prova a experiência a seguir, de Krasnogorski, que objetiva o desenvolvimento espaço-temporal da inibição do córtex, sua irradiação e concentração.

36

tros de atividade, eliminando qualquer outra atividade secundária. Pode-se condicionar a atividade negativa, tanto quanto a atividade positiva. Pode-se criar também, a partir de um estímulo, uma inibição condicionada. Tomemos um exemplo. Coloca-se na perna de um cão cinco pequenos aparelhos de excitação cutânea e que chamaremos de D, C, B, A e Z (de cima para baixo). O aparelho Z produz um estímulo inibitório da secreção salivar. Devemos nos recordar de que há relação topográfica entre a localização dos aparelhos e o córtex cerebral.

Liga-se o aparelho Z; imediatamente desenvolve-se uma onda inibitória e por 30 segundos nenhum estímulo se produzirá se acionarmos os aparelhos A, B, C, D. É inibido pelo córtex cerebral. Após 60 segundos o aparelho A (o mais próximo do Z) ainda não produz secreção, mas o aparelho B, um pouco mais distante, produz uma gôta de saliva; o aparelho C, que está mais longe, 3 gôtas e o D, que é o mais afastado, produz 5 gôtas de saliva. Dois minutos mais tarde poderemos obter do aparelho A, 2 gôtas, do B, 5 gôtas, do aparelho C e D, 8 e 10 gôtas respectivamente. Após 4 minutos se notará no aparelho A sòmente 4 gôtas e nos outros, 10 gôtas de saliva em cada um. Finalmente,

EXPERIÊNCIA DE KRANSNOGORSKI

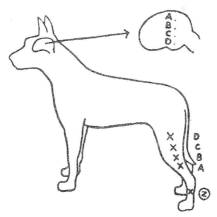

Assim a excitação e a inibição são fenômenos opostos, porém inseparáveis. A irradiação de uma excitação no córtex produz a concentração da inibição e vive-versa. Êsse movimento perpétuo, essa luta é a base da atividade nervosa superior. (N. do T.)

37

no sexto minuto, todos os aparelhos apresentarão 10 gôtas cada um. A inibição limita-se ao ponto Z. Essa experiência de Kransnogorski mostra, exatamente, como a excitação e a inibição trabalham em conjunto.

Estimula-se o ponto Z. "Frenagem" de inibição.

Tempo	0	1'	2'	4'	6'
D	0	5	10	10	10
C	0	3	8	10	10
B	0	1	5	10	10
A	0	0	2	4	10

I. →

II. ▶

III.

I. *Excitação positiva e sua irradiação.*
II. *Inibição induzida.*
III. *"Freio" — concentração da atividade.*

Diagramas teóricos explicando o fenômeno da excitação, inibição e freio".

Tôda a obra de Pavlov consta de experiências igualmente exatas e cuidadosas. Já entrevemos a relação que pode existir entre a participação ativa da mulher no parto e a inibição dos estímulos vindos do útero e a conseqüente eliminação da dor.

Dois tipos de estímulo chegam ao córtex: (a) aquêles que provêm do mundo exterior e se transmitem pelos órgãos dos sentidos, e que consistem na exterocepção e (b) aquêles que são provenientes de nossas vísceras e que compreendem a interocepção.

Pavlov demonstrou a unidade dêsses dois sistemas e que o seu equilíbrio é uma condição da existência de ser vivo.(18) Nos estereótipos dinâmicos há uma associação íntima entre os sinais internos e externos. Uma forma especial de sinalização existe no homem: é a *linguagem*. Pavlov chamou-a de segundo sistema de sinalização. O significado das palavras permite ao ser humano ter estereótipos dinâmicos precisos e complexos muíto superiores àqueles formados pelos animais através de sinais diretos.(19) Para adaptar uma mulher ao parto não há melhor instrumento do que a linguagem.

Antes do parto sem dor, a mulher sem instrução estava sob a influência de três fatôres desfavoráveis:

1. A exaustão da parturiente aumentava muito devido à emoção e ao mêdo causados pela sua própria ignorância e das pessoas que a rodeavam, e pelas publicações pseudocientíficas e leigas. Ela era incapaz de atuar racionalmente no seu parto e não podia inibir os estímulos que vinham do útero (interoceptores uterinos).

2. A má educação causou uma ligação condicionada entre o parto e a dor imaginária. Ajudada pela atmosfera em que o parto se verifica, a parturiente substituía a palavra "trabalho" pela palavra "dor". Quando começamos nossa pesquisa, as mulheres encontravam dificuldade em empregar a palavra "contra-

---

(18) A atividade nervosa superior é resultante de dois estímulos, um que vem de fora do organismo (exteroceptores) como por exemplo: luz, som, etc. e estímulos internos (interoceptores) como por exemplo: alterações químicas (quimioreceptores); alterações mecânicas do aparelho digestivo (mecano-receptores), etc.

Assim, os exteroceptores e interoceptores irão terminar no córtex e formarão um sistema único, chamado pela escola de Pavlov de córtico-visceral. Assim nenhum órgão interno escapa ao contrôle do cérebro, mesmo os rins, a vesícula, etc. (N. do T.)

(19) Os animais se entendem através dos sinais diretos (o primeiro sistema de sinalização) som, luz, etc.; o homem pode se entender através do sinal indireto que é a palavra, cujo significado é independente da experiência pesoal do indivíduo. (Segundo sistema de sinalização). (N. do T.)

ção" ao invés de "dor". Após o parto sem dor, uma paciente disse: "Não senti dor desde a primeira até a última dor."

3. Completa desorganização cortical resultante da ausência de estereótipos dinâmicos apropriados. Essa, e mais a falta de participação ativa da paciente, impediam a criação de uma inibição adequada.

Para que a mulher possa conseguir uma atividade bem dirigida é necessário, portanto, dar-lhe uma educação racional para: 1) Suprimir as emoções negativas, demonstrando-lhe que o parto é ato fisiológico e natural. 2) Criar emoções fortemente positivas, mostrando-lhe todo o valor e enriquecimento que a maternidade traz à mulher. Deve-se pois criar um clima de absoluta confiança. 3) Um ensinamento metódico permitirá à mulher aprender a dar à luz, assim como aprendeu a ler e escrever. Ela precisa compreender o valor da sua participação ativa no parto, e aceitar a parte que nêle lhe compete. O parto é um processo que a mulher poderá acompanhar, controlar e dirigir. Finalmente, com treino prático, ela criará um mecanismo de defesa e adaptará o organismo ao trabalho de parto.

Os princípios de treino são coerentes e para o sucesso precisam ser considerados como uma unidade. O próprio professor deve familiarizar-se com a atividade nervosa superior e usar linguagem simples e viva.

O curso do parto sem dor consta de 9 lições.(20) A primeira é dada no quarto mês de gravidez, aproximadamente. Expõe as vantagens do conhecimento e previne quanto aos perigos da ignorância. A mulher é instruída sôbre seu corpo, seus órgãos reprodutores, a formação e desenvolvimento do ôvo, a vida do feto na cavidade uterina.

---

(20) Conforme se disse no prefácio, êste livro se refere ao método psicoprofilático aplicado na França pela equipe do Dr. Lamaze. Na Rússia o preparo é feito em cinco ou seis aulas, na trigésima quinta semana de gravidez, devendo terminar oito dias antes do parto, segundo Plotitcher (1954). Em 1954 reduziram-no para quatro aulas (na 35.ª a 36.ª semana). Em 1956, no Congresso de Kiev, introduziram novamente cinco a seis aulas, mantendo-se a ressalva que, para mulheres muito qualificadas, o curso poderia ser dado em quatro aulas, com bons resultados. (L. Chertok). (N. do T.)

As oito aulas restantes são dadas nos dois últimos meses de gravidez. Seis delas relacionam-se ao treino neuromuscular e a exercícios, e a sétima à ação uterina durante o trabalho do parto (dilatação da *cervix* (colo do útero) e expulsão do feto). Finalmente, a oitava aula consta de um esbôço dos mecanismos cerebrais. Segue-se um filme, recapitulando tudo com ilustrações e mostrando o que as mulheres serão capazes de fazer se.puserem em prática o que aprenderam. Deve-se popularizar o método para que produza o máximo. Sòmente quando se instruir tôda a população através dos serviços públicos, sem preconceitos ou oposição, é que o método se apresentará em tôda sua eficiência. Na China, por exemplo, mulheres, autoridades públicas e médicos trabalharam juntos e lograram ótimas condições.

Na França, os resultados variam, e isso porque não se usa o método da maneira correta. A maioria das falhas é devida não ao método em si mas às deficiências do curso ou do médico assistente. Qualquer decepção ou fraude sòmente prejudicará a mulher na hora do parto.

Em obstetrícia, como em cirurgia, cada médico tem sua própria técnica. Mas um método científico definido é uma unidade e não pode ser modificado sem prejuízo. O parto sem dor sofreu distorções e deram-lhe vários nomes: parto natural, parto sem mèdo, parto psicossomático. Essas concepções são valiosas e têm seu efeito educativo. Mas o têrmo "parto sem dor" é valioso em si, como concordam todos que estudaram o papel da linguagem. Se se omitir as palavras "sem dor", seu uso na analgesia obstétrica é falho. À medida que o método se desenvolver e fôr melhor compreendido, aumentará o número de mulheres que darão à luz sem dor.

De nossa parte, apenas aceitamos resultados obtidos quando o método foi aplicado corretamente e submetido à disciplina total. Nosso método só usa palavras como analgésico, mas há a ajuda de um treinamento racional onde os fatôres físicos são de menor importância. Não podemos levar em consideração resultados produzidos por outros métodos, em que a ginástica é o fator principal e o preparo é menos importante, tal como o método do Dr. Dick Read. No parto sem dor, anestesiar uma paciente está fora de cogitação, quando o parto é normal como geralmente acontece. Se usarmos drogas anestésicas, seremos culpados de engano e desonestidade em relação à mulher, quando ela fêz um grande esfôrço para controlar o trabalho de parto a fim de trazer o filho ao mundo, graças a sua própria atividade.

O parto sem dor exige certas condições, econômicas e sociais. O dinheiro é necessário e o método deve ser seguido à risca. Se não fôr, logo se dirá que o parto sem dor não está dando resultado e as mulheres, por ingnorância ou falta de vigilância, logo sofrerão com o abandono do método. O parto sem dor, como o Dr. Lamaze freqüentemente dizia, é a maior vitória feminina. Nossa geração deve fortalecê-lo para aquêles que virão mais tarde. O Papa Pio XII tornou clara a sua atitude e explicou a posição da Igreja em relação ao método psicoprofilático. Compreendeu o método e não o confundiu com outros.(21)

Freqüentemente nos perguntam se tôda a mulher que foi bem preparada poderá dar à luz sem dor, e nossa resposta é não. É uma idéia dos médicos franceses facilitar o método para tôdas as mulheres que o desejem. O Dr. Lamaze correu um grande risco quando se decidiu a fazê-lo. Êle tinha inteira razão, pois não havia, na época, possibilidade de uma seleção. Ensinamos a tôdas as mulheres que o parto é um fenômeno fisiológico normal, e mesmo aquelas impossibilitadas de esperar completo sucesso, como por exemplo, as de pélvis anormal, podem beneficiar-se com o curso, que atua como uma pré-medicação antes do ato operatório e traz um senso adicional de segurança durante a gravidez.

Se quiséssemos apresentar estatísticas ainda mais convincentes, poderíamos treinar sòmente os casos adequados. Se assim fizéssemos, jamais poderíamos criar um movimento ·de opinião pública — que é o maior sustentáculo do método. Dividimos as mulheres em três grupos:

1. *Casos normais* — Há uma pélvis normal, boa apresentação do feto (cabeça bem fletida, ou mesmo de nádegas), boas

---

(21) Ver o discurso do Papa XII, no fim do livro, que analisa o método psicoprofilático, fazendo também algumas referências às teorias de Read e outras. (N. do T.)

condições físicas e psíquicas. A mulher pode esperar o parto sem qualquer dor, senão tiver complicações familiares, monetárias ou sociais que a preocupem pouco antes do parto. Êsse grupo enquadra cêrca de 40% das mulheres.

2. *No limite da normalidade* — A gravidez desenvolveu-se normalmente. Exames obstétricos revelaram que o parto seria normal. O aprendizado foi bom. Mas podem surgir dificuldades mecânicas, a cabeça muito encravada, produzindo falso trabalho durante dois a três dias antes do parto; a expulsão muito rápida, a cabeça não completamente fletida; *cervix* de pouca flexibilidade, útero contendo um pequeno fibroma, o que causa algumas irregularidades na contração. As dificuldades afetarão a contratibilidade e o relaxamento do útero.

Em muitos dos casos apontados obtêm-se partos excelentes. Quanto maior fôr o equilíbrio mental da mulher, melhor será o resultado. Devemos tentar manter o parto tão normal quanto possível, e usar um mínimo de drogas.

A não observação de tais regras poderá acarretar algum fracasso. A mulher dêsse grupo necessita de ajuda, mas o seu treino a manterá em boa forma. Situam-se nesse grupo de 40 a 45% das mulheres. Embora haja pequenas dificuldades, tôdas, ou quase tôdas, serão capazes de satisfazer seu mais íntimo desejo de trazer os filhos ao mundo, conscientemente. Ao tratar dessas mulheres, os médicos e parteiras devem ter conhecimento completo do método.

Os dois primeiros grupos representam aproximadamente de 80 a 85% das mulheres. Elas se beneficiam do parto sem dor, prescindindo de qualquer tipo de anestésico, exceto o uso da linguagem.

3. *Casos anormais* — Nesses casos o médico precisa ser experimentado, e a mulher perfeitamente instruída e compreensiva. O método psicoprofilático permitirá à mulher suportar um parto trabalhoso, que de outro modo não agüentaria. O médico poderá executar uma prova de esfôrço(22) mais longa (4 a 6 horas

---

(22) Prova de esfôrço é o nome dado a um período de espera que o médico avalia para cada caso, quando ocorre alguma anomalia sem urgência no trabalho de parto. Por exemplo, uma mulher cujo colo não se dilata. Espéra-se um certo número de horas para ver a progressão, e depois faz-se a intervenção. Há um axioma obstétrico que diz "que a parturiente não

43

em alguns casos), podendo evitar uma aplicação de fórceps, ou aplicá-lo fàcilmente, quando de outro modo seria difícil. Poderá ainda usá-lo em casos em que seria empregada uma operação cesariana. O método pode reduzir de modo notável os sintomas que induziriam a uma cesariana. Possìvelmente 12 a 15% das mulheres estão nesse grupo.(23)

Mesmo se fôr necessária uma operação, a mulher a enfrentará com calma porque entenderá sua indicação, e, também a anestesia será reduzida ao mínimo, com vantagens para ela e para seu filho.

Os casos dramáticos em obstetrícia, tais como placenta prévia ou prolapso do cordão(24), estão fora da alçada do método psicoprofilático porque são patológicos.

É claro que deve haver completa confiança entre a mulher e o médico ou a parteira. No entanto, essa confiança deve ser não apenas emocional, mas sim baseada no conhecimento.

---

deve ver o sol nascer duas vêzes", ou seja, que a prova de esfôrço não deve ultrapassar de vinte e quatro horas. (N. do T.)

(23) As intervenções no parto, quando fogem à normalidade, em ordem de importância são: 1.°) Emprêgo de drogas (não anestésicas) no período de dilatação e expulsão. 2.°) Emprêgo do fórceps no período final da expulsão. 3.°) Intervenção cirúrgica que pode as vêzes ser indicada até antes do parto, e na dilatação. (N. do T.)

(24) Placenta prévia é um anomalia em que a placenta fica próxima ao orifício da saída do feto, ou colocada nesse orifício. Assim, no período de dilatação a placenta desprende-se e produz hemorragia franca; a solução é operatória.

Dá-se o prolapso do cordão quando o cordão umbilical precede ao feto na saída, e com isso acarreta a suspensão das trocas alimentares entre o feto e a mãe, estando ainda o feto dentro do útero. Só poderá ser resolvido com a cesariana. (N. do T.)

44

CAPÍTULO 4

A Teoria de Read

Na França, o método do Dr. G. Dick Read confunde-se muitas vêzes com o psicoprofilático, embora sejam contrários em vários pontos.(25) Deve-se colocar o trabalho de Read na evolução histórica do problema. No período entre as duas guerras (1919 a 1940), êle trabalhava sòzinho para defender suas idéias, reconhecidas agora como valiosas, em obstetrícia e no plano humano em geral. Por êsse motivo lhe somos muito gratos. Suas pesquisas têm um lugar definido no estudo da analgesia verbal em obstetrícia; parece-nos, porém, que constituíram sòmente uma etapa importante em direção ao método psicoprofilático — a mesma posição das pesquisas das escolas francesas e russas em relação à sugestão e à hipnose. O Dr. Dick Read admite que a dor do parto é evitável, mas qualquer emoção negativa como o mêdo a desperta. Seu conhecimento clínico e psicológico, combinados com sua observação diária de mulheres em trabalho de parto, levaram-no a acreditar que muitos fatôres psicológicos aumentam a dor no parto; entre êles: fadiga mental, agravada pela solidão e ignorância

---

(25) O livro de Read "Childbirth without Fear" foi publicado pela primeira vez em 1933 na Grã-Bretanha, porém foi traduzido em 1953 para o francês como "Parto sem Dor. Os Princípios e a Prática do Parto Natural." Daí surgiu a confusão, pois justamente nessa época saíram as publicações da equipe do Dr. Lamaze sôbre o "Parto sem dor". O nome do método de Read é "parto sem mêdo". (N. do T.)

45

do trabalho de parto, comportamento inadequado do médico ou parteira, ambiente desfavorável na Maternidade, etc. "A máscara, o avental, as luvas de borracha, as idas e vindas, as vozes sussurrantes e os passos silenciosos despertam na mente da mulher uma multidão de dúvidas e temores." *(Childbirth without Fear)*.

O Dr. Read acha que o mêdo é uma das causas principais da dor. O mêdo é uma pesada herança transmitida de geração a geração e alimentada por publicações, jornais, rádio e cinema, que proliferam na ausência de uma educação sexual e obstétrica. Acusa a civilização por sua má influência sôbre a mente feminina.

Refere-se a Pavlov e à sua interpretação do mecanismo fisiológico do mêdo em relação à maternidade, mas não explora o campo dos reflexos condicionados. O mêdo causa, segundo êle, desarmonia nas contrações do útero e isso se torna doloroso.

Como se poderia suprimir êsse mêdo? Pela educação pré-natal que diminuirá os efeitos desastrosos da civilização e fará o parto retornar ao seu estado primitivo. O Dr. Read usa o relaxamento muscular para combater a tensão criada pelo mêdo. "Portanto o mêdo, a dor e a tensão (contratura muscular) são os três males que perturbam a evolução normal do parto, e introduziram-se no curso da civilização através da ignorância daqueles que primitivamente se encarregaram de assistir às mulheres grávidas."

Se a dor, o mêdo e a contratura se relacionam, é preciso suprimir a tensão e combater o mêdo para aliviar a dor.

Ao estudar os trabalhos de Read, lastima-se que tenha parado sem tentar uma penetração mais profunda na natureza do mêdo e da dor. Não formulou uma teoria compreensiva da origem da dor no parto, e não achou um método coerente de combatê-la.

A educação pré-natal a que se refere é um tanto vaga — não tão precisa quanto na psicoprofilaxia. Seu mecanismo freqüentemente roçava as raias do misticismo. Êle considera a ginástica muito importante para "curar a fraqueza dos músculos abdominais"!

O Dr. Read separa a atividade psicológica da somática. Acredita que quanto mais independente da consciência fôr a contração uterina tanto mais natural será, e portanto menos dolo=

rosa. "A consciência parcial, a perda temporária do contrôle do cérebro, permite uma atividade expulsiva desimpedida."

Em resumo, achamos que o Dr. Read analisou muito empìricamente o problema da dor, não se aprofundou suficientemente no mecanismo, como o método psicoprofilático tentou fazer. Não levou suficientemente em conta a relação íntima e constante entre a mente e o corpo. Entre as suas idéias e as da escola pavloviana há uma diferença fundamental: no seu método a mulher desempenha um papel passivo durante o período de dilatação, enquanto que no método psicoprofilático há uma participação ativa em todo o período de dilatação e expulsão.

A obra de Read parece-nos muito interessante e representa a luta de um homem isolado contra seus detratores, que não tinham nem sua generosidade nem seu valor humano.(26) Eis um testemunho:

Senhora T.

Dei à luz em 28 de junho ao meu 3.º filho, um menino pe-

---

(26) Em resumo: A escola pavloviana critica no método de Read:

1.º — *Empirismo:* a concepção mêdo-tensão-dor não é uma comprovação fisiológica, mas as bases do método psicoprofilático também não estão firmemente estabelecidas, senão por que há diferenças entre os russos e franceses?

Read e Velvoski têm uma base em comum de que o parto normal é indolor, mas mesmo êsse dado necessita confirmação. Velvoski teve o mérito de levar em consideração um fato comprovado, que é a analgesia por sugestão hipnótica.

2.º — *Concepção do relaxamento:* Os autores franceses afirmam que o relaxamento neuromuscular praticado por êles tem outro objetivo e que ao relaxamento pelo método de Read corresponderá uma inibição ou baixa de consciência. Para Read êsse relaxamento permite uma participação ativa da mulher no parto. Portanto, não aceita que êsse método tenha sòmente uma participação passiva, segundo os autores do método psicoprofilático.

3.º — Na teoria de Pavlov sôbre os reflexos condicionados a dor seria cortical, enquanto que para a escola de Read seria no tálamo (porção do interior do cérebro). Parece que hoje, embora não haja nada completamente definido, há uma teoria de que a dor seria córtico-talâmica. Os psiquiatras criticam essas idéias, dizendo que há problemas inconscientes relacionados com a dor que nenhum dos métodos leva em conta.

4.º — Os autores franceses acusam os discípulos de Read de fazer uma contrapsicoprofilaxia, quando dizem que o parto não é sem dor, mas sim com dores atenuadas.

Enfim, segundo L. Chertok no livro "Les méthodes psychosomatiques D'accouchement sans douleur", os dois métodos tendem cada vez mais a se sandó 3,850 kg e não senti nada a partir do momento em que entrei na clínica e pude pôr em prática os ensinamentos do parto sem dor.

Anteriormente, não admitia seu completo sucesso, com exceção sòmente de alguns raros casos privilegiados. Pensei que para mim não funcionaria. Não tinha confiança nem no método, nem em mim mesma. Conhecia sòmente uma pessoa na França que havia tentado, e essa tivera um treino consciencioso e tinha feito um grande esfôrço. Não conseguira porém suprimir a dor, mas sòmente diminuí-la. Tive os meus primeiros dois filhos em Sydney (Austrália) onde as Maternidades por muitos anos usaram o método do "parto sem mêdo", que diziam ser do Dr. Read. Na prática, êsse método é bem diferente do francês.

Durante o curso, consiste de ginástica e exercícios de relaxamento e algumas explicações sôbre a gravidez e o parto; não se aprendia como respirar ou fazer fôrça.(27) Sabia-se do sofrimento durante o parto, mas também que êsse era suportável e que não era necessário empregar a anestesia.

O método usado durante o parto é muito primitivo: consiste em empregar, durante as contrações, exercícios de respiração profunda e relaxamento. No período expulsivo, tem-se que fazer fôrça, mas sem parar de respirar e sem qualquer ação; assim, embora a dor diminua, está longe de ser eliminada.

Negligencia-se completamente o aspecto psicológico. Não se permite ao marido assistir ao nascimento, e a monitora ou enfermeira que deu o curso não está presente. Quando o período de dilatação é muito longo, fica-se abandonada por longos períodos. As enfermeiras não observam as contrações e não dão atenção durante todo o tempo. As salas de parto geralmente não são individuais; quando são individuais as portas ficam abertas e assim pode-se ouvir e ver o que se passa nos outros quartos.

---

fundir na prática. Usando o método psicoprofilático e o relaxamento do método Read, embora com outra interpretação, certos praticantes do método de Read usam o mesmo tipo de respiração de Lamaze. (N. do T.)

(27) Existem muitas variantes do método de Read, introduzidas por seus discípulos. No método primitivo do autor, os exercícios respiratórios eram feitos, porém não se dava explicação de seu funcionamento, e também ensinava-se a fazer fôrça.

Veja-se adiante, nesse mesmo depoimento. (N. do T.)

As enfermeiras não fazem esfôrço algum para esconder sua indiferença.(28)

Apesar de tudo, o método me parece interessante, pois permite à mulher participar do nascimento do seu filho, aceitar as dores do parto e sentir grande alegria por estar consciente quando o nenê nasce. Mas minha experiência convenceu-me ser pràticamente impossível eliminar totalmente as dores do parto. Tudo isso explica porque eu não estava muito confiante antes dêsse terceiro filho. Estava muito cansada no fim da gravidez, e temia não ter energia para fazer a fôrça necessária ao parto sem dor. Essa fadiga impediu-me de fazer os exercícios de fôrça e respiração regularmente. Meu preparo, na realidade, fêz-se sòmente em quatro seções com a monitora e duas ou três por conta própria, em minha casa.

E, finalmente, não podia deixar de pensar no meu segundo parto, que foi muito difícil. A expulsão demorou uma hora e as dores permaneceram muito fortes, embora fizesse tanta fôrça quanto possível a cada contração.

Durante as últimas semanas de gravidez fiquei apreensiva, embora tentasse evitá-lo. Mas, apesar da preocupação, estava resolvida a usar o método tão conscienciosamente quando possível, pois não queria ser anestesiada quando a criança nascesse.

O trabalho de parto iniciou-se a 28 de junho às 5 horas da manhã, não com contrações mas com uma dor fraca e contínua nas costas. Senti a primeira contração mais ou menos às 8,30, muito forte e prolongada. Seguiram-se outras, com intervalo de uma hora. Nesse ínterim, senti uma dor nas costas e no ventre; era fàcilmente suportável, desde que eu permanecesse deitada, mas ficava muito forte à simples menção de levantar-me. Às 9,30 horas tive nova contração, semelhante à primeira. Como não

---

(28) Êsse depoimento é um caso particular e não serve para generalização. O método de Read preocupa-se muito com a parte psicológica e foi êsse um dos méritos do seu autor. O marido não sòmente assiste ao parto, como participa, massageando as costas da parturiente, o que terá, segundo alguns, efeito analgesiante.
(Neste livro há depoimentos em que a massagem também foi usada). (N. do T.)

(29) A perda de sangue, "água" ou muco são sinais do início do parto, além das contrações. O muco é o tampão ou rôlha de Schroeder que obstrui o canal cervical e impede, até certo ponto, o acesso dos germes à cavidade uterina. Êsse muco vem com raias de sangue. (N. do T.)

havia perdido nem sangue, nem "água" e nem o muco(29), preferi esperar um pouco mais.antes de avisar a clínica. Finalmente, às dez horas, começaram contrações regulares e muito seguidas, com cêrca de dois minutos e meio de intervalo. Telefonei então para a Srta. H. e para a clínica. Cheguei lá por volta das 10,30, já no período final de dilatação, e pronta para iniciar o método. As contrações eram seguidas e fortes, mas não demoradas. Achei êsse o período mais difícil do parto. Tentei livrar-me da dor respirando ràpidamente, limpando meu pensamento de idéias, de lembranças, e concentrando-me ùnicamente na respiração. Senti as contrações nìtidamente, com uma sensação que, sem ser dolorosa, era semelhante à dos meus partos anteriores. Estava sòmente evitando a dor, mas a menor coisa poderia ter perturbado meu equilíbrio psicológico. O que mais me ajudou foi o hábito adquirido durante a gravidez de não pensar, de esvaziar minha mente enquanto treinava o relaxamente muscular. No momento preciso fui capaz de concentrar-me em algo definido, que foi a respiração acelerada. Não teria sido bem sucedida se estivesse sòzinha, e a presença de minha monitora foi valiosa. Deu-me, no momento preciso, o que me faltava. Acresce que foi muito curto êsse período difícil, e assim os esforços tornaram-se mais fáceis de fazer.

Às onze horas o médico chegou. Imediatamente, rompeu as membranas.(30) Não senti nada, e fiquei aliviada em pensar que estava começando a última fase do parto. Colocaram-me em posição para a expulsão e disseram-me que à próxima contração poderia fazer fôrça. Logo que senti aproximar-se a contração avisei o médico, que logo me orientou: — Respire, pare de respirar. Fôrça. Expire. Aspire. Pare de respirar, e assim por diante. Para minha surprêsa, descobri que dêsse modo evitava não sòmente tôda a dor como até a sensação da contração. Isso foi um grande alívio, pois estava há muito tempo com mêdo dêsse período do parto, que acreditava ser o mais doloroso. Após o esfôrço da dilatação, fazer fôrça pareceu-me muito fácil e agradável.

---

(30) O feto é envolto por um líquido protetor — o líquido amnióti̯co, que se encontra numa bôlsa, e que é constituído por duas membranas, âmnio e córiо. No início do parto, no período de dilatação, essas membranas saem pelo orifício da abertura. As contrações conferem a essa

50

Como a cabeça do nenê não estava em boa posição, o médico decidiu colocá-la no lugar com o fórceps.(31) Nada senti quando o usou pela primeira vez, mas na segunda, machucou-me, e gritei. Na contração seguinte, enquanto fazia fôrça, o médico mudou a posição da cabeça, e não senti nada.

Após um pouco mais de fôrça, a cabeça aflorou na vulva, distendendo o períneo e produzindo uma sensação suportável de estiramento. O médico, após permitir-me respirar, mandou-me fazer fôrça sem esperar pela contração, e por fim a cabeça saiu. Fiz nôvo esfôrço para saírem os ombros. Foi completamente indolor. Apenas senti como se uma coisa mole tivesse passado. Finalmente pude ver o bebê, que colocaram sôl re meu ventre. Sentia-me completamente aliviada por ver que tudo se passava tão bem e ràpidamente e experimentei a enorme alegria que, creio, é a de tôdas as mães ao verem o seu filho pela primeira vez.

Após dez minutos a placenta foi eliminada sem problemas.(32) Então o médico, a monitora e a parteira deixaram-me a sós com meu marido. Estava tão cansada que por uma boa meia hora perdi minha alegria, e estava sòmente consciente da exaustão. Ràpidamente superei êsse mal-estar e ao meio-dia comi alguma coisa e recuperei as fôrças e o moral.

Não posso fazer críticas ao método, que me pareceu perfeito. Naturalmente exige algum esfôrço; deram-me, porém, tôda a

---

bôlsa (na maioria das vêzes) através da cabeça uma pressão que acaba por rompê-la. Mas quando não há êssè rompimento, e a bôlsa está íntegra, com uma grande dilatação, é rompida artificialmente, por um simples furo nas membranas. É completamente indolor, porque as membranas não fazem parte da mãe. (N. do T.)

(31) Fórceps — instrumento descoberto em 1677 por Pedro Chamberlen, e que ficou em segrêdo na família até 1713. Consiste em duas pás que se adaptam na cabeça do feto, sendo usado por uma rotação anômala, ou mesmo extração, quando necessária. "Fórceps de alívio" é a expressão empregada quando se emprega o fórceps para aʰreviar o período expulsivo. (N. do T.)

(32) Placenta — é uma formação arredondada que fica prêsa na porção interna do útero. Através de uma membrana o sangue materno entra em contato com o sangue fetal. Não há, pois, mistura de sangues. ·A placenta liga-se ao embrião pelo cordão umbilical, ficando entre a mãe e o feto. Suas funções são: circulatória e respiratória, pois as trocas de oxigêniơ do embrião são feitas através dela. Protege, servindo de filtro para a passagem de drogas e micróbios. Também secřeta hormônios. (N. do T.)

51

ajuda possível para executá-lo. Tudo parece minuciosamente controlado e essa atenção para os mínimos detalhes é um dos fatôres importantes. Tudo sucede como em uma máquina bem controlada, e isso aumentou minha confiança nos outros e em mim mesma. Apreciei a calma e o silêncio da sala de parto, a atenção da monitora e da parteira às contrações, a gentileza e o bom humor de todos, e finalmente a presença de meu marido. Senti-me auxiliada todo o tempo não só física, como moralmente. O papel da monitora pareceu-me muito importante. Durante o aprendizado faz-se um contato humano; assim, na hora do parto, ao invés de se sentir estranha ao chegar à Maternidade, sente-se que alguém nos ajudará porque nos conhece e se interessa por nós.

Igualmente muito importante é a atitude do médico. Uma atitude indiferente, inquieta, preocupada ou muito séria, poderia comprometer tudo. Gostei do bom humor e da vivacidade do médico, pois criou uma atmosfera feliz que muito me ajudou.

Mais do que a mera supressão da dor, o método permitiu que o parto se tornasse um dos melhores momentos da minha vida. O mais importante para uma mãe é sua colaboração alegre e voluntária no nascimento do filho. No modo tradicional de dar à luz é terrível sentir que todo o mecanismo se processa sem que se possa ou se queira exercer contrôle. A reação instintiva da mulher é resistir ao processo que está se desenrolando sem a sua participação e que a está ferindo. O nascimento do bebê parece-lhe secundário, e o seu desejo mais imediato é parar o processo. Ao invés de se relaxar para permitir que o parto prossiga, fica tensa.

No parto sem dor ela entende e aceita o mecanismo. Trabalha ajudando o processo e não resistindo a êle. Controla-o e sente que realmente toma parte no nascimento do filho — que ela deseja. Ao invés de se mostrar hostil ao que está se passando em sua intimidade, ou permanecer apenas passiva, sente que está trazendo o filho ao mundo, em lugar de esperar que êle venha por si. Essa participação ativa é muito estimulante.

Depois, quando tudo vai bem, há a noção de trabalho de equipe com o doutor, a parteira, a monitora e o marido, e isso dá satisfação. Finalmente, e mais importante que tudo o mais, há a presença do marido. Êle se interessou pelo curso, discutiu-o durante a gravidez e depois ajuda com sua presença na hora do nascimento. Isso torna os laços mais fortes entre o casal. Juntos tiveram uma experiência extra; e o casamento se enriqueceu.

2.ª PARTE

O CURSO COMPLETO PARA O PARTO SEM DOR

PRIMEIRA AULA

Aula Preliminar Para os Maridos

De início, vou conversar com os maridos, os pais.

Alguns anos atrás estive em situação idêntica, esperando pelo nascimento de um filho. Durante nove meses, ouvi tudo que comumente se diz, avisos, detalhes técnicos, discussões sôbre o sexo, piadas sôbre a paternidade, deveres e obrigações que virão com o filho, o que se deve e não se deve fazer, o que pensam os vizinhos, o tio, a avó, e enfim, o que todos pensam. A espera durante a gravidez da espôsa não é realmente difícil para o marido, mas é às vêzes ridícula, e sempre incômoda. Veremos se não será possível mudar totalmente a situação.

Não se imagine que, por uma prodigiosa descoberta, o homem capacitou-se a ajudar a espôsa a dar à luz a criança, como acontece com os machos do cavalo marinho. Se isso fôsse possível, não mais se ouviria a pesarosa observação: "Ah! maridos, não são vocês que têm as crianças!"

É verdade, nós não damos à luz. Mas o que adiantariam as lamentações? Vamos enfrentar o problema. Para ser útil a uma mulher é preciso ajudá-la e não lamentá-la, ou ocupar a posição de mero espectador. Devemos, pois, fazer uma análise crítica das velhas idéias comumente aceitas sôbre o fenômeno social da paternidade.

Por que existirá tão freqüentemente um antagonismo, embora não expresso em palavras, entre o homem e a mulher depois de ter havido o amor? É como se os sexos, carregados de eletricidade após um contato, passassem a se repelir. O que sucedeu à união desejada, e livremente realizada no ato do amor, e que entretanto não seguiu seu curso normal?

Êsse rompimento ocorreu porque, com o término do ato da transmissão da vida, cessou a participação consciente do casal no acontecimento. Depois iniciaram um período longo e inteiramente passivo de espera. A mulher está "esperando", tal a expressão cruamente usada. Seu abdômen torna-se saliente, enquanto talvez tente escondê-lo, tricotando. O marido a olha como a uma pessoa de muita coragem, capaz de suportar uma prova difícil sem vacilar, e não há nada que êle possa fazer. Mais uma vez a ignorância exerce sua influência paralisante — produz uma atitude passiva.

Como qualquer animal, a mulher sentia-se com direito à natural proteção do homem. Entretanto não lhe davam mais atenção, cuidado, supervisão e ajuda ativa do que a uma planta. Vejamos o exemplo do fazendeiro. Depois de semear, êle se orgulha do cereal que cresce. Acompanha-lhe a evolução, ajunta fertilizante, rega o solo e elimina os parasitas. Sabe que quanto mais cuidado tomar, mais forte e mais belo será o produto. Seu amor abrange tudo: terra, campos, árvores, plantas, vinhas e cereais. Pode melhorá-los porque os conhece muito bem. Sabe o que necessitam, assim como o que podem produzir, pois observou-os e estudou-os. Desdobrou-se em providências e a terra e seus frutos lhe retribuíram os cuidados.

Sem dúvida é uma comparação superficial, mas aplica-se bem ao gênero humano. Veremos como podem, marido e mulher, cooperar conscientemente para alcançar a maternidade.

É devido à completa ignorância sôbre a gravidez e o parto que marido e mulher não se podem ajudar recìprocamente. Vagamente a mulher sente que se poderia fazer alguma coisa, que as circunstâncias da gravidez poderiam melhorar — e não apenas sob o aspecto médico. Ela está trazendo uma vida humana à sociedade, no entanto isolam-na e evitam-na devido à gravidez. O mundo lhe mostra uma solicitude amável, mas inoperante. Seu espôso e a família, amigos e estranhos, todos falam muito, mas ninguém faz nada.

Nada, na verdade! Não se trata sòmente de ter solicitude, respeito, palavras amáveis e boa vontade.

58

Fenômeno social, a maternidade envolve todos os membros da sociedade. Se o fenômeno fôr entendido, todos poderão fazer uma contribuição, e o papel do pai, principalmente, não mais se limitará a uma função orgânica momentânea.

Apesar de tudo, quando as mulheres costumavam dizer irônicamente que para o marido havia apenas prazer na experiência, não estavam completamente erradas. O homem era algo parecido com os guerreiros antigos, que voltavam das batalhas e davam bebês às suas mulheres. Aquêles costumes medievais trouxeram inquietações, algumas vêzes sérias. As mulheres pensam em nós de tempos em tempos, mas com severidade igual ao carinho com que antes nos recebiam.

Passam-se os dias.

Com a aproximação do parto, a nossa possível dignidade punha-se em fuga diante da excitação que tomava conta de tôda a família. Os médicos e enfermeiras eram bombardeados por perguntas, na maioria das vêzes absurdas, e suas respostas não o eram menos. Considerava-se o marido um estôrvo, um indivíduo incômodo e carregado de micróbios. Dizia-se irônicamente que êle sofria mais do que a espôsa.

Por fim, em uma atmosfera de ansiedade solene — apesar de tudo há um sentimento de alegria — o feliz acontecimento se produz. Todos nós estávamos aliviados, libertos de uma preocupação de nove meses.

A mãe está viva; a criança, viva; e o pai, idem. O médico saiu-se muito bem.

O pai se esquece dos dias difíceis em que esperava, desamparado. Vencido pela emoção, promete ser um anjo para todos. A família e os amigos o cumprimentam, e sem dúvida alguém diz: "Seu filho é a minha cara" e todos riem.

Embora não se deva excluir a felicidade de nossas aspirações atuais, o homem e a mulher que procriam um novo ser adquirem direitos e assumem deveres. A mulher não tem sòmente direitos e o homem não tem sòmente deveres. Acreditamos que a par ticipação mútua nos episódios da maternidade constituirá uma base sólida para a relação do casal. Melhorará as condições do decorrer da vida e influirá principalmente no bem-estar do nenê. A sociedade e o indivíduo ganharão com isso. Êsse ganho mútuo baseia-se no conhecimento.

59

Não há necessidade de filosofar. O caminho de uma ação organizada abre-se para nós e melhorará nossas vidas. Vamos tirar partido disso.

O marido é a pessoa mais íntima da mulher, no círculo familiar. É êle que exerce a influência mais forte, mais freqüente e constante sôbre ela. Em geral, quanto mais êle sabe, mais valiosa será sua influência.

Eis porque sugerimos a seguinte prática durante a gravidez de suas espôsas:

1. Assistam ao curso de preparação dado às espôsas. Atualmente os cursos começam no início da gravidez. As aulas são espaçadas e vocês poderão arranjar tempo para assisti-las. Pedimo-lhes sugestão sôbre os dias e horas mais convenientes.

2. Se isso fôr impossível, peçam a suas espôsas que lhes expliquem o que vem a ser o método psicoprofilático. Será um excelente meio que elas terão para revisá-lo.

3. Em qualquer caso, complete os seus conhecimentos lendo as publicações referentes ao assunto.

4. Tenha uma idéia dos aspectos práticos, acompanhando os resultados dos exercícios realizados por sua mulher em casa.

Você poderá entendê-los melhor se também praticá-los. Aconselhamo-lo a comparar os resultados, através de discussões e críticas. Tentará sempre pensar nos exercícios relativos à gravidez e ao parto de maneira a compreender perfeitamente o seu emprêgo e significado. Êles nunca devem ser executados automàticamente, e sim conscientemente.

Então, durante o parto, o pai será a pessoa de presença indispensável. Saberá quais os erros e poderá indicá-los.

5. Recomendamos, com empenho, que tanto você quanto sua espôsa procurem cuidadosamente todos os sinais indicativos de vida do seu filho, particularmente os movimentos do nenê, sua fôrça nos diferentes estágios da gravidez, sua extensão, quão freqüentemente ocorrem, e sua duração.

Você deverá também ouvir os batimentos cardíacos, tornando-se a segunda testemunha da vida do seu filho e de seus primeiros movimentos. Sentir-lhe-á a presença, apesar de ser êle ainda invisível.

6. Finalmente, poderá ajudar sua espôsa, observando as contrações do útero, a cavidade muscular que contém o nenê. Quando essas contrações se tornarem regulares, indicarão o início do parto. Verá que quanto mais sua mulher as entender, mais fàcilmente reagirá e se adaptará a elas. O comportamento de sua espôsa dependerá parcialmente de você. Você experimentará o parto com ela. Com ela ouvirá, também, o primeiro vagido do seu filho.

As primeiras duas aulas tratam da fertilização e do desenvolvimento do óvulo até o período final. Explicamos também como a·mãe poderá se adaptar à nova situação.

Por volta do quinto mês de gravidez faz-se uma descrição dos princípios do método psicoprofilático. É uma aula teórica.

Em seguida, vem, uma aula sôbre respiração e sua relação fisiológica e anatômica com alguns dos órgãos reprodutores.

Há uma aula sôbre o treinamento neuromuscular. Duas aulas mostrarão o que a mulher deve fazer durante o período de dilatação e expulsão. Finalmente, haverá uma recapitulação acompanhada de uma revisão prática e uma visita à Maternidade.

Não são totalmente elementares os ensinamentos que lhes oferecemos para beneficiá-los. Assim, pedimo-lhes que tomem notas durante as aulas. É a melhor forma de memorizá-las. Essas notas serão sempre úteis para você. Quando você voltar, esperando outro filho, será capaz de fazer comparações. Os princípios permanecerão os mesmos, mas à medida que as experiências aumentarem poderemos progredir em nossas técnicas.

São palavras do Dr. Lamaze: "O método está constantemente evoluindo."

SEGUNDA AULA

A Fertilização e o Início da Evolução

Embora tenhamos esquecido muito do que aprendemos na escola, podemos ainda nos lembrar da história das sucessivas formas que o sapo ou a borboleta tomam antes de chegar ao seu aspecto final. Sabemos, por exemplo, que o ôvo da borboleta se metamorfoseia primeiro em larva, depois em pupa, e finalmente no inseto. Interessávamo-nos todos profundamente por essas sucessivas transformações, de algo que parecia inanimado, em um ser vivente. Sem dúvida, é o movimento, a vida que essas mutações representam que despertam e prendem nosso interêsse. A vida caracteriza-se, na verdade, pelo movimento. O interêsse misturado à emoção com que seguimos os primeiros passos do nenê, relaciona-se ao movimento verdadeiro pelo qual um ser vivo adapta-se à sua condição de vida.

Somos levados a dizer, algumas vêzes, que animais, insetos e anfíbios são superiores a nós, porque podem viver sem ajuda tão logo vêm ao mundo. Desde que nascemos com uma forma não completamente determinada, precisamos − para sobreviver − apelar para os que nos antecederam em busca de sustento e proteção. Para nós não há metamorfose e nem estado de larva. Embora não possamos sobreviver sòzinhos, podemos, ao menos, nos orgulhar de ter ao nascimento a forma que conservaremos; orgulharmo-nos, igualmente, de que nossas possibilidades de adaptação sejam mais perfeitas do que a dos animais. Passamos, nós também, por metamorfoses. Embora incapazes de subsistir sòzinhos desde o

62

princípio, femos o organismo que nos criou, para cuidar-nos, o que não acontece nas ordens inferiores.

Tais diferenças resultam da lenta evolução das espécies em milhões de anos, evolução essa ligada às diferentes necessidades, e variáveis com o tempo. Dizemos com o Dr. Haeckel: "Poucas pessoas sabem que o homem, no curso de sua evolução, passa por uma série de transformações tão impressonàntes quanto as familiares metamorfoses da borboleta." Essa ignorância surgiu' porque as metamorfoses se dão no útero da mãe. Não podemos vê-las.

Não obstante os meios de investigação que a Ciência nos faculta terem nos permitido conhecer gradualmente as transformações e estudá-las, estamos longe de entender os chamados "mistérios da vida".

Nesta aula, contaremos tudo o que sabemos sôbre as metamorfoses que se verificam no interior do corpo da mãe nas semanas imediatamente anteriores ao nascimento.

Um dia, uma simples célula entre milhares de outras no extraordinário "líquido vivente", a que se refere Jean Rostand, afluiu dentro de você. Após viajar ràpidamente por um longo e difícil caminho, essa célula, chamada espermatozóide, chegou por fim ao seu destino. Encontrou, então, uma célula muito maior que êle, penetrou-a e com ela se fundiu. Desenvolver-se-á, a partir da fertilização do óvulo, um ser humano, como nós.

Passemos, porém, a examinar o início e o fim do processo. Essas duas minúsculas células, invisíveis a ôlho nu, se fundirão e formarão uma só. Depois proliferarão e se multiplicarão, e quando o ser humano está formado, completo, sabem de quantas células se compõe? Cem mil bilhões de células.

Haja uma única célula ou cem mil bilhões, cada uma delas é organizada, move-se, vive, alimenta-se, excreta, queima energia, respira oxigênio e responde aos estímulos. É óbvio, porém, que o modo de organização difere inteiramente de uma parte para outra.

Após a cabeça do espermatozóide ter-se fundido com o núcleo do óvulo, forma-se um ôvo(33) que logo começa a respirar de

---

(33) O óvulo é o elemento feminino originário do ovário e que quando é fecundado passa a chamar-se ôvo.

O fenômeno da divisão celular intensa ("segmentação"), a que se submete o ôvo nas primeiras horas, é feito com maior consumo de oxigênio, o que corresponde a uma "respiração" celular mais intensa. (N. do T.)

maneira intensa. O consumo de oxigênio aumenta, ao mesmo tempo que a temperatura. A célula masculina e feminina encontram-se em uma das duas trompas de Falópio, localizadas de cada lado da parte superior do útero. Através dêsses tubos, os óvulos produzidos pelos ovários alcançam a cavidade uterina.

Quando não é fertilizado, o óvulo morre e é absorvido. Ao mesmo tempo, a mucosa do útero(34) que se tornou congesta e aumentada como para receber um ôvo, desintegra-se e sangra. É êsse o motivo por que Jean Rostand diz: "A mulher paga com seu sangue, todo o mês, por não ter concebido."

Mas voltemos ao ôvo: Êle passa, pela trompa de Falópio, para a cavidade uterina. Durante essa migração não fica inativo, começa a se dividir, e não perde tempo. As divisões começam muito simplesmente. A primeira célula divide-se em duas, e cada uma delas em duas outras, e assim por diante.

Nesse ponto, o ôvo, que é uma esfera com uma superfície irregular, parece-se a uma amora. Eis a razão por que nessa fase o ôvo se chama *mórula* (do grego morus: amora). A multiplicação celular continua. As células não aumentam de volume, mas se dispõem de um modo definido. Na superfície da esfera, pequenas células formam uma camada que assegura a nutrição de tôdas as células. Por dentro as células são maiores e se agrupam. O ôvo vivo, move-se em direção ao útero. Nesse estágio vive à própria custa, sacando de suas reservas.

Quando o ôvo chega a se constituir de sessenta e quatro células, não pode mais viver de suas próprias reservas. Para continuar assegurando a vida das células que continuam a se multiplicar incessantemente, e a crescer, terá que recorrer às substâncias que se encontram na mucosa do útero. Transforma assim os alimentos que absorve em elementos humanos.

Após viajar por oito dias, chega da trompa à cavidade uterina, onde se alojará como pensionista durante longo tempo. O ôvo implanta-se (nidação) e isso ocorre na mucosa uterina que está intumescida, mole, hipertrofiada e congesta; aproveita-se imediata-

---

(34) O útero é um órgão ôco, formado por duas camadas: a muscular (externa) e a mucosa (interna). A camada muscular só se altera na gravidez, e a mucosa apresenta mensalmente uma variação, desde uma camada fina depois da menstruação, até uma camada muito grossa e congesta que, se a mulher engravida, serve para receber o ôvo e, caso contrário, descama, dando-se a menstruação. É o ciclo menstrual. (N. do T.)

mente dessa riqueza da parede uterina. Nosso viajante tem um apetite voraz, após êsses oito dias, e satisfaz suas necessidades raivosamente, tirando os elementos essenciais dos vasos sanguíneos. O ôvo tem sòmente o tamanho de uma cabeça de alfinête, entretanto, um disco oval torna-se visível na sua superfície. É o *disco embrionário*, que no ôvo é a origem do ser humano.

Para melhor imaginar a aparência do embrião, podemos observar um ôvo de galinha onde todos já notamos uma raia vermelha na gema, é o gérmen.

Temos, em resumo:

1. A célula feminina é fertilizada pela célula masculina. Essas duas fundem-se e formam uma única. O ôvo.

2. O ôvo se desenvolve. As células se multiplicam. Estão dispostas em esfera, em duas camadas:

Uma camada interna (endoblasto) e
uma camada externa (trofoblasto).

3. A raia primitiva aparece na camada interna. A partir daí começa a metamorfose. O embrião, como acabamos de ver, não é formado por todo o ôvo e sim por uma parte dêle, apenas. Internamente, o disco embrionário (a raia primitiva), é formado por duas camadas de células superpostas.

Logo uma terceira camada se desenvolve entre as anteriores, e cada uma delas dará origem a tecidos bem definidos de nosso corpo. Da primeira camada, que é chamada *endoderma*, se desenvolverão o aparelho digestivo, o aparelho respiratório, o fígado, a tireóide e o pâncreas. Da segunda camada, chamada *ectoderma*, se-desenvolverão o sistema nervoso, os órgãos do sentido, e a pele. Da camada intermediária, ou *mesoderma*, se desenvolverão o sistema circulatório, o esqueleto, os músculos e os rins.

Assim, o que temos no embrião em ordem de aparecimento relaciona-se com as necessidades embrionárias:

1. O tecido imediatamente necessário para a vida: aparelho digestivo.

2. Os tecidos para a proteção e organização de uma estrutura que ràpidamente se torna complexa: o sistema nervoso e a pele.

3. Os tecidos que manterão a forma e a arquitetura de todo o organismo.

Antes de discutir em detalhes a seqüência do embrião, descreveremos como assegura sua vida, como obtém alimento e recebe oxigênio.

O ôvo humano é quase completamente sem reservas de alimentos. A mãe deve, portanto, sustentá-lo. As trocas entre a mãe e o ôvo ocorrem indiretamente.

Via de regra, o ôvo se aloja na parte superior do útero. Sua implantação na mucosa uterina resulta de propriedades digestivas das células periféricas do ôvo. (35) Um processo de arborização se produz e gradualmente se forma uma massa entre a mãe e o ôvo. É a placenta, que se prolonga em um cordão que contém duas artérias e uma veia, o *cordão umbilical*.

Fisiològicamente, a placenta é muito importante. Evita que o sangue materno passe diretamente para o feto. A placenta armazena o sangue materno, reduzindo, ao mesmo tempo, sua pressão e sua velocidade. Não é um simples filtro, pois é provável que permita a elaboração de substâncias e sua reação química. A composição do sangue materno é, na realidade, diferente da do feto. A placenta permite a passagem dos anticorpos, ao mesmo tempo impedindo a passagem de muitos micróbios. Segrega hormônios, e é através dela que se provêm as necessidades do ôvo.

Podemos agora resumir a evolução das metamorfoses: cêrca de quinze dias após a fertilização, uma linha escura aparece no meio do disco embrionário, é o sulco neural — o início do sistema nervoso. O sulco se aprofunda e suas bordas superiores se juntam. No fim da quinta semana, o tubo onde se formará a medula espinal fecha-se, sua parte anterior se hipertrofia. O cérebro está tomando forma. A parte dorsal do embrião formará as costas. O crescimento das células é particularmente importante nessa região, porque dá ao embrião sua forma arredondada e esférica. Dobra-se sôbre si mesmo. Quando o tubo está fechado, formam-se de cada lado pequenas protuberâncias em número de quarenta e uma, e que serão as futuras vértebras.

Com um mês de idade, o embrião é um estranho animal que mede de seis a oito milímetros. Compreende, de maneira geral,

---

(35) São as células do trofoblasto que darão origem à placenta e anexos. (N. do T.)

três partes, ou melhor dizendo, três segmentos. O mais importante é a porção cefálica, que nessa fase ocupa mais de um têrço do volume total. A futura cabeça já se esboça. Lateralmente os olhos têm uma forma rudimentar, o ouvido é indicado por um sinal, o nariz por um furo, e a mandíbula por uma proeminência.

No meio da massa embrionária se desenvolverá o futuro tórax. Podem-se distinguir as formações que originarão o coração e o fígado. O coração e a circulação sanguínea são, nessa etapa, semelhantes às dos peixes, dos quais dizem que somos originários. A circulação, embora rudimentar, existe. O coração vive e impulsiona o sangue sob uma baixa pressão. O organismo está vivo.

Até a quarta semana, o futuro ser humano não tem nem pernas nem braços. Os membros aparecerão na quinta semana sob forma de botões.

O conjunto continua a se desenvolver, exceção feita da parte posterior. A porção terminal da coluna vertebral, prolongada numa espécie de cauda, desaparecerá.

Durante a sétima semana, forma-se o pescoço, e o animal se retifica um pouco. Os traços faciais tornam-se mais definidos. É um rosto estranho, com expressão de surprêsa. Os olhos estão muito abertos e não têm pálpebras. A fronte e o crânio são enormes. O cérebro contem milhões e milhões de células.

O embrião tem reflexos: movimento de sucção e deglutição. Movimenta-se, mas seus movimentos são fracos e desordenados. Seu sistema circulatório tornou-se mais complicado, e é quase o que será ao nascer. As cartilagens que ajudam a manter a forma estão endurecendo. Os centros de ossificação surgem. Em tôrno do quinquagésimo dia, a clavícula inicia a sua formação e quinze dias mais tarde dá-se a ossificação dos 110 (ou mais) ossos do esqueleto.

Pouco antes e durante o terceiro mês, o feto produz suas próprias células brancas e vermelhas, com o auxílio do fígado. Está começando a depender menos de sua mãe, e isto é provado pelo funcionamento aperfeiçoado de seu aparelho circulatório e coração. Os órgãos excretores e os rins, em particular, assumiram posição e já têm sua forma final. É interessante observar que nossos rins são derivados de dois outros rins de forma e estrutura totalmente diferentes.

Da oitava semana em diante, falamos em feto porque o embrião já possui a forma de ser humano.(36) Se fôsse expelido do útero poderia viver por algumas horas, e fàcilmente se lhe identificaria o sexo.

Sabemos agora como ocorre a fertilização, como se forma o embrião, e como se desenvolve até se tornar um feto. Nada dissemos acêrca da mãe, nada sôbre o corpo que torna possível o nascimento do nenê.

O corpo da mulher sofre muitas mudanças e podemos mesmo dizer que se criam novas funções. Sòmente na próxima aula é que trataremos disso.

Assinalaremos hoje, apenas, que essas modificações são tanto químicas quanto físicas, e que o bom funcionamento de nossos órgãos depende do sistema nervoso.

Modificações químicas ocorrem desde a manutenção do bebè, durante seu crescimento no útero, e são acompanhadas de novas necessidades importantes, principalmente oxigênio, sem o qual não há combustão, reação e oxidação orgânica.

Modificações físicas também ocorrem, e não muito agradáveis para a mulher. Começamos logo de início a ensinar-lhes alguns exercícios. Queremos assim evitar os incômodos que acompanham as mudanças corpóreas durante a gravidez.

O aprendizado ajuda-las-á a manter o equilíbrio nervoso. Os exercícios respiratórios aumentarão a ventilação de seus pulmões, e proverão os órgãos de tôdas suas necessidades de oxigênio. Prevenirão a excessiva curvatura da coluna vertebral. Permitirão também o aumento ou a conservação do *tonus* dos músculos abdominais. Permitirão conservar saudável a circulação venosa, particularmente nas pernas.

Assim o mêdo — às vêzes profundo nas mulheres grávidas — de perder o equilíbrio mental e de ser sua saúde e fôrça afetadas, o receio de não poder fazer seu trabalho e cumprir suas obrigações sociais, desaparecerá. A idéia de que a futura mãe é uma pessoa muito frágil, que deve usar salto baixo e uma cinta especial, comer por dois, não cruzar as pernas e não ler livros emocionantes será igualmente posta de lado. As idéias antiquadas, os receios e

---

(36) Até 8 ou 12 semanas, conforme os diversos autores, o embrião já tem o esbôço de todos seus órgãos, e a partir daí sòmente se desenvolve e por isso passa a chamar-se de feto. (N. do T.)

68

preocupações resultantes da inatividade, produzida e permitida pela ignorância, desaparecerão com um aprendizado em que se combinam teoria e prática. É nisso que consiste a profilaxia — (prevenção).

EXERCÍCIOS

1. *Posição semideitada* (por exemplo em uma espreguiçadeira). Braços ao longo do corpo. Respiração sem fôrçar, *inspire*, palmas das mãos voltadas para cima, *expire*, palmas voltadas para baixo, elevando ligeiramente a cabeça. Imagine que você sopra uma chama de vela tentando incliná-la, porém sem apagá-la. Ao mesmo tempo contraia os músculos das nádegas. Se possível faça êsse exercício de manhã e à noite, por cinco minutos.

2. *Posição semideitada*, pernas estendidas, porém relaxadas, rotação externa das mesmas e dos pés, lentamente. Rotação interna das pernas e pés, lentamente. Dez vêzes cada perna.

.3. Tôda manhã, entre o despertar e o café ou o vestir-se, ande nas pontas dos pés. Não exceda dez minutos.

TERCEIRA AULA

Do Quarto Mês Até o Período Final

Quando o feto entra no quarto mês tem os rudimentos de todos os órgãos que farão dêle um ser humano. Daí em diante, os órgãos se completarão e se aperfeiçoarão.

O desenvolvimento do quarto mês ao período final caracteriza-se por:

1. Importância que assume o sistema nervoso, particularmente o cérebro.

2. Movimentação do feto, mostrando que o bebê está vivo.

3. Aumento do pêso, tamanho e volume do feto.

A Importância do sistema nervoso

Tato, movimento, percepção sensorial, e tôdas as nossas relações com o meio em que vivemos, dependem do sistema nervoso que pode, ao mesmo tempo, receber, interceptar, transmitir, analisar, sintetizar e responder — funções que também poderá exercer para os órgãos internos, regulando-lhes assim a atividade. Sòmente um sistema nervoso que atingiu um alto grau de perfeição poderá desempenhar tôdas essas atividades.

Vimos que êle se forma muito cedo no embrião. O desenvolvimento extremamentte rápido da parte dorsal do embrião torna-o encurvado. Essa posição característica do feto é uma tentativa de ocupar o menor espaço possível. A criança mantém essa postura muitos meses após o nascimento.

70

De todo o sistema nervoso, porém, é sem dúvida o cérebro que se desenvolve mais ràpidamente. A estranha aparência do feto é devida a essa desproporção entre a cabeça e o resto do corpo. Por ocasião do nascimento, a cabeça pesa 350 gramas, num bebê que pesa 3,200 kg, ou seja, mais ou menos um décimo do pêso total.

Em virtude de seu cérebro, o homem é o animal que melhor se adapta ao meio em que vive. Desenvolveremos êsse tema na próxima aula.

Morfològicamente, é a região frontal que, devido ao seu tamanho, diferencia nìtidamente o cérebro do homem e do animal. Embora tão grande, pesando tanto, e com tôdas as células formadas, o cérebro do recém-nascido não está apto para assumir tôdas as responsabilidades. Nem êle, nem o sistema nervoso como um todo, se desenvolveram ainda completamente. As células que o formam ainda não atingiram a maturidade. O córtex cerebral(37) não é ainda excitável, e por essa razão acredita-se que o recém-nascido não tenha sensibilidade.

O sistema nervoso da criança é muito delicado e ràpidamente se cansa. O nenê necessita muitas horas de sono nos primeiros meses de vida. Certas partes do seu cérebro não se desenvolveram completamente, em particular as que coordenam os movimentos e lhes dão precisão. Todos já observamos quão desajeitada é uma criança. Já percebemos também que ràpidamente reclama se tem que ficar quieta ou andar algum tempo. Costumamos dizer que está fingindo e que, uma vez em casa, voltará a ser ativa, pular, dançar, sem fadiga.

Tudo isso é verdadeiro. Mas a criança não está fingindo. A marcha cansa, mas pular, dançar, agachar, rolar e correr, não.

Não podemos solicitar um esfôrço prolongado e repetido de certas porções do sistema nervoso infantil porque a exaustão se dá muito ràpidamente. Aparece a exaustão quando os movimentos não são variados. Não há exaustão quando há variedades de movimentos.

Uma palavra mais sôbre o sistema nervoso. Muitas vêzes, ouvimos dizer de uma criança: "Aprendeu a andar muito nova." Certamente, não! Não aprendemos a andar, e sim andamos quando nos é fisiològicamente possível.

---

(37) Veja-se nota número 13, sôbre os reflexos condicionados. (N. do T.)

Ao nascer, como já dissemos, o bebê é encurvado. Mantém-se nessa posição por muito tempo. Primeiramente usará os membros para se movimentar. Afirmamos que o *tonus* neuromuscular predomina nos músculos flexores, o que significa que a criança pode fàcilmente fletir suas coxas sôbre a pélvis, e suas pernas sôbre as coxas. O oposto lhe é impossível. Não poderá ficar de pé porque ainda não pode estender as pernas com firmeza. O desenvolvimento do sistema nervoso permitirá que os músculos extensores predominem, as pernas poderão se estender, e a marcha será possível.

Percepção dos movimentos fetais

Essa é a segunda característica importante da gravidez, entre o quarto mês e o têrmo. O feto move-se antes do quarto mês, mas êsses movimentos são imperceptíveis. No quarto mês, os braços e pernas já estão bem desenvolvidos. O sistema muscular toma forma. O feto torna-se mais forte e seus movimentos são suficientemente ativos para serem sentidos.

Em tôrno do quarto mês e meio os batimentos cardíacos são audíveis. A circulação torna-se mais vigorosa e o ritmo cardíaco é de 130 a 150 batimentos por minuto. Diz-se que o coração de um menino bate mais forte e mais lentamente do que o da menina.

A circulação do sangue não é igual à do recém-nascido. No feto a oxigenação do sangue não depende dos pulmões, que não estão incluídos na circulação.(38) No nascimento surgem modificações importantes, principalmente no coração e em certos vasos sanguíneos, permitindo ao nenê ter completo contrôle de seu suprimento de oxigênio.

O aumento de pêso, tamanho e volume do feto

Quando a circulação do feto se torna mais forte, seu volume e tamanho aumentam. Apresentaremos alguns dados surpreendentes.

---

(38) Já vimos que a oxigenação do sangue do feto é feita através da placenta. (N. do T.)

O ôvo é invisível a olho nu, ao se formar. Mede menos de um décimo de milímetro.

No fim do primeiro mês, o embrião tem mais ou menos sete milímetros.

No fim do segundo mês está com dois centímetros e meio. No final do terceiro mês, tem aproximadamente onze centímetros e, finalmente, ao nascer, tem cinqüenta centímetros.(39)

O desenvolvimento é mais rápido no início, quando as divisões celulares são mais fáceis e mais freqüentes. Depois acarretam organização cada vez mais cuidadosa e então as divisões são mais lentas e mais trabalhosas. Alguns biologistas dizem que êsse já é um sinal de envelhecimento.

O aumento de pêso é ainda mais surpreendente. O ôvo pesaria menos que um miligrama; a criança, ao nascer, mais ou menos 3,200 kg.(40)

O feto está contido num órgão muscular que já conhecemos e chamamos de útero; pesa normalmente de 65 a 75 gr. Numa mulher cuja gravidez chega a têrmo, pesa cêrca de 1,200 kg. A placenta pesa de 500 a 600 gr. O líquido amniótico (que constitui a "bôlsa das águas") de 250 gr a 1,000 kg, conforme o caso. Assim o total médio de aumento é de 5,150 a 6,000 kg.

O aumento de peso de uma mulher grávida excede geralmente essa cifra, e varia de 4 a 12 quilos. As diferenças correm por conta da própria mulher. O organismo materno sofre variadas e importantes modificações.

As modificações químicas são:

A produção de hormônios. Alguns aumentam, outros diminuem ou desaparecem.

Há maior assimilação do que eliminação das gorduras — daí não ser necessário um comer por dois.

Há uma transferência do cálcio. O esqueleto do feto faz-se à custa do cálcio materno. Não se deve imaginar que o cálcio sai dos ossos da mãe para permitir o desenvolvimento dos ossos do feto, mas sim que o cálcio absorvido pela mãe é desviado. Há

---

(39) A menina ao nascer mede 49 cm, em média, e o menino 50 cm. (N. do T.)

(40) A menina pesa menos 100 a 200 gr ao nascer, sendo o pêso médio de 3,000 a 3,500 kg. (N. do T.)

2 consumidores: e o consumidor menor está longe de ser o mais fàcilmente saciável.

Na composição da urina existem certos produtos através dos quais é possível descobrir precocemente a gravidez.(41)

Finalmente, para se defender dos produtos tóxicos segregados pelo ôvo desde a primeira semana, quando está aninhado, a mãe deve produzir os chamados anticorpos, capazes de neutralizar essas toxinas.

A atividade do sistema nervoso aumenta exercendo contrôle até sôbre o menos importante dos órgãos e suas funções. Essas novas necessidades, e o trabalho extra do corpo da mulher, associam-se a um aumento da demanda de oxigênio. Essa é a primeira razão para a prática dos exercícios respiratórios, pois êles melhorarão a ventilação dos pulmões.

Há também modificações físicas e mecânicas.

O nenê se aloja no útero, situado na cavidade abdominal; em conjunto com os fluidos, êle pesa, no final da gravidez, como já calculamos, de 5,000 a 6,000 kg. Êsse pêso é uma fôrça que age no nível da bacia, bem na frente do eixo em que ela repousa.(42)

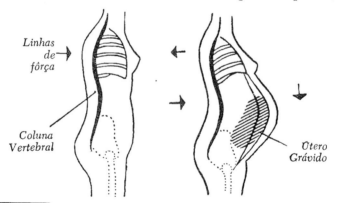

(41) Na urina da mulher existe um hormônio que se chama hormônio gonadotrófico, e que permite, quando injetado em animais, produzir modificações que indicam precocemente a gravidez. Quando o animal empregado é o sapo chama se Reação de Galli Manini, quando é rata imatura, é a prova da Aschlein-Zondek, e, sendo a coelha impúbere, é a prova de Fridman. As duas últimas são mais sensíveis. (N. do T.)

(42) O eixo normal da mulher passa pela coluna vertebral. Com as modificações apontadas no texto, a mulher, para alcançar um equilíbrio melhor, aumenta a base de sustentação, e fica com o "andar de pata". (N. do T.)

A bacia equilibra-se na posição vertical sôbre os ossos das coxas — os fêmures. A bacia pode, por conseguinte, girar ou bascular, em determinada amplitude, sôbre o eixo de rotação formado pela articulação coxo-femural. Na mulher grávida, a pélvis bascula de trás para a frente e de cima para baixo. O púbis abaixa ligeiramente e as cadeiras avançam. A espinha dorsal, fixada na bacia, òbviamente segue êsse movimento. A curva normal aumenta. A região lombar curva-se de trás para a frente. As costas arqueiam-se — a região dorsal dobra-se da frente para trás para restaurar o equilíbrio — e aparece então a posição arredondada das costas.

O aumento na curva lombar é sempre acompanhado de fadiga rápida e dores que se podem estender até o nervo ciático (atrás da coxa). O aumento compensatório na curva dorsal também significa dores e cansaço, mas sobretudo há um aumento nas dificuldades respiratórias. Quase tôdas as mulheres grávidas queixam-se dessa dificuldade, mais evidente naquelas que sofrem do sistema respiratório.

Explica-se fàcilmente essa dificuldade. Quando a curva das vértebras dorsais aumenta, o contato nas juntas entre duas vértebras altera-se ligeiramente, daí as articulações das vértebras com as costelas também se modificarem, não podendo estas últimas se movimentarem livremente. A amplitude dos movimentos torácicos se reduz, e, conseqüentemente, diminui a expansibilidade dos pulmões. O resultado, isto é, fadiga, dores e menos oxigênio, causa uma tensão geral no corpo. Acentuamos êsse ponto, pois é possível preveni-lo e evitar as dificuldades, cuja acumulação produz sofrimento.

Entre tais dificuldades, acham-se aquelas decorrentes da circulação venosa. Na maioria das vêzes, sòmente anotamos os sintomas, pois temos poucos meios de aliviá-los. Sem querer obter milagres, podemos afirmar que é possível evitar o aparecimento dessas perturbações circulatórios, ou estabilizá-las, caso já tenham surgido. Veremos como.

Vamos explicar no que consiste a "circulação venosa". Interessa-nos sòmente a parte do corpo abaixo do coração e em particular as pernas e a pélvis. Quando o sangue, que vem do coração e que circula nas artérias, se distribui aos capilares finos, sua pressão torna-se extremamente fraca. O sangue passa depois para o plexo venoso. Surge então uma pergunta: como volta o sangue ao coração? É preciso que suba, pois vivemos de pé a metade de nosso tempo. Isso pode se dar de várias maneiras:

1. Usa o restante da pressão do sangue, por menor que seja.

2. As veias das pernas são muito elásticas e cobertas por pequenos músculos.

3. As veias das pernas são providas de válvulas semelhantes a pequenas cubas, que permitem ao sangue passar, mas que, quando se fecham o impedem de voltar.

4. Contribuem para a propulsão sanguínea: (a) a circulação arterial, cuja onda pulsátil é transmissível às veias e impulsiona ligeiramente o sangue e (b) os movimentos ativos do indivíduo, e principalmente as contrações dos músculos.

A circulação venosa é muito delicada e não pode ser obstruída nem estorvada. Compreendemos quando tantas pessoas dizem: "Minhas pernas estão pesadas" ou "tenho dores nas pernas" e compreendemos também a formação das varizes e seus problemas. Como deve agir a mulher grávida? Podemos auxiliá-la. Como?

O útero e seu conteúdo ocupam a cavidade abdominal e se alojam à custa de todos os outros órgãos da cavidade, que continuam a funcionar. (A mulher que espera um filho tende a esquecer disso). Os órgãos são comprimidos e repuxados. Alguns suportam isso muito bem, outros, não.

Dentre êsses últimos estão duas grandes veias que, tendo coletado o sangue dos membros inferiores, desviam-no para uma veia mais importante. Essas duas veias ilíacas, encontradas na pélvis, são comprimidas pelo útero. Há uma queda mais ou menos pronunciada da circulação quando elas desembocam na veia mais importante (veia cava inferior). Conseqüentemente há estagnação do sangue nas veias das pernas.

Não há necessidade de insistir nos inconvenientes que resultam dêsse fato. Ainda uma vez, é melhor saber como preveni-los.

1. Não podemos pràticamente agir sôbre a pressão do sangue nas veias.

2. É possível manter a elasticidade dos tecidos das veias.

3. Sobretudo, podemos manter tanto quanto possível a estrutura valvular das veias, pelo uso de movimentação ativa, isto é, contrações musculares:

(*a*) Na função das veias ilíacas, pelo uso dos músculos da pélvis.

(*b*) Nas pernas pelo uso de todos seus músculos, e

(*c*) nos pés, pelo uso dos músculos plantares.

Os movimentos do pé acarretam a mobilização ativa dos músculos plantares e por essa razão considera-se como o ponto de partida mais importante da circulação de retôrno dos membros inferiores. É um êrro grave, e ainda muito comum, considerar o achatamento do arco plantar, que chamamos pé chato, sòmente por um ângulo estético. O achatamento do arco priva os pés de sua mobilidade, e ao mesmo tempo da sua função de impulsionar o sangue.

Assim, não é surpreendente que insistamos nos exercícios para os pés e pernas. Na mulher grávida os ligamentos amolecem(43) e as juntas tornam-se mais livres e mais flexíveis. Isso é muito bom para as articulações e ligamentos da pélvis, mais é prejudicial para os pés.

Os exercícios que se ensinaram na primeira aula precisam ser feitos. Deve-se aumentar gradualmente o tempo despendido com êles.

Há um êrro freqüente. Para fortificar a musculatura abdominal, recomendam-se muitas vêzes os seguintes exercícios:

1. Deitada de costas, eleve as duas pernas para a posição vertical, abaixando-as lentamente.

2. Deitada de costas, os dois pés fixados sob algum móvel, por exemplo: a camiseira, elevar o tronco, lentamente, abaixando-o também lentamente.

Êsses dois exercícios devem ser proibidos. São prejudiciais, e mesmo perigosos, durante a gravidez. Requerem contrações muito fortes dos músculos ligados ao fêmur e à pélvis, de um lado, e a coluna lombar de outro. Enquanto se contraem — e êles o fazem vigorosamente — puxam a coluna para a frente e para baixo, aumentando assim a curvatura lombar. Isso é fácil de se comprovar, deslizando a mão entre as costas e a superfície em que a

---

(43) As articulações experimentam, de um modo geral, o fenômeno da inibição gravídica, decorrente da ação da *relaxina*, hormônio descoberto em 1929 por Hisaw e seus colaboradores. A relaxina provoca frouxidão dos ligamentos da bacia e também da sínfise pública e do tornozelo, etc. (o que explica a facilidade de torceduras). (N. do T.)

possoa está deitada. Quando a pessoa repousa o corpo sôbre a superfície, a mão fica prêsa entre esta e as costas; ao se levantarem as pernas, a mão fica livre.

Para verificação do aprendizado da matéria da última aula teremos agora uma parte prática.

QUARTA AULA

Os Princípios do Método

O início desta aula será uma viagem ao passado. Aos doze anos, quando você era uma estudante atenta, provàvelmente começou a observar o mistério da reprodução das plantas. Coisa maravilhosa, verdadeiro conto de fadas, a aventura da transformação da semente em planta. Seu professor explicou que qualquer tipo de semente que se colocasse no solo iria romper a terra, forçar o caminho, e um dia apareceria em forma de uma pequena planta. Seria verdade. Na primavera, a plantinha cresceria, cresceria... até formar um tronco forte. Com o exemplo do milho ou do trigo, o mestre contou que se produziria uma excelente espiga, e se lhe tirássemos todos os grãos e os replantássemos na próxima estação o processo se repetiria.

Isso lhe despertou o interêsse pelo fenômeno da reprodução em geral, mas durante aquêle ano explicou-se apenas a reprodução das plantas. Nada se disse acêrca de sêres humanos. Quando você chegou aos quatorze anos, provàvelmente ensinaram-lhe algo a respeito da reprodução dos animais — êste assunto é em geral tratado sucintamente nas escolas. Disseram-lhe que certas espécies se reproduzem diretamente, o que significa que vêm ao mundo na sua forma final, porém menor. Por exemplo, o cão, o gato ou o coelho. Disseram-lhe também que são chamados animais vivíparos. Teve que guardar êsse nome — ser-lhe-ia útil no exame, mas depois esqueceu-o.

79

A seguir deram-lhe exemplo de animais que não se reproduzem diretamente. A galinha bota um ôvo, choca-o, êle se rompe, surgindo o pintinho que se transformará em uma galinha ou um galo, e assim por diante. São animais chamados ovíparos. Sem dúvida, deram-lhe exemplos de animais que passavam por maior número de estágios intermediários. Mas foi só isso. Nada lhe disseram sôbre a reprodução humana. Até o presente(44), ainda não há, nas escolas francesas, processo, instrução oficial sôbre o acontecimento mais importante da nossa existência — a transmissão da vida e a sua criação. Embora na escola nada lhe tenham dito sôbre a reprodução de sêres humanos, você não tentou esclarecer-se de outro modo? Claro que sim! Todos nós tentamos obter detalhes, tão logo podemos. Um dia, talvez na escola, uma menina mais velha, destruiu suas últimas ilusões sôbre o efeito mágico da cegonha. Claro que é uma história maravilhosa, mas a garôta mais idosa riu-se e disse: "A cegonha, você acredita nisso?! Os nenês crescem nos ventres das mulheres." Que revelação! Um nenê crescendo no ventre de uma mulher? "Um dia também eu serei mulher!"

A garôta lhe explica mais alguma coisa e você assimila as novas idéias, pensando imediatamente: "E quando eu tiver um nenê, crescerá em meu ventre." A mais velha acrescenta: "Eu lhe mostrarei lá fora." E em seguida, logo após, você encontrou uma mulher em adiantado estado de gestação, no oitavo mês por exemplo. No oitavo mês a gravidez é evidente e à menina tudo parece maior, porque é pequena, e vê tudo de baixo. Nesse instante você ficou surprêsa e disse à mais velha: "Um nenê no ventre? Sim, mas como sai?" A pergunta poderá parecer tôla, mais é muito importante. Naquele dia, pela primeira vez você notou a desproporção entre o nenê e os possíveis meio de saída para êle. Essa desproporção causou-lhe um conflito mental. Foi o primeiro choque, e muito grande, ao qual outros vieram se juntar. Na verdade, cada vez que se detinha no tema da gravidez, lendo ou ouvindo a respeito, voltava-lhe à mente a mesma questão, sem resposta convincente.

Talvez tenha visto mais de perto uma gravidez, algum tempo depois. Uma pessoa conhecida, ou parente, teve um filho. Você

---

(44) E as escolas brasileiras também não abordam o tema, nem mesmo as Universidades. (N. do T.)

soube dos acontecimentos do parto — você soube que ela gritou. Gritou! Então doía! Você soube também que ela perdeu sangue; se ela perdeu sangue, corria perigo. Reparou também que nos primeiros dias após o parto ela ficou de cama e o médico e a parteira vieram vê-la várias vêzes. Nesse caso, devia estar doente. E então, na mente jovem e impressionável o parto associou-se à noção de dor e perigo. Tôdas as vêzes que você falava ou lia a respeito de dar à luz, o fato se associava a essas duas idéias.

Mas você não seria sempre uma menina. Um dia se casaria, e então... E então, agora é você; desta vez não é a vizinha, nem uma parente que está esperando nenê. — É *você*.

Antigamente, o que pensavam as mulheres quando descobriam que iam ter um filho? Pensavam, com certeza, no fim da gravidez, o que significava um período de dor e perigo. Não pensavam no fato com prazer, freqüentemente tinham mêdo. Uma mulher pode sentir tanto mêdo, apreensão e terror que faz seu marido compartilhar dêles. Fala sôbre o próximo acontecimento o fim da gravidez, o trabalho de parto. O marido vê tudo isso de um ângulo diferente. "É sòmente o comêço", diz à si próprio. "Se é assim agora, o que será no fim?" Êle a repreende. "Ainda há sete ou oito meses pela frente. Não se preocupe, geralmente tudo corre bem." Para a mulher essas simples palavras revelam dúvidas que confirmam as suas próprias. Ela pode também falar com a mãe, em quem, afinal, sempre confiou. Um dia decide-se, e diz a mãe que ela será avó. Isso a faz sentir-se mais velha, mas apesar de tudo, não é essa a questão. Fica muito emocionada, e como reage? Freqüentemente diz: "Você vai ter um filho... Oh! minha pobrezinha!" E não termina aí. Começa a falar de seu próprio parto, o nascimento da menina, com todos os detalhes. Como começou, como se passou, o aumento da dor, o que aconteceu na clínica. Não se esqueceu de nada. Moral da história: para ter um filho é preciso sofrer. "Você sabe, minha querida, é necessário passar por isso. Ninguém pode ajudá-la. Faz parte da maternidade. É normal o que vai acontecer..."

E a mãe repete: "É certo que você sofrerá, mas quando tudo tiver passado, rir-se-á disso." Depois, para que a filha não fique com êsses pensamentos desagradáveis, ajuntará: "Sim, mas sei que será corajosa, e além disso estaremos ao seu lado. Nós a ajudaremos." Notem: a môça não sabe como, mas sabe que a família estará lá. Fora do ciclo familiar, uma mulher ouve, durante tôda a gravidez, histórias de partos; dentre êles naturalmente há sempre algum difícil, do qual não se omite nenhum pormenor. Cada um de tais casos é motivo suficiente para preocupações, e a soma dêles afeta o sistema nervoso da mulher.

O fisiologista Pavlov trabalhou tôda sua vida para mostrar a atuação do sistema nervoso e a influência do meio sôbre o indivíduo. Pavlov descobriu que o cérebro é o grande regulador do sistema nervoso, e que o equilíbrio funcional e orgânico dêle dependem.

Vimos há pouco que embora não haja nas escolas cursos oficiais sôbre a reprodução humana, quase todos os escolares tentam obter os detalhes secretos. Chamamos a isso de curiosidade. Em têrmos mais científicos, podemos dizer que êsse é um reflexo absoluto de investigação. Cada indivíduo quando vem ao mundo poderá reagir a certas necessidades ou exigências que surgem tão logo se encontra no meio onde precisa viver. Essa habilidade de reação é chamada *reflexo absoluto.*

Não aprendemos os reflexos inatos ou absolutos — êles existem já no nascimento, e nós os conservamos por tôda a vida. Constituem a base material de nossa adaptação ao meio.

Sem êles a sobrevivência não seria possível. Não é essencial ser capaz de comer, dormir, aceitar o que é útil, rejeitar o que é prejudicial, fugir ou evitar o perigo? É evidente, porém, que se êsses reflexos, e portanto o comportamento que êles determinam, permanecessem tão elementares, nossa vida seria inteiramente vegetativa, e não muito excitante. Situar-nos-íamos entre os animais de raça inferior.

Ràpidamente os reflexos congênitos, que resultam das conexões nervosas permanentes entre um estímulo constante — a fome dor exemplo — e um ato específico do organismo, como comer, servirão de base para a formação de uma outra categoria de reflexos que são mais delicados, precisos e sutis. Graças a êsses novos reflexos, o indivíduo será capaz de responder de modo definitivo às variadas condições do meio ambiente, e a elas se adaptar. A soma dos reflexos adquiridos pelo indivíduo no decorrer da vida constitui a sua educação.

Vamos tentar dar-lhes um exemplo simples.

1. Desde o nascimento o bebê mama sem nenhum aprendizado. Êsse é um reflexo inato.

2. Chora quando está com fome. Êsse também é um reflexo congênito.

3. Chora quando, retirado do berço, não é alimentado imediatamente. É a mudança de posição que produz seus gritos e exigências.

Poderá chorar quando vê sua mãe e esta demora a alimentá-lo. Neste caso, é a presença da pessoa que condiciona seus gritos. Os dois últimos exemplos demonstram que a mudança de posição ou a presença da mãe constituem o *sinal direto* de alimentação.

4. Mais tarde, a criança chorará ao ouvir o som da voz da mãe na hora de receber alimento. As palavras são agora o *sinal indireto* de alimentação.

Êsses exemplos mostram que, desde logo, as palavras substituem os estímulos diretos.

Mais alguns exemplos: todos sabem que não é necessário queimar uma criança para fazê-la entender que o fogo é perigoso. Nem é necessário lançar uma criança pela janela para fazê-la entender que uma queda é perigosa. É suficiente explicar com palavras. Logo, tudo à nossa volta tem ação sôbre nós, e as palavras podem substituir qualquer estímulo direto.

Foi Pavlov que deu o nome de *estímulo* a tôda a informação que chega até nós, quer provenha do exterior, quer se origine no nosso íntimo. Êsses estímulos agem inicialmente sôbre os órgãos sensoriais (receptores)(45) que os transmitem através do sistema nervoso ao cérebro, que os recebe, analisa, depois os reagrupa, sintetiza tôdas as informações e reage. É o cérebro, finalmente, que coordena e dirige tôdas nossas atividades.

Vamos examinar, como ilustração, o que realmente ocorre em nossos próprios corpos. Você está sadio e alerta, portanto todos os ógãos no seu corpo estão trabalhando. Mas você, plenamente

---

(45) Órgãos sensoriais são os órgãos dos sentidos: visão, audição, gustação, tato e olfação. São esteroreceptores, como diz o próprio nome, e transportam a sensação recebida do exterior por nervos que vão até o cérebro. Os internos são percebidos pelo interoceptores (ver nota 18). (N. do T.)

83

consciente e sadio, sente êsses órgãos trabalhando? Claro que não. Isso não significa que seus órgãos não são sensíveis. Na realidade, de cada um dos órgãos, os estímulos, surgem constantemente. Começam nas pequenas terminações nervosas, localizadas nas suas paredes. Através das conexões nervosas passam ao cérebro, que dessa maneira se informa sôbre o funcionamento dos órgãos. Mas quando estamos sadios e conscientes, êsses estímulos se detêm ao chegarem ao cérebro. Encontram umá barreira que não podem ultrapassar, porque não são suficientemente fortes. Diz-se que o cérebro tem uma capacidade de bloqueio, pois tem mais fôrça que os estímulos. Permitimo-nos afirmar que as correntes resultantes dos estímulos das terminais nervosas nos órgãos internos são de cinco a oito volts, ao passo que a corrente do cérebro é de 20 a 30 volts. Os estímulos são muito fracos para ultrapassar o limiar de sensibilidade do cérebro.

Ainda assim alguém, em perfeitas condições de saúde, pode, em certas circunstâncias, sentir seus órgãos internos de uma maneira desagradável e mesmo dolorosa. Isso pode resultar de uma emoção forte. No decorrer de sua vida você deve ter tido oportunidade de receber novas desagradáveis — tais como um telegrama portador de más notícias. Nesses momentos você se sente tonto ou doente, seu coração bate mais rápido e fortemente. Desde que essas emoções não são causadas por uma lesão dos órgãos, por que as sentimos?

O limiar de sensibilidade do cérebro sùbitamente cai. Exemplifiquemos pela eletricidade. Pode-se dizer que houve um curto-circuito, uma grande queda na voltagem tirou a ação frenadora do cérebro. Conseqüentemente êle ficou em condição inferior e permitiu a desordenada dos estímulos.

O exemplo apontado foi de queda súbita no limiar da sensibilidade, mas o fenômeno pode também ocorrer lentamente, após uma longa série de estímulos fracos. Embora o efeito dêsses choques sôbre o sistema nervoso não seja súbito, é seguro e igualmente prejudicial.

Em resumo:

1. Os estímulos dos órgãos internos têm fôrça inferior a do cérebro e não podem atravessá-lo.

2. Algumas vêzes os estímulos normais de nossos órgãos internos ultrapassam o limiar da sensibilidade. Isso acontece quando

os estímulos externos afetaram o cérebro, diminuindo-lhe a sensibilidade.

Inversamente, os estímulos externos podem ajudar o cérebro; podem manter ou aumentar seu limiar. Com o cérebro em bom estado, estímulos normais, embora mais fortes, podem se transmitir dos órgãos internos, mas não cruzarão o limiar da sensibilidade.

Vamos reanalisar as condições em que você viveu desde a infância. Os sucessivos choques de que falamos resultaram em uma lenta desorganização do seu sistema nervoso e do seu equilíbrio.

Durante a gravidez a mulher está na expectativa de dores, tanto mais temidas quanto mais se aproxima o período final. Ao mesmo tempo, o limiar de seu cérebro diminui. As primeiras contrações regulares que marcam o início do trabalho de parto, embora de intensidade normal, criam um choque emocional que finalmente altera o equilíbrio nervoso. Essas contrações têm então fôrça suficiente para cruzar o limiar da sensibilidade. Assumiram o caráter de um sinal da dor e se acompanham efetivamente de dor.

Consideremos, neste ponto, a atitude dos médicos em geral. Agem de um modo padronizado durante o parto. Provàvelmente é a mulher acolhida na Maternidade pela enfermeira ou parteira, que lhe dirá: "Bom-dia, querida." Por que, querida? Porque a palavra é muito protetora. Você está sob a proteção dela, e é uma pobre mulher que irá sofrer. Quanto a nós, não a chamaremos de "querida" e sim de "Sra. Fulana", como qualquer pessoa, porque você não mais precisa de proteção.

No passado, fazia-se imediatamente uma pergunta séria: "Quando começaram suas dores, querida?" Você respondia, e anotava-se: "As dores começaram a tais e tais horas." A segunda pergunta era: "Qual o intervalo das dores?" Novamente você respondia e novamente anotavam: "Vêm de dez em dez, ou de doze em doze minutos." Acrescentavam: "Não mais freqüentemente? Ainda não estão muito próximas, estão apenas começando. Não são muitos dolorosas ainda, não é verdade?" Essa pergunta significava: "Agora não é nada, mas logo você verá..."

Fazia-se em seguida o primeiro exame. Geralmente você ficava entre outras mulheres também em trabalho de parto. Podia vê-las

85

e ouvi-las e tinha então uma série de choques. Os médicos achavam que as dores eram um fato normal no trabalho de parto. Considerava-se o parto um acontecimento passivo, uma espécie de condição ou doença diante da qual nada se podia fazer. A mulher permanecia passiva, e seu comportamento era reflexo de tôdas essas crenças. Era uma atitude errada, essa. A mulher não deveria ficar inativa durante o trabalho do parto.

Tôdas nossas idéias precisam de um reexame. É necessário trabalharmos juntos. Todos precisam aprender. Desde que compreendemos, agimos bem. Graças ao nosso preparo, a gravidez e o parto tornam-se acontecimentos ativos.

A mulher pode acompanhar o progresso de sua gravidez e analisar certos dados fisiológicos, como por exemplo, os movimentos do nenê. Depois de um certo período será também capaz de analisar as contrações do útero e praticar certos exercícios. É preciso que procure entender o que está fazendo, o motivo de sua atuação e seu efeito sôbre o parto. O pessoal médico cuidará dela, guiando-a e instruindo-a.

Na hora de dar à luz, a mulher porá em prática tudo o que aprendeu. Logo no início do trabalho de parto — e ela saberá quando êle se inicia — observará, analisará, controlará e descobrirá o valor de seu aprendizado. Dirigindo o parto, torná-lo-á mais breve. O objetivo de sua atividade será responder aos processos orgânicos que ocorrem nas diversas etapas do parto. A mulher terá uma participação consciente no acontecimento. Não mais se submeterá, mas se adaptará a êle.

Nosso inténto é o de fazê-la tomar parte na parturição, não o de subtraí-la ao acontecimento, ou fazê-la sentir-se, por exemplo, alheia às contrações do parto. Isso seria absurdo. O papel do médico assistente não será sòmente o de observar a progressão do parto, mas sim o de contar-lhe também o que está se passando. Se você ignorar os acontecimentos, como poderá agir acertadamente? Mas você também deve se comunicar com os médicos. Através do paralelo entre as observações dêles e as suas, o trabalho se conduzirá melhor.

Finalmente, cabe ao médico assistente procurar melhorar, se necessário, a sua atuação. Você não é infalível, pode esquecer e cometer erros. Além das observações clínicas, que lhe compete fazer, o médico se concentrará no emprêgo de palavras adequadas. Você sabe que as palavras têm grande influência no comportamento individual.

Quanto a você, não mais iniciará o trabalho de parto, segundo a rotina, isto é, aceitando as dores como uma necessidade. A instrução aumentará seu conhecimento e você poderá pôr em prática as regras que aprendeu e as idéias que adquiriu. Você viverá a experiência da maternidade do começo ao fim, totalmente consciente, e sairá triunfante da mais maravilhosa batalha de sua existência — a criação da vida.

Ao finalizar esta aula, gostaria de dar alguns conselhos importantes. É freqüente terem as mulheres a errônea tendência de pensar que, graças ao curso, o parto será muito fácil. Eis um grande êrro. Na realidade, o parto sem dor — conforme venho repetindo há mais de quatro anos — não é um parto sem esfôrço. O resultado depende exclusivamente do uso que se fizer dos ensinamentos. Os conhecimentos têm dois aspectos intimamente ligados: o teórico e o prático. Nunca se deve separar o lado prático da teoria básica. Igualmente não se separa a teoria da prática.

O professor Paul Langevin disse: "A teoria resulta da ação e a origina."

QUINTA AULA

A Respiração

O assunto de hoje será a respiração em relação à gravidez e ao parto.

O volume de ar inspirado e expirado por um indivíduo em condições normais é muito pequeno, cêrca de um litro.(46) Tôda vez que se inspira, entra um litro de ar, e tôda vez que se expira sai quase a mesma quantidade. Um litro de ar é realmente muito pouco, porém a capacidade dos pulmões é muito maior. Você tem alguma idéia da média de capacidade pulmonar da mulher? Ela é de três a três litros e meio. Assim, após inspirar e expirar, no final da expiração resta algum ar nos pulmões. Êsse ar é bem misturado e nós o dividimos arbitràriamente em duas porções. A primeira é chamada ar complementar e é expulsável pelo uso de certos músculos, que veremos em seguida. A segunda porção é chamada ar residual e nela não podemos intervir.

Analisemos o mecanismo da respiração. Poderemos depois explicar muitas coisas em relação à gravidez e ao parto.

A respiração é essencialmente o resultado do trabalho de um músculo muito conhecido, o diafragma. Êsse músculo não age diretamente sôbre os pulmões, mas através de certos ossos, que

---

(46) Segundos os fisiologistas, o ar inspirado num ato normal é de 500 c. c. que não chegam totalmente ao pulmão, porque parte do ar fica retida no nariz, traquéia, etc. e não entra nas trocas gasosas; por isso é chamado de "espaço morto" e consome cêrca de 150 c. c. Logo o ar inspirado, que é chamado de ar corrente, é de $500 - 150 = 350$ c. c. (N. do T.)

constituem a caixa torácica. Há assim uma cadeia. O músculo diafragma age sôbre os ossos da caixa torácica, que depois atuam sôbre os pulmões. É importante reter na memória êsse fato; de outro modo não se entenderia a ação do diafragma.

O diafragma liga-se amplamente à face interna das últimas costelas, em tôda a volta do tórax, e na parte posterior à coluna vertebral, onde, entretanto, a ligação não é direta.(47) A sua forma é de um quarto de esfera, o que significa que, de trás para a frente, isto é, da coluna vertebral à frente do tórax, é convexo. O diafragma, visto de frente, terá muito esquemàticamente essa forma convexa. Não tentarei descrever a sua profundidade, pois isso não interessaria.

Consideremos agora a coluna vertebral. Situa-se na parte posterior do corpo, passando do tórax para o abdome através do diafragma. Os pulmões localizam-se logo acima do diafragma, que aparece na figura, no fim da expiração, após um ciclo respiratório completo. A outra figura mostra como êle fica no fim da inspiração, quando o ar entra nos pulmões. Sua forma muda completamente. Na inspiração, ao contrário do que se pensa, êle não sobe, e sim, cai. Ao mesmo tempo achata-se, espalha-se e tende a elevar-se nas bordas. Isso acontece durante a inspiração. Repetimos: eleva-se nas bordas, e assim tôdas as partes da caixa torácica, que êle ocupava anteriormente, ficam livres.

Evidentemente, é difícil entender pelo esquema a maneira pela qual, quando o diafragma cai e libera o seu espaço, permite ao pulmão encher-se de ar. Por quê? Porque a caixa torácica não está aí representada e, como já dissemos, o diafragma age através da caixa torácica. No entanto, se tentássemos representá-la no esquema, tornar-se-ia difícil tanto explicar como entender. Assim, experimentaremos uma analogia simples, um guarda-chuva. Eis um guarda-chuva fechado, quando pode ser comparado à expiração, estando os pulmões relativamente vazios. Agora abrimos o guarda-chuva e dizemos que é a inspiração. Está claro então que, fechado, é a expiração e aberto é a inspiração. Mas por quê? Considere o mecanismo do guarda-chuva. Para abri-lo, tôdas as varetas que formam o teto precisam de um ponto de apoio, e êsse é o "eixo do guarda-chuva".

---

(47) Na cúpula diafragmática, há dois orifícios, por onde passam, por um, o esôfago, e pelo outro, a artéria aorta. (N. do T.)

Consideremos agora o problema em têrmos do corpo humano. Que suporte encontra o diafragma em nosso corpo para distender a caixa torácica? Êsse suporte é fornecido por todos os órgãos situados imediatamente abaixo, que são os da cavidade abdominal. Êles são mantidos em posição pelos músculos abdominais, limitados atrás pela coluna vertebral, e embaixo pela pélvis. Na primeira fase da inspiração, a parte central do diafragma (parte frênica) quando cai apóia-se e se fixa sôbre o conteúdo abdominal. Simultâneamente, ou mais ou menos próximo, as fibras musculares que saem da parte central iniciam seu trabalho e atuam sôbre as costelas que permaneceram livres. Transmitem movimentos mais ou menos complicados às costelas. Com cada inspiração, as costelas voltam-se ao mesmo tempo que se elevam, avançam e se estendem, tudo ao mesmo tempo. Êsses movimentos se tornam possíveis devido ao modo pelo qual se orientam os diferentes eixos das costelas, e especialmente pelo modo como se articulam, na parte posterior, com as vértebras torácicas.

Conforme os três movimentos descritos, a caixa torácica se expandiu em três direções — verticalmente quando o diafragma desce; de frente para trás quando as costelas avançam; e também lateralmente quando as costelas se expandem. Dentre êsses movimentos há um que nos interessa mais do que os outros — o abaixamento do diafragma que repousará sôbre o conteúdo abdominal. Seu abdome contém nesse período um nenê que está crescendo e se desenvolvendo. O volume do útero aumentou tanto que agora está em contato, indiretamente, é claro, com o diafragma, através da porção superior que é chamada *fundus*. A partir do sexto mês, o *fundus* do útero serve como ponto de apoio do diafragma à cada inspiração.

O conhecimento teórico dessa relação é insuficiente. É presico conhecer a realidade física do fenômeno, o que você conseguirá através de um exercício de respiração que aprenderá no fim desta aula. Êsse exercício requer atenção. Não pratique qualquer dêsses exercícios mecânica ou automàticamente.

O abaixamento do diafragma e seu suporte pelo *fundus* do útero é vantajoso e a beneficiará durante o período expulsivo. Por outro lado, o fato é acompanhado por um pequeno inconveniente que teremos de remediar no período de dilatação.

90

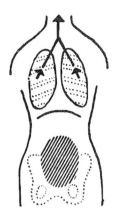
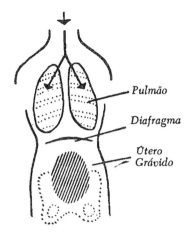

Pulmão

Diafragma

Útero Grávido

Diafragma na expiração   Diafragma na inspiração

O diafragma é o músculo essencial da respiração, mas durante a inspiração não atua sòzinho. É ajudado por outros músculos; e alguns dêles, os músculos auxiliares da respiração, você pode controlar. São precisamente êsses que pedimos não usar nos exercícios que logo lhe ensinaremos. É necessário que você deixe a maior parte do trabalho para o diafragma, que assim mais ràpidamente ganhará fôrças; além disso, se o usar sòzinho, entenderá melhor e mais cedo como trabalha, o que pode fazer e quais suas limitações. Então estará apta a empregá-lo de modo lógico.

Você sabe quais os músculos a neutralizar, por que os usou bastante no tempo de escola. Não se lembra da ginástica que fazia então? No pátio, formavam-se filas e faziam-se vários exercícios, inclusive os respiratórios. Colocada na ponta dos pés, você inspirava elevando os braços, e expirava, abaixando-os. Era muito bom e bem coordenado. Você devia levantar os braços, simplesmente porque êsse movimento permitia que os músculos trabalhassem adequadamente. Durante os próximos exercícios respiratórios, é examente o contrário o que tem a fazer. Isto é:

Conserve os braços sempre ao longo do corpo, relaxados; mantenha os ombros em posição baixa;
volte as palmas das mãos para trás.

Você sabe agora os fatos mais importantes sôbre o mecanismo da inspiração.

91

Quanto à expiração, é extremamente simples. Quando o diafragma termina seu trabalho, relaxa-se. A caixa torácica não mais se mantém em extensão, e volta à sua posição anterior, obedecendo às leis da gravidade. A expiração é um processo passivo, não há atividade involuntária ou voluntária além do *tonus* de certos músculos. Durante a expiração expele-se livremente o ar dos pulmões, até o momento em que a pressão do ar remanescente seja da mesma quantidade que o ar externo. Naturalmente, quando as pressões tornam-se iguais, a expiração pára e se inicia uma nova inspiração. O diafragma contrai-se, o tórax distende-se e você inspira; o diafragma pára novamente seu trabalho, o tórax recua, e assim por diante. Evidentemente, o que se descreveu refere-se à respiração normal.

Mesmo quando as pressões são iguais, como já dissemos no início, ainda há algum ar nos pulmões. Dissemos também que era possível expelir êsse ar complementar, e falamos então de músculos que nos permitiram fazer isso. Vamos apreender a segunda relação importante que existe entre respiração, gravidez e parto. É notável. Os músculos que expelem o ar complementar dos seus pulmões são aquêles que lhe permitem durante a expulsão ajudar o útero a esvaziar o seu conteúdo, ou seja, expelir o bebê. São os músculos abdominais que na mulher são expiratórios e no parto participam da expulsão. Êles se ligam na parte superior às costelas inferiores, próximo àquelas a que o diafragma se liga. Dessas costelas inferiores, êsses músculos vão ter à pélvis, onde se ligam amplamente à crista ilíaca e às espinhas ilíacas(48) e, além disso, aos lados e à parte inferior da pélvis e também à porção mais avançada desta, o púbis. É aconselhável reter bem na memória êsse nome, púbis, também denominado "sínfise púbica", pois sôbre êle falaremos muitas vêzes.

Vamos resumir: costelas inferiores, pélvis e púbis, na frente. Os músculos abdominais se contraem quando se imobiliza a pélvis e isso se dá na posição sentada ou deitada, com as pernas mais ou menos estendidas. O ponto fixo situa-se abaixo na pélvis, e a sua contração afetará as partes que permanecem livres, isto é, a

---

(48) Crista ilíaca é um relêvo do osso ilíaco que forma a bacia. As espinhas ilíacas são duas anteriores e duas posteriores. O texto se refere às espinhas ilíacas anteriores, que são as saliências ósseas que sentimos nos lados externos do ventre, na altura do umbigo. (N. do T.)

parte superior e as costelas. Há uma tração poderosa que corresponde a uma fôrça exercida verticalmente de cima para baixo e que imprimirá movimentos às costelas, movimentos êsses exatamente opostos aos já descritos, o que significa que o tórax ficará cada vez menor, e com essa diminuição de volume comprimirá os pulmões, donde o ar será forçado a sair. Em suma, os músculos abdominais têm ação complementar àquela iniciada pelo diafragma.

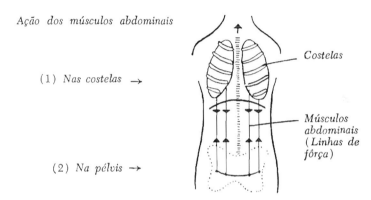

Ação dos músculos abdominais

(1) Nas costelas →

(2) Na pélvis →

Costelas

Músculos abdominais (Linhas de fôrça)

Resumiremos agora as duas fases importantes da respiração, exatamente como você deverá praticá-las durante os exercícios.

Durante a inspiração, você aspirará uma quantidade maior de ar e também fará o diafragma trabalhar mais vigorosamente, tornando-o assim mais resistente. Aprendendo como fazê-lo trabalhar será capaz mais tarde de controlá-lo muito melhor.

Durante a expiração, você expulsará o ar complementar. Êsse ar complementar se compõe quase que inteiramente de CO^2 (gás carbonico,(49) um gás que não pode produzir energia ou manter a vida, como o oxigênio.) O que poderá substituí-lo? Uma quantidade de ar fresco contendo mais O^2, para que durante o exercício a absorção de O^2 seja muito maior. Mas apenas durante o exercício, e você não deverá excedê-lo. Assim, temporàriamente, receberá mais oxigênio, o que terá um efeito benéfico no seu estado atual. Dêste ponto em diante você deverá fazer, além dos exercícios iniciados há algumas semanas, um outro algo

---

(49) CO_2 é o gás da expiração e um produto de excreção, resultante do metabolismo interno do organismo. (N. do T.)

diferente. No entanto, o que é verdadeiro durante a gravidez, se-lo-á também durante o parto? Sem dúvida, ainda mais verdadeiro, pois você terá muito trabalho a realizar, haverá muito dispêndio de energia, e necessidade muito maior de oxigênio. Assim, uma vez mais o afirmamos: através de um bom aprendizado, será possível alcançar e satisfazer essas exigências. Há aqui um ponto do mais importantes. Seus músculos abdominais atuam quando expelem o ar complementar, trabalham com intensidade e tornam-se, portanto, mais fortes. Você notará a diferença entre o estado atual e o do dia do parto e perceberá que possui uma parede abdominal mais forte. Aprendeu pouco a pouco a fazer êsses músculos trabalharem. Na expulsão, seus esforços ganharão em eficiência, graças a uma parede abdominal mais forte e *especialmente* porque você será capaz de controlar a atuação dêsses músculos. Agora, contràriamente ao que se pensava, o efeito do esfôrço expulsivo dependente muito mais do modo como a mulher o controla do que da sua fôrça. Aprenderá tudo isso gradualmente através dos exercícios, não só daquele que terá de fazer imediatamente como de outros a se acrescentarem futuramente.

Muitos consideram o período expulsivo como a época em que o nenê pode sofrer um traumatismo. Logo no início do parto, o nenê deixa o útero e passa por um estreito canal, formado pelos ossos da pélvis, que deve atravessar à fôrça. A expulsão deve ser breve. O melhor meio que até o momento se encontrou para abreviá-la é o que você aprendeu hoje. (Há longo tempo tenta-se encontrar um meio, e continua-se a tentar até agora). A reanimação do nenê no nascimento, tão comum no passado, é excepcional atualmente. Durante o parto a mulher trabalha não sòmente para si, mas muito mais para o bebê. No período expulsivo êle necessita de grandes quantidades de oxigênio, e cabe à mãe satisfazer-lhe as necessidades.

Passemos agora ao exercício respiratório. É muito simples mas convém executá-lo com cuidado.

1. Inspire profundamente, de preferência pelo nariz.

2. Expire em duas fases: primeira, passiva. Abra a bôca e deixe o ar sair dos pulmões, como faz quando aspira normalmente. Apenas ao invés de fazê-lo através do nariz, deverá fazê-lo pela bôca. Expelirá um pouco mais de ar porque inspirou maior quantidade. Assim, a primeira fase é passiva — o ar sairá

94

livremente até que as pressões se igualem. Depois, ao invés de inspirar novamente, e sentirá a necessidade disso, deverá expelir voluntàriamente o ar complementar. Essa é a fase ativa da expiração. Para fazer seus músculos abdominais trabalharem adequadamente deverá agir do seguinte modo:

Imagine uma vela acesa colocada cêrca de 50 centímetros à sua frente. Bastará você soprar a chama até incliná-la, porém sem apagá-la. Por que êsse detalhe? Porque a chama de uma vela colocada a essa distância é um objetivo muito pequeno: para alcançá-lo com o sôpro, é preciso fazer uma boa pontaria. Para isso é necessário juntar os lábios, de modo que se forme um obstáculo ao ar que tem que expelir. A superação do obstáculo exige certa fôrça, que deve ser mantida durante algum tempo, o suficiente para expelir o ar complementar dos pulmões. Isso fará com que os músculos abdominais atuem com determinada fôrça durante um tempo definido.

Se lhe tivéssemos dito: "Aqui está uma vela a tal distância, e é preciso apagá-la", você inspiraria fundo e expeliria o ar ràpidamente, apagando-a. Seus músculos abdominais teriam certamente agido, sem você sentir de que modo, por ter sido muito depressa. Eis por que citamos todos êsses detalhes. Você deve fazer êsse exercício três vêzes ao dia, de manhã, antes do do almôço e à noite. As mulheres que continuam a trabalhar deverão fazê-lo duas vêzes ao dia, de manhã e à noite, se não vicram para casa na hora do almôço, mas assim que parem de trabalhar deverão fazè-lo três vêzes ao dia. A regra é de três vêzes ao dia, e de cada vez, de 3 a 5 minutos.

Comece com cinco minutos, se experimentar fadiga, faça-o sòmente por 4 minutos; se ainda se cansar, reduza o tempo para três minutos; três minutos são sempre suficientes. Após o exercício não deverá sentir-se enrijecida. Para evitar isso, especialmente nos músculos abdominais, não deve se exceder, inspirando e soprando muito profundamente. Embora a finalidade dos exercícios seja tonificar os músculos, não se equeça de que o seu objetivo não é tornar-se uma atleta. Se, entretanto sentir-se um pouco tensa, não se preocupe com isso: não é muito importante e logo desaparecerá. Não deve ficar tonta durante os exercícios, mas se isso acontecer é porque está respirando muito ràpidamente; deve, pois, diminuir o número de respirações. Uma respiração é formada de uma inspiração mais uma expiração.

O ritmo respiratório de uma mulher grávida aumenta de maneira notável — quinze a vinte por minuto, pois há novas necessidades a satisfazer. Ao fazer o exercício, o ritmo da respiração diminui, conforme o caso, de três a nove por minuto, de acôrdo com a capacidade pulmonar individual, e também conforme as necessidades. Tente nove por minuto, e se ficar um pouco tonta experimente menos.

A posição para êsse exercício é geralmente deitada, e às vêzes sentada, e de preferência sem cinta ou corpinho. Faça-o de manhã, quando ainda deitada, e à noite, ao ir para a cama. A melhor posição é a proporcionada por uma cadeira de descanso esticada. As coxas ficam em pequeno ângulo em relação ao plano em que está deitada (de regra, a cama) e as pernas ficam num plano intermediário entre o da cabeça, que é superior, e o da bacia, que é inferior. Também será melhor se as costas ficarem completamente retas. Podem-se usar travesseiros e almofadas como suporte.

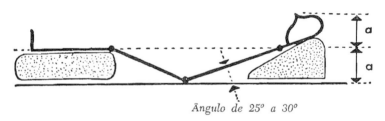

Ângulo de 25° a 30°

Vem a seguir a descrição das sensações físicas que acompanham o exercício — e êsse é o lado prático da aula. Não espere entretanto que as sensações ocorram extamente quando iniciar o exercício, hoje ou amanhã. Através de tais sensações você será capaz de descobrir, observar e entender tôdas as relações entre a respiração, a gravidez e o parto. Tais sensações você experimentará sòmente após a prática do exercício por cinco ou seis dias. Conforme as suas reações, as mulheres tornam-se capazes de perceber as sensações mais cedo ou mais tarde, e a variação oscila de quatro até quinze dias. Não se surpreenda, pois, se de início não sentir quase nada.

Na inspiração, seu diafragma desce e comprime o *fundus* do útero. Sentirá a pressão — que é interna e se exerce atrás do estômago — na bôca do estômago, como uma sensação áspera. A sensação de pressão irradia-se para baixo, e um pouco à direita e à esquerda. É isso que deverá observar durante a inspiração.

Durante a fase passiva da expiração, o diafragma sobe e libera o conteúdo abdominal. A única sensação real é a de abdome relativamente mole, de nôvo na região do estômago. No decorrer da fase ativa da expiração — ao começar o sôpro da vela — haverá uma série de coisas a reparar. A primeira é a tração que os músculos abdominais exercem, não sôbre as últimas costelas, mas imediatamente abaixo. Outra tração se exerce igualmente embaixo, ao nível do púbis. Haverá uma tração na região do púbis, que se espalhará para a direita e para a esquerda em direção às virilhas. Merece reparo insistente e especial a segunda sensação. Tente observar cuidadosamente a pressão que seus músculos abdominais exercem nos lados do útero. Quando os músculos abdominais se contraem, comprimem fortemente o útero.

É preciso diferenciar as duas formas de compressão: uma é exercida dos lados e resulta da contração dos músculos abdominais sôbre o útero, e a outra vem de cima, por ação do diafragma sôbre o *fundus* do útero. Por que você precisa distingui-las? Porque precisa usar êsses dois tipos de músculos durante a expulsão, e não poderá fazê-lo se não tentar entender, antes do parto, como trabalham, qual sua fôrça e como atuam. Só então será capaz de usá-los convenientemente durante o parto.

A terceira sensação digna de reparo é a inclinação da pélvis. Talvez já a tenha notado. Lembre-se que os músculos abdominais puxam a pélvis para cima. Não sentirá êsses movimentos na própria pélvis, mas saberá que ela se inclinou porque a coluna vertebral se endireitou, e nessa posição pressionará fortemente a cama, ou seja a superfície onde estiver fazendo o exercício.

Passaremos a demonstrar o exercício: a seguir você deverá observar tôdas as sensações físicas descritas. Usa-se inicialmente a posição sentada, mas em casa você o fará deitada e de tempos em tempos deverá fazê-lo sentada. Isso acontece porque durante o parto a posição deitada não será a única. Tente pois fazer o exercício em tôdas as posições possíveis.

Começaremos com um exercício completamente mecânico, uma tentativa que provàvelmente a convencerá. Depois analisaremos as sensações já descritas. Notará que o nenê se mexe durante ou logo depois do exercício. Referir-nos-emos a duas particularidades que normalmente acompanham tôdas as gravidezes.

No quarto mês, aproximadamente, a mulher começa a sentir os movimentos do nenê. Nota que são muito irregulares e vêm a qualquer hora. Embora surjam em horas impróprias e sob qualquer condição, veremos que também têm seus "momentos favoritos".

As mulheres podem determinar exatamente o local aonde os movimentos ocorrem, mesmo que a duração seja muito pequena. O local não é sempre o mesmo, embora possa haver também um "local favorito". As mulheres geralmente dizem: "Êle está me dando pontapés."

As reações a êsses movimentos são diversas. Algumas dizem: "É agradável", outras: "É incômodo". No entanto, a observação atenta dêles é sempre útil para a mulher. Pela relação entre os movimentos e o útero, poderá perceber sua posição no abdome, e familiarizar-se com êsse músculo.

É necessário aproveitar o mais possível os movimentos fetais, que ocorrem principalmente na mudança de posição e durante os exercícios respiratórios.

Confirmamos o que já dissemos na última aula. É preciso racionalizar a relação que existe entre os órgãos direta ou indiretamente envolvidos na parturição.

SEXTA AULA

Aprendizado Neuromuscular (50)

Na última aula falamos sôbre os movimentos do nenê durante a gravidez. Você deverá definir a posição dêle no seu abdome.

Agora, vamos falar sôbre as contrações do útero durante a gravidez, para que saiba o que significam fisicamente.

É muito possível que essas contrações passem despercebidas. Você poderá ignorá-las ou senti-las fracamente. Daremos, porém, alguns detalhes que possibilitarão a tôdas reconhecê-las.

As contrações do útero e os movimentos do nenê são freqüentemente superpostos. Ambos são irregulares e não se pode predizer em que momento ocorrerá a contração. Entretanto é possível diferenciá-las dos movimentos. As mulheres dizem que de tempos em tempos durante o dia, sentem — e não é sòmente uma sensação — que seu abdome endurece e protubera. Entretanto, se algumas de vocês até agora nada sentiu, não fique surprêsa.

Já lhes disse como analisar os movimentos do nenê, direi agora como analisar as contrações. Elas ocorrem particularmente quando a mulher se move, por exemplo da posição sentada para a de pé, ou vice-versa, ou, ainda mais evidentemente, quando se deita ou se levanta. O mélhor período para a mulher identificar as

---

(50) Sob o nome de aprendizado neuromuscular, os seguidores da escola francesa praticam o relaxamento semelhante ao da escola de Read. Para os russos, o relaxamento constitui um dos primeiros fenômenos hipnóticos, daí ser um estado de "inibição", segundo a sua terminologia. É nesse estado que o grau de sugestionabilidade aumenta. (Chertok — obra citada). (N. do T.)

contrações é ao deitar-se na cama. Quando se deitar hoje, sinta seu abdome cuidadosamente e notará, como já deve ter notado, que um lado fica duro e o outro mole. Após algum tempo o lado que está mole ficará duro. Essa é a contração. Êsse endurecimento, será sentido através da parede abdominal, assim deverá tentar não contrair os músculos abdominais, deixando-os relaxados.

Naturalmente a primeira vez que sentir, através da parede abdominal, a contração do útero, não poderá analisá-la corretamente. Sentindo-a, porém, novamente, e observando-a muitas vêzes, notará — e é exatamente o que queremos — que a contração se inicia acima do púbis. Verá que se espalha em direção às virilhas e envolve todo o útero (não se dá sòmente num ponto), torna-se mais forte, atinge um ponto culminante, em que permanece momentos, e então começa a enfraquecer, decresce, e finalmente desaparece. Tudo isso toma de meio a um minuto. O que você tem portanto a fazer, durante a gravidez, é aprender o processo essencial do parto, e assim logo que o trabalho comece, reconhecê-lo e fazer as coisas corretas. Você se adaptará às contrações, ao invés de se submeter a elas como geralmente as mulheres costumavam fazer. Em breve, quando chegar à Maternidade para dar à luz, não estará perdida, e poderá pôr em prática o conhecimento que adquiriu.

Não negligencie, pois, a observação dos movimentos do nenê e as contrações do útero.

Já que estamos tratando do assunto contrações, veremos qual a diferença da contração na gravidez e no parto. É muito simples. Atualmente suas contrações são irregulares. Durante o parto tornam-se regulares, ficarão mais fortes e sobretudo serão de outro tipo.

Neste ponto trataremos do aprendizado neuromuscular. Não me refiro ao simples relaxamento muscular, e muito menos ao relaxamento em geral pois êsse é sòmente um dos lados da questão, um resultado obtido pelo método. Na segunda aula, tratamos com alguma extensão de dois tipos de músculos: o diafragma e os músculos abdominais. Já temos, pois, o conhecimento teórico exato de onde êsses músculos se localizam no corpo, a que ossos estão ligados ou inseridos, e finalmente que movimentos podem imprimir aos ossos quando se contraem. Além do conhecimento

100

teórico é preciso conhecer a realidade física, o que se fará através de um exercício desta aula. Como foi possível localizar êsses músculos no seu corpo? De que modo se soube como êles trabalham, com que intensidade e de que maneira?

É o conhecimento de um processo nervoso que nos dá a resposta a tais indagações. E é muito simples. Cada vez que você contrai um músculo, uma ordem parte de seu cérebro, isto é, há no cérebro um centro de excitação que começa a trabalhar. Essa excitação, ou essa ordem motora é enviada através dos nervos até os músculos, ou grupo muscular, e êsses respondem contraindo-se. A excitação é depois transmitida a outras numerosas terminações nervosas encontradas nas paredes dos músculos. Tôdas essas terminações se juntam e vão formar um nervo que se dirige ao cérebro. Quando a excitação volta ao cérebro transforma-se em sensação.

Nosso cérebro possui de fato centros sensoriais que permitem a realização dêsse processo. Você poderá ter consciência de seus músculos, sàber exatamente onde estão, e como agem. O cérebro é o centro de tôdas nossas sensações — eis o que pretendemos demonstrar. Mas o músculo pode muito bem tornar-se sensível e então será sentido mesmo na ausência de contrações. Para isso é preciso um estímulo vindo do exterior, procedente do indivíduo ou de outra pessoa. Se por exemplo, eu a picar ou beliscar, você sentirá o músculo correspondente, mesmo que êle esteja em repouso e não se torne ativo. Há pois dois tipos de excitação: externa e interna.

E se nenhuma excitação ocorre, serão nossos músculos sensitivos? Não especialmente; neste momento, os músculos dos antebraços estão em repouso sôbre as suas coxas. Você sente os músculos das costas agora? Não particularmente. Não quero dizer com isso que a pessoa não tem idéia da posição de seu corpo no espaço. De fato, tem uma idéia muito precisa, mas essa é devida a um outro fenômeno.(51) Você não sente os músculos das costas. Para que os sinta deve contraí-los. Se, por exemplo você abaixa a cabeça sente imediatamente os músculos das costas.

---

(51) A idéia de posição do corpo no espaço é na realidade devida a uma função do cerebelo (porção do sistema nervoso central, localizada atrás e embaixo do cérebro). (N. do T.)

101

Voltemos ao exemplo do antebraço. Meu antebraço direito repousa agora sôbre a mesa, sendo que os músculos que agem nêle não estão em funcionamento. Considere-se o bíceps, músculo muito conhecido (é o que forma o "muque"). É um dos flexores do antebraço sôbre o braço. Sei que êle está ali, mas não sinto como êle trabalha, pelo menos não o sinto de maneira específica. Vou agora contraí-lo, faço o movimento de flexão do antebraço sôbre o braço. Meu bíceps participou dêsse movimento. Uma ordem partiu do cérebro, meu bíceps contraiu-se e. e eu o senti. Podemos dizer, de outro modo, que a atividade do cérebro expressou-se como atividade motora. Agora volto a colocar meu antebraço sôbre a mesa muito suavemente. O bíceps ainda está em atividade, mas agora destinada a restringir a queda do antebraço. Atua assim, porque se reduziu a fôrça do impulso nervoso enviado.

Usemos uma analogia — imagine estar ouvindo o rádio. Para obter um volume maior, aumentará a corrente, e a diminuirá, se quiser volume menor. Aplico êsse raciocínio à flexão do antebraço sôbre o braço. O cérebro funcionou novamente, deu-se uma ordem, o bíceps respondeu, e assim por diante. A atividade do meu cérebro é mais vez traduzida em movimento. Algo diferente acontece· se deixo o braço cair sôbre a mesa. Ao invés do exemplo do rádio, vamos usar um muito mais simples, que é o da lâmpada. Suponhamos que a lâmpada esteja acesa; para apagá-la uso o interruptor e corto a corrente sùbitamente. E se eu cortar a corrente que está sendo enviada do meu cérebro ao bíceps, o que sucede? O bíceps pára completamente de trabalhar, e o antebraço, não mais sustentando, cai pesadamente. Dizemos então que inibiu-se a atividade motora e que a excitação do centro motor ativo parou. Outros processos começaram a atuar e agiram sôbre o primeiro. É o cérebro que emana a ordem para cessar o trabalho muscular.

O relaxamento muscular corresponde a êsse fenômeno no sistema nervoso. Já afirmei que quando o meu bíceps estava se contraindo, isso correspondia a uma atividade cerebral convertida em atividade motora. Mas ao deixar o meu bíceps de se contrair, o cérebro ainda trabalhava? Claro! Exceto que nesse segundo caso, da sua atividade resultava a parada da atividade motora.

102

Em ambos os casos, o cérebro está em ação, o que significa que o relaxamento muscular corresponde a um processo ativo, e não passivo, no sistema nervoso. O relaxamento é um processo ativo, pois o cérebro está atuando. Assim os exercícios a se praticarem a partir de hoje não produzirão um estado de repouso, sonolência ou sono. Não é êsse, de modo algum, o nosso objetivo durante o parto, e sim o oposto. O nosso propósito é a manutenção do limiar de sensibilidade do cérebro — você sabe muito bem que durante o sono êsse limiar baixa. Uma pessoa meio adormecida ou sonolenta não está em condições de realizar uma ação. Ora, você terá que dirigir suas ações durante o parto.

Qual será o emprêgo do aprendizado neuromuscular e do relaxamento dêle resultante? É muito fácil de entender. Durante o parto você terá que usar certos músculos, de um modo especial, e por razões que lhe demonstraremos. Uma vez ·que você esteja realmente familiarizada com êsses músculos e ciente do trabalho que tem de fazer, será fácil acioná-los no momento exato. Você executará os movimentos necessários ao parto, fàcilmente, com maior eficiência e menos esfôrço. No entanto, se você não aprendeu não atuará adequada ou lògicamente; seus movimentos serão incorretos e ineficientes. O aprendizado é, pois, indispensável.

É um aprendizado em movimento, movimento intencional. Acabei de falar sôbre os movimentos que serão empregados no parto. Perguntar-se-ia: todos os músculos estarão em ação durante todo o tempo? É claro que não. Você deve familiarizar-se também com os músculos que não serão acionados em determinados momentos durante o parto, e deve treiná-los para que não ajam e não interfiram no trabalho dos outros músculos, principalmente o útero, durante uma contração. Assim, com o aprendizado dos movimentos úteis e da maneira de agir para conservar independente a ação dos músculos, você conseguirá uma perfeita coordenação da atividade motora. Atualmente, não se vêem mulheres treinadas se inquietarem durante as contrações, porque aprenderam os movimentos úteis. No passado era diferente. Uma mulher disse, certa vez: "Sim, quando as contrações vinham eu me encolhia". Usou o têrmo "dores". Referia-se às contrações, mas essas haviam assumido as proporções de dores e vinham acompanhadas realmente delas.

Passaremos a explicar agora por que as dores aumentam e são imediatamente seguidas por uma inquietação crescente. Aconselho-as a anotar o diagrama que resume os princípios atuais do treinamento para o parto sem dor e suas aplicações.

Na terceira aula deu-se uma explicação da função do sistema nervoso e viu-se que a relação de forças deveria ser sempre em favor do cérebro. Quando o cérebro tem um potencial elevado, é bom o seu poder de freagem, e os estímulos dos órgãos internos não ultrapassam seu limiar de sensibilidade. Atribuímos ao cérebro um certo potencial ou força, sugeri de vinte a trinta volts. Suponhamos que seja de vinte, e que os estímulos originários dos órgãos internos, do sistema nervoso autônomo(52), são de oito volts; o limiar de sensibilidade não é, pois, ultrapassado.

Vimos também que após um grande choque emocional o potencial do cérebro poderia cair, por exemplo, para cinco volts; enquanto todos os estímulos vindos dos órgãos internos aumentavam de intensidade, atingindo de dez a doze volts. Inverteu-se a proporção das forças, e o cérebro perdeu seu poder de bloqueio ou freagem. Experimentemos estabelecer uma relação entre todos os mínimos choques que a afetam durante a gravidez e os mínimos choques que afetam a pessoa durante a vida diária, perturbando-lhe o equilíbrio nervoso. Um grande choque emocional pode comparar-se aos primeiros sinais do parto. Procure imaginar que a emoção que diminuiu o poder de bloqueio do cérebro tenha sido um telegrama com a notícia de que uma pessoa estimada morreu. Suponha agora que a pessoa fôra atropelada por um carro e ficara gravemente ferida. Tratou-se mas piorou. Você teve notícia do acidente e das conseqüências. A pessoa acidentada piorou, e por fim, conforme você soube, nada mais havia a fazer. Quando recebeu o telegrama, anunciando a sua morte, reagiria você da mesma forma que no primeiro caso? Certamente, não. Estava preparada para isso, pois sabia de antemão o que iria acontecer. No seu parto, acontecerá exatamente a mesma

---

(52) O sistema nervoso divide-se em S. N. Voluntário (aquêle em que a vontade exerce sua ação) e o S. N. Involuntário. O S. N. Voluntário divide se em Central (cérebro, medula, etc.) e Periférico (nervos). O ato de abrir e fechar a mão, de andar, etc. é comandado pelo S. N. Voluntário. O S. N. Involuntário ou Autônomo é aquêle que exerce sua ação sem o nosso conhecimento; por exemplo, movimento dos intestinos, coração, respiração, etc. (N. do T.)

coisa, pois saberá tudo sôbre êle, como se inicia e como prossegue, e saberá também o que deve fazer. Assim os pequenos choques da gravidez não podem afetá-la da mesma maneira. Estará em condições de lutar e é nessas condições que enfrenta o parto com um grande potencial, e seu cérebro com bom poder de bloqueio. Graças à aplicação de tudo o que aprendeu durante o curso, você poderá manter êsse equilíbrio nervoso durante todo o parto.

Retornemos à mulher sem aprendizado. Chegou provàvelmente ao hospital, amparada pelo marido e pela mãe ou sogra, e terá recebido os últimos avisos usuais. Essa futura mãe tinha mêdo, pois não sabia como lhe nasceria o filho, e estaria com o sistema nervoso abalado. Há então um desequilíbrio nervoso que acarreta alterações vasomotoras no sistema circulatório.(53) Ela ficará pálida ou muito vermelha, pois na juventude a emoção e o rubor são fáceis.

E quando coramos, o que acontece? É como se houvesse uma pequena fogueira no cérebro, o limiar de sensibilidade se eleva, o coração bate mais rápido e os pequenos vasos que passam debaixo da pele se dilatam. Essa é a chamada vasodilatação. O sangue circula mais fàcilmente e em maior quantidade, e isso causa a vermelhidão. E na palidez? É exatamente o contrário. Quando ocorre uma emoção desagradável, um susto por exemplo, empalidecemos muito porque o calibre dos pequenos vasos sob a pele diminui e dá-se a chamada vasoconstrição. Mas vermelhidão ou palidez, o que têm a ver com o parto em si?

O que acontece na superfície do corpo também se passa nos órgãos internos. Êsses dois fenômenos — o desequilíbrio do sistema nervoso, seguido por uma alteração na circulação sangüínea podem ter repercussões nos órgãos internos da mulher, durante o parto. O útero, que abriga o nenê, é um músculo ôco, e que durante o parto se contrai vigorosamente, realizando assim um grande trabalho. Dá-se ampla libertação de energia, e portanto uma intensa combustão química que para ser completa precisa de O^2 suficiente, transportado pelo sangue ao útero. O útero deve

---

(53) A alteração de calibre dos vasos é devida a uma substância libertada pela supra-renal que é a adrenalina. Quando o organismo está num estado de mêdo há uma contração dos vasos sargüíneos, causando a palidez. Parece que haveria influência do sistema nervoso sôbre a supra-renal (glândula que fica sôbre o rim). (N. do T.)

portanto receber sangue suficiente para prover a quantidade de O^2 necessário para a combustão. O desequilíbrio circulatório afeta o trabalho do útero, que assim não mais recebe a quantidade necessária de sangue, e falta-lhe oxigênio. Não assegurada a combustão, o trabalho não pode se realizar da maneira conveniente. Funcionalmente, portanto, surgiram dificuldades porque o útero está mais ou menos intoxicado.

No parto da mulher sem aprendizado, os estímulos provenientes das terminações nervosas do útero, durante a contração, tornam-se tão fortes que passam com facilidade o limiar da sensibilidade cerebral, porque há uma inversão da média de fôrças, com baixa do limiar de sensibilidade. Eis, pois, o primeiro efeito dessa cadeira de fatos. Nessas condições, a contração adquiriu o caráter de dor; vem associar-se a isso o mêdo, e o terror de sofrer. Uma coisa puxa a outra. Tão logo surge, a contração também torna a mulher impaciente, ela cerra os punhos, geme, grita, faz movimentos desordenados, e assim por diante. Trata-se de uma incoordenação psicomotora, e não sòmente motora. Essa impaciência é útil ou prejudicial ao progresso do parto? É prejudicial. Êsse comportamento da mulher corresponde a uma série de reflexos condicionados negativos. Como agir sôbre todos êsses acontecimentos que formam um círculo vicioso?

Repito, e nunca o farei demasiadamente, que o aprendizado lhe permite enfrentar o trabalho de parto nas melhores condições. Tão logo surgem os primeiros sinais, deve pôr em prática os conhecimentos. Já sabe exatamente o que deve fazer: responder às contrações ao invés de submeter-se a elas; dêsse modo perceberá que são acompanhadas por sensações normais e não dolorosas. Desde o início suas contrações perderão a qualidade dolorosa, para adquirir uma nova qualidade — a de alertá-la, indicando que é hora de executar sua parte, e certamente o que fará dependente de seu conhecimento. Não deve agir às cegas, pois precisa entender o que está fazendo. Sua atividade, resultante dos aprendizado e da soma de valiosos reflexos condicionados, será então benéfica para o progresso do parto.

Daremos seguimento às aulas com os exercícios que você deverá prática a partir de hoje. É possível que encontre algumas dificuldades, muito naturais no início. De igual maneira não são nada brilhantes, no comêço, os resultados de seus estudos de

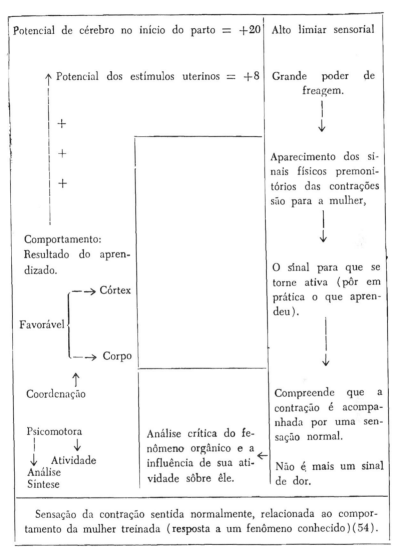

datilógrafa. Em ambos os casos só a repetição poderá transformá-la numa perita. Precisa, pois, repetir os exercícios.

Êsses exercícios serão usualmente feitos deitada de costas (posição de uma "cadeira de preguiça" ou semidecúbito), mas periò-

---
(54) Para compreender êsse quadro e o seguinte, inicie no canto superior à direita e siga as flechas. (N. do T.)

107

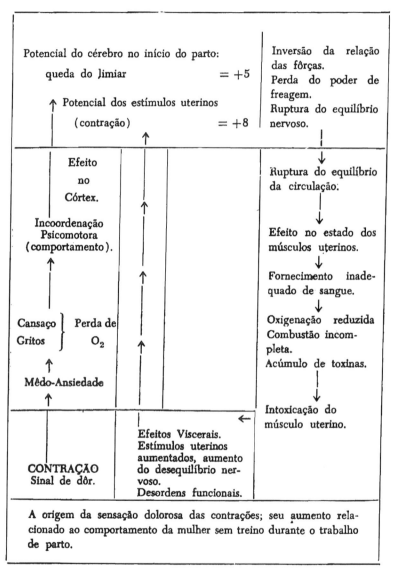

dicamente você os fará sentada, e de lado. Antes de iniciá-lo, respire profundamente e sinta os músculos se contraindo um a um com bastante fôrça. Êsse é o trabalho cerebral traduzindo-se em atividade motora positiva. Sentirá um músculo após o outro e ficará consciente da sua presença. Depois fará exatamente o contrário, deixando-os em repouso completo, relaxados, e conservando-os assim durante todo o exercício. Depois disso, controlará o relaxamento dêsses diferentes músculos um após o outro. Fará isso durante quatro ou cinco dias.

Após êsse prazo, começara a complicar o exercício, pois enquanto controla uma parte deve movimentar outra. Por exemplo, se controla o relaxamento do braço ou antebraço, deve ao mesmo tempo estender, depois flexionar o pé ou o ombro, as mãos ou os dedos. Repita isso durante quatro ou cinco dias.

No fim dêsse tempo, aperfeiçoá-lo ainda mais, movendo duas partes: os pés, os antebraços, os ombros, não importa. Por que tudo isso? É muito fácil de entender. Como resultado do curso progressivo, seguido durante êsses vários exercícios, será capaz, ràpidamente, de separar a atividade muscular útil da inútil. No momento do parto será capaz de fazer os músculos indicados trabalharem separadamente, e ao *mesmo tempo* relaxar os demais músculos que não devem sér usados. Dessa série progressiva de exercícios conseguirá resultados surpreendentes.

Consideremos a expulsão. As mulheres que acompanharam o curso podem agora conservar certos músculos da pélvis relaxados, especialmente os do assoalho pélvico(55). Êsses músculos não vão tomar parte alguma futuramente — e êsse é o ponto importante — porque quando se contraem, como o fazem nas mulheres não treinadas, obstroem a passagem da cabeça do nenê através da vagina. Isso não mais acontece no parto sem dor. Ao mesmo tempo a mulher é capaz de fazer outros músculos trabalharem — os músculos abdominais. A saída fica livre, e, se as contrações dos músculos abdominais são bem controladas, a expulsão será muito mais rápida. Êsse treino neuromuscular desempenha um papel importante no parto, mas é sòmente uma parte do aprendizado. A mulher se equivocará se pensar que graças ao treino neuro-

---

(55) O assoalho pélvico é uma formação muscular que fecha a porção inferior da bacia. Em analogia com o músculo que fecha a porção do tórax é chamado de diafragma pélvico. Os músculos que formam o assoalho pélvico também têm duas interrupções, correspondam à região da vagina e do reto. Êsses dois orifícios, para não enfraquecerem essa região de contenção de todo o conteúdo abdominal, também têm um refôrço, que é o diafragma uro-genital, mas o têrmo assoalho pélvico engloba os dois diafragmas. (N. do T.)

muscular obterá um bom relaxamento, e seu parto será sem dor. Muitos outros fatôres constituem o aprendizado; separados perdem o valor e deixam de ser eficientes.

Há também algumas mulheres que pensam que o sucesso do parto é uma questão de fôrça de vontade. Isso também está errado. É preciso querer aprender e depois empregar o conhecimento adquirido. A fôrça de vontade, isolada, não assegura um parto sem dor. Se fôsse assim, muitas mulheres dotadas de boa vontade já o teriam conseguido.

Imagine que nunca tenha aprendido nada sôbre eletricidade e nada conheça sôbre rádio. Se alguém colocasse tôdas as partes do rádio na sua frente e dissesse: "Eis aí. Apronte êsse rádio para amanhã, e que funcione bem!" Você está cheio de boas intenções; apesar disso, no dia seguinte o rádio ainda estará desmontado. Você não conhece a técnica ou os princípios. No parto acontece a mesma coisa. O conhecimento, e sòmente o conhecimento, possibilitará sua atuação racional. A fôrça de vontade interfere sòmente para que aprenda e aplique o que aprendeu. Espero que os exemplos a tenham feito entender exatamente a diferença.

Vamos agora aos exercícios.

SÉTIMA AULA

Dilatação (56)

O assunto de hoje é a dilatação, sôbre a qual você já sabe alguma coisa, o que não a impede de ficar intrigada: "Como pode um nenè de tal tamanho passar por uma passagem tão pequena?"

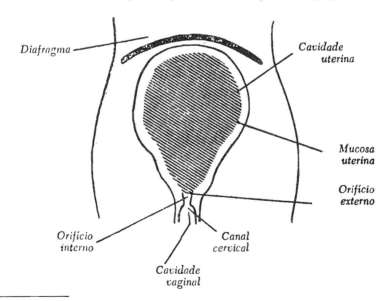

---

(56) A dilatação do colo do útero, medida em número de dedos, é modernamente dada em centímetros. O obstetra mede quantos dedos tem de dilatação, e sabendo quantos centímetros mede o seu dedo (em média

O diagrama mostra o corte transversal do útero. A parte superior chama-se *fundus* e fica em contato indireto com o diafragma, suportando a pressão que êsse músculo exerce sôbre o conteúdo abdominal, quando se abaixa durante a inspiração. O desenho representa a espessura da mucosa do *fundus* e das paredes do útero. As paredes terminam embaixo numa porção muito mais grossa que é a *cervix*. A *cervix* fecha a parte inferior do útero; liga a cavidade uterina à cavidade vaginal e é ligada à parte superior pelo orifício interno, e abaixo pelo orifício externo. O nenê está dentro da cavidade uterina, e durante a gravidez seu corpo se desenvolve. Está sempre mudando e devido a sua fragilidade precisa ser protegido, especialmente contra qualquer injúria exterior.

Nenhum germe ou micróbio deverá penetrar nêle. A cavidade vaginal permanece aberta, e a *cervix* não é suficiente para protegè-la. Qual é então a proteção do bebê contra germes e micróbios? São principalmente as membranas que exercem tal proteção. A *cervix* dá alguma proteção, mas apenas mecânica, pois não é impermeável. As membranas estão em contato com tôda a superfície interna do útero, envolvendo completamento o nenè. O bebê vive num saco fechado. As membranas circundam o que é chamado de ôvo e não sòmente guardam o bebê mas também o líquido amniótico. Elas, por sua vez, são protegidas por uma substância gelatinosa, que se encontra entre os orifícios interno e externo do colo do útero, a "rôlha mucosa". Êsse nome não é apropriado, pois a rôlha mucosa atua na realidade como um filtro. Se examinarmos a parte em contato com o meio exterior, veremos muitos germes e micróbios, enquanto na porção mediana da rôlha diminuem os germes, não existindo nenhum na porção em contato com o meio interno. Essa porção interna é a que está em contato com as membranas. Êsses são portanto os diferentes meios pelos quais o nenè é protegido durante a gravidez.

Durante o nascimento, porém, essas proteções tornam-se obstáculos que precisam ser removidos. A rôlha não sai como um todo, mas vai se desfazendo muito lentamente, sob a influência

---

1,5 centímetros) poderá dar uma medida mais exata da dilatação. Como êste livro é dedicado ao público leigo e sendo a medida em "dedos" a mais conhecida, preferimos deixar assim no texto; a sua conversão é fácil. (Ver nota n.º 59). N. do T.)

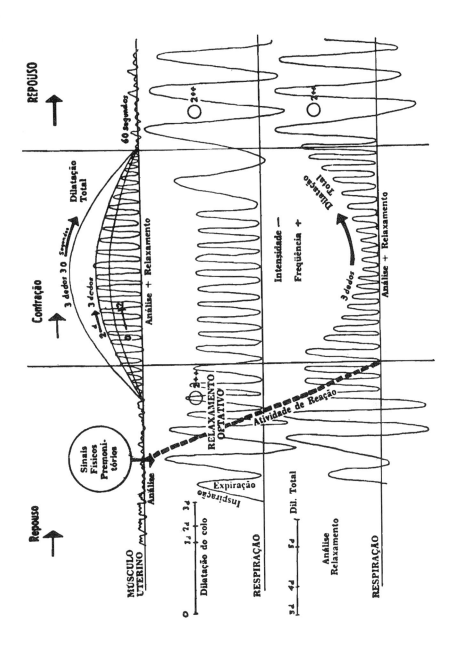

das contrações, e quando se dá essa desintegração você perde um pouco de sangue e muco. O sangue que perde é pouco, muito menos do que nos períodos menstruais. As membranas também se rompem, de uma maneira geral(57), pelo efeito das contrações, saindo o líquido amniótico. É a perda das águas. Pode perdê-las de uma vez ou sòmente pouco de início, e o resto depois.

Quanto líquido perderá? Uma quantidade razoável é de um quarto a um litro de líquido. Êsse fluido é ligeiramente viscoso, e de regra é claro. Repito: você poderá perder as águas em qualquer época do período de dilatação. Daremos depois mais detalhes. Qual o obstáculo que resta então? O mais importante — o colo do útero.

A dilatação da *cervix* ou colo do útero é de progressão lenta. No primeiro filho, a dilatação completa leva de oito a doze horas, e nos partos seguintes o período de dilatação diminui, sendo de seis a dez horas, mais próximo das seis do que das dez horas. Êsses intervalos de tempo não devem ser tomados como dados absolutos, pois variam de pessoa para pessoa. Se a dilatação fôr mais longa, isso não significa que a mulher não possa dar à luz sem dor. A duração da dilatação tem significado sòmente para o médico ou parteira. Voltarei a êste assunto oportunamente, porque êle influi muito sôbre o seu comportamento.

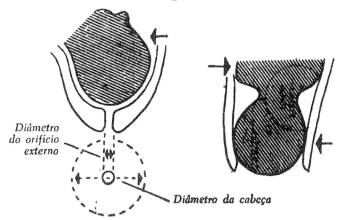

(57) As membranas se rompem devido à pressão da cabeça, ou antes ou até a dilatação chegar a três dedos. Se chegar a essa dilatação sem se romper e as contrações forem eficazes, o médico rompe-a artificialmente para apressar o parto. (N. do T.)

Oito a doze horas é um intervalo de tempo considerável e vamos dar as razões dêle. Procuremos saber, através de um corte transversal, o tamanho da *cervix* no período de têrmo. Vista de cima, nela aparecerão dois círculos, um pequeno, correspondente ao canal externo da *cervix*, e outro maior que corresponde ao canal interno, que tem cêrca de três centímetros. O diâmetro da *cervix* mudará muito em relação ao tamanho da cabeça da criança, que é a maior parte do corpo a ser expulsa. O tamanho da cabeça pode ser considerado irredutível(58). Quando a dilatação é completa, os dois diâmetros são iguais, o da cabeça e o da *cervix*.

Isso significa que os tecidos do colo gradualmente se distendem até atingir a dilatação total, e para que essa se faça normal ou fisiològicamente, leva certo tempo, o necessário para permitir que se distendam todos os tecidos da *cervix*. Há, de maneira geral, duas espécies de alterações orgânicas:

1. *Mudanças químicas*, resultantes da produção intermitente de hormônios, que se integram nesses tecidos e modificam seu estado. Amolecem-nos e permitem-lhes responder ao segundo tipo de modificações.

2. *Mudanças mecânicas*. Embora a dilatação da *cervix* seja lenta e progressiva não é contínua, mas *interrompida*. A *cervix* dilata-se sòmente durante as contrações. Êsse é o objetivo das contrações que atuam mecânicamente nos tecidos cervicais; no entanto isso se dá sòmente após êsses tecidos terem sido amolecidos pelos hormônios. Quando a contração termina, a *cervix* tende a voltar mais ou menos ao tamanho antigo, o que significa que perde muito do terreno que ganhou. Acentuo a natureza interrupta do processo, o que significa que, na ausência das contrações, todo o trabalho cessa completamente. Assim, apesar das dez ou quinze horas necessárias para a dilatação completa, o trabalho útil é de cêrca de duas a três horas sòmente. Isso muda completamente sua concepção do parto. Tendo carregado o nenê

---

(58) A cabeça do feto de têrmo apresenta-se com a ossificação incompleta. Existem certas formações vulgarmente conhecidas como "moleira" e que são as fontanelas. Na hora do parto, os ossos do crânio "acavalam-se" um sôbre o outro, de acôrdo com as relações entre a cabeça do feto e da bacia. Nisso são ganhos preciosos milímetros que permitem a expulsão da cabeça. Muitas mães, ao ver pela primeira vez o filho, acham-no com a cabeça deformada por uma saliência mole. É a chama bossa serossanguínea, que se forma e depois de alguns dias desaparece. Não constitui anormalidade. (N. do T.)

e pensado no seu nascimento durante nove meses, terá sòmente duas ou três horas de trabalho sério durante o parto, em resposta às contrações.

Como atuam essas contrações? O útero é composto, de maneira geral, por duas espécies de fibras musculares. Algumas estão dispostas verticalmente, com direção para cima e são dis-

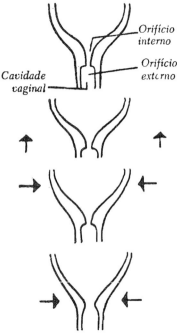

Dilatação do canal cervical em primípara.

tribuídas por tôda a parede uterina. Outras circundam o útero e são chamadas fibras circulares. Assim, há fibras longitudinais e circulares que se contraem ao mesmo tempo. Cada vez que as fibras longitudinais se contraem, puxam a *cervix* para cima se bem que a cada contração a *cervix* gradualmente vai se incorporando ao útero, graças à elasticidade que adquiriu. A *cervix*, de início, torna-se mais fina e acaba tornando-se parte do útero, ao qual se incorpora pelo segmento inferior. Tão bem incorporada fica que, ao completar-se a dilatação, a *cervix* e o corpo do útero se confundem e são indistinguíveis.

As fibras musculares se contraem ao mesmo tempo que as fibras longitudinais, mas atuam meramente como suporte. Não se pode dizer que atuam dinâmicamente; elas mantêm a forma do útero. As fibras longitudinais agem ao mesmo tempo, e assim o *fundus* do útero é abaixado e diminui de altura. Grande pressão é então aplicada ao seu conteúdo — o nenê, o líquido amniótico e a placenta. O volume do líquido não muda durante a pressão, mas a bôlsa que o contém pode se distender. As membranas cederão em um pontò na sua parte inferior. A cada contração, as membranas serão impelidas para o interior da cavidade vaginal.

Vamos agora ao nenê. A pressão se exercerá também sôbre êle. Sabemos que a cabeça do nenê está geralmente na porção inferior. Quando o *fundus* do útero se abaixa e sua altura decresce, o nenè é empurrado para fora, e uma pressão bastante forte se exercerá através da cabeça, no orifício interno da *cervix*.

Evidentemente, se compararmos as direções das duas flechas, veremos que uma fôrça se exerce verticalmente para cima, e outra, para baixo. Poder-se-ia pensar: são fôrças que se anulam; ao contrário, somam-se, porque não são exercidas no mesmo lugar do útero. Uma é externa e outra interna. Se o nenê se encontra de nádegas o resultado será o mesmo, sendo sòmente menos agradável fazer fôrça na apresentação de nádegas do que na de cabeça.

Essas diferentes mudanças são acompanhadas por sensações físicas. Você deverá conhecê-las para poder entender o uso da contração, como aparece e como progride. Deve observar cuidadosamente essas sensações físicas. Qual a sensação produzida pelo movimento das fibras longitudinais? É de tração, tendo como ponto de partida o púbis ou sua proximidade, talvez um pouco abaixo ou acima. Uma tração nítida exerce-se nessa região. Talvez já a tenha notado, se tentou analisar cuidadosamente as contrações, como lhe mostramos na terceira lição. Imediatamente após, essa impressão de tração se difundirá para a direita e para a esquerda, em direção às virilhas. Depois alcança a face anterior do útero, enquanto a contração aumenta de intensidade.

O trabalho das fibras circulares se apresenta como uma pressão que a mulher sente durante as contrações, algum tempo depois do início do trabalho do parto. Você será inquirida pelo médico ou pela parteira, a respeito da direção em que a cabeça está pressionando. Deverá dar a resposta mais precisa possível, porque

117

pelo que nos disser e também pelas nossas observações, poderemos pedir-lhe que mude de posição. Não confunda a pressão da cabeça do nenê com a sensação de pêso que sente no fim da gravidez. Essa sensação é contínua, enquanto que a pressão da cabeça só aparece durante a contração, e como regra geral algum tempo depois do início do trabalho.

Já dissemos como age a contração e acentuamos que o colo se alarga e adelgaça. Depois disso êle se abrirá e aumentará de diâmetro, medido em número de dedos. Não fique surprêsa se após o primeiro exame lhe disserem que tem dilatação de dois dedos, o que significa que a *cervix* está com abertura de dois dedos transversos.

Os estágios de dilatação são de um, dois e três dedos. Três dedos não são ainda suficientes para permitir a passagem da cabeça, e a dilatação continuará. Depois dos três dedos, dizemos que a *cervix* está com metade da dilatação, depois três quartos de dilatação, e finalmente dilatação completa(59).

Convém reter de memória êsses têrmos, porque a dilatação divide-se em duas partes. A primeira, que vai até a dilatação de três dedos, e a segunda, dos três dedos até à dilatação total. A primeira fase é a mais demorada. Assim, se fôssem necessárias doze horas para a dilatação completa, a primeira fase consumiria de oito a nove horas. Dessas, cinco ou seis horas são necessárias para que a *cervix* inicie a dilatação. Você pode chegar à Maternidade com a dilatação recém-iniciada, e quando fôr examinada, três ou quatro horas mais tarde, a *cervix* poderá ainda estar sem dilatação. Não tire conclusões apressadas: "Nesse passo, não terei meu filho antes de janeiro e estamos sòmente em setembro". A segunda fase é bem mais rápida.

Quanto tempo duram as contrações durante o parto? De vinte segundos a um minuto. Para algumas mulheres as contrações de início do trabalho de parto são mais longas do que as do final, para outras têm idêntica duração durante todo o tempo. Não é muito importante você reter essas última informação porque va-

---

(59) Esta nomenclatura é a usada na Inglaterra. No Brasil, conta-se a dilatação de 1 a 5 dedos, depois emprega-se o têrmo "rebôrdo" para significar que falta uma pequena porção para a dilatação total, que é a fase seguinte. Na dilatação leva-se em conta o estado de espessura do colo, dizendo-se: está grosso, médio ou fino, conforme o estágio. (N. do T.)

mos estabelecer a duração de um minuto para as contrações. Durante o trabalho de parto, você reagirá *no momento* das contrações. Alguns exercícios que você fará lhe permitirão responder a elas no momento preciso. Eis o motivo por que escolhemos, daqui em diante, a contração mais longa para exemplificar. Uma contração não atinge seu ápice imediatamente; inicia-se moderadamente, depois pouco a pouco aumenta de intensidade, alcança seu ponto máximo, onde permanece alguns segundos, depois começa a diminuir e desaparece. Nos primeiros trinta segundos torna-se mais forte, e nos últimos trinta, mais fraca.

O intervalo entre as contrações varia muito. Algumas mulheres podem ter, no início do trabalho de parto, contrações de trinta minutos de intervalo, outras têm de seis a sete minutos. A duração do parto não depende, entretanto, dos intervalos entre as contrações. Nas primeiras três horas, as contrações tornam-se regulares, com intervalos iguais. A sua intensidade aumenta com o progresso do parto. Quase no meio da dilatação (com 3 a 4 dedos de dilatação), as contrações alcançam sua maior fôrça, e o intervalo geralmente é de três minutos. Não mais aumentam, mas no fim da dilatação mudam de qualidade.

Vamos mostrar agora a curva de tonicidade do músculo uterino durante as contrações e no seu intervalo. Inicialmente algumas palavras sôbre o que é *tonus* muscular. O músculo muda de consistência conforme esteja em atividade ou em repouso. Um músculo em repouso é mole e flexível e dizemos que seu *tonus* é fraco. Quando em atividade tem uma consistência firme. Nossos músculos estão cheios de vibrações; quando em repouso, elas são fracas e infreqüentes, enquanto que em atividade são fortes e freqüentes.

Essas vibrações, ou fibrilações, de nossos músculos podem ser registradas por aparelhos bastante complicados, mas isso não é importante para nós porque o princípio do registro é muito simples. Tôda a vibração que ocorre no músculo faz a pena inscritora marcar no papel uma onda denominada oscilação. As ondas são tanto maiores quanto maior fôr a vibração. O traçado de tôdas essas ondas dá uma curva semelhante à que vamos mostrar no diagrama.

Essas vibrações podem ser ouvidas fàcilmente e não há necessidade de nenhum aparelho. Você certamente já ouviu as vibrações de alguns de seus músculos. Na cama, se houver muito silêncio, e com a cabeça enterrada no travesseiro, deverá ter ouvido um crepitar nos ouvidos quando cerra os dentes. São os músculos mastigadores que ouviu, porque os contraiu com grande intensidade. Caso ainda não tenha notado essas vibrações, experimente hoje quando fôr para a cama.

Voltaremos ao diagrama. O tempo é representado na direção da flecha do alto. Há no repouso pequenas vibrações que correspondem a pequenas ondas da pena inscritora. Há várias outras ondas de pequena intensidade. Surge agora uma contração e imediatamente as vibrações aumentam de intensidade. Como já dissemos, nos trinta segundos iniciais a curva se eleva, e nos seguintes a curva desce. As vibrações se multiplicam e aumentam de intensidade. Agora são freqüentes. Atingindo o ápice da contração, decrescem de intensidade e voltamos à curva primitiva, com vibrações e oscilações fracas, e assim por diante. Escolhemos um exemplo que corresponde ao meio do parto, entre dois e três dedos de dilatação. Se quiséssemos apresentar o *tonus* e as vibrações do músculo durante o período anterior, teríamos uma curva menor, e se fôsse num período posterior (no período final de dilatação) teríamos uma curva maior. Tudo isso é bastante simples.

Seu comportamento variará de acôrdo com a fase do trabalho de parto. Não terá que fazer as mesmas coisas no início do parto, quando tiver 3 dedos de dilatação ou quando a dilatação estiver quase completa. Para saber exatamente o seu comportamento durante o período de repouso, façamos um retrospecto e consideremos o que faziam as mulheres sem treino. Pensavam na próxima contração, na dor, e a temiam. As contrações assumiam sinais de dor, e elas tinham mêdo. O sistema nervoso continuava a sofrer entre as contrações, e os choques aumentavam. O limiar de sensibilidade do seu cérebro continuava a cair, e a relação das fôrças era invertida. Não havia verdadeiro período de repouso entre as contrações, para essas mulheres. Tais problemas não surgem mais para vocês.

O conhecimento lhe permitirá chegar ao parto com o sistema nervoso bem equilibrado. Desde o início do parto, pondo em prática tudo que aprendeu, verificará que as contrações não são acompanhadas de dor, que essa sensação não é dolorosa. Não

120

receará a próxima dor porque não houve uma anterior. Terá que pensar ativamente na próxima contração, e tentará dois objetivos: 1. Responder cada vez melhor às contrações. Se tudo correr perfeitamente, não haverá problemas. Mas se surgir algum pequeno empecilho — ₁e isso pode acontecer — deve tentar entendê-lo e pedir às pessoas assistentes que a ajudem. 2. Evitar o dispêndio inútil de fôrças. Em determinada etapa do trabalho de parto (cêrca de três dedos de dilatação) você deve tentar recuperar o máximo de energia num tempo mínimo.

Durante uma contração você terá que atuar tanto mental como fisicamente, pois deve participar conscientemente do ato; você acompanhará melhor seu progresso, responderá a êle e se adaptará tanto melhor quanto mais souber a seu respeito. Sòmente com essa determinação é que obterá resultados. Pelo menos a partir de certo estágio, você deverá observar cuidadosamente como surgem as contrações, como se desenvolvem e como desaparecem.

Durante o trabalho de parto, assim como durante o curso, nunca deverá fazer os exercícios mecânica ou automàticamente. Só fazemos alguma coisa bem feita quando sabemos sua razão. Durante a contração você testará a eficiência do seu aprendizado. Fìsicamente, seu trabalho consistirá em respirar rápida e superfic:almente e manter os músculos abdominais e músculos do assoalho pélvico completamente relaxados. A respeito dêsse relaxamento falaremos na próxima aula.

ᴐolicitamos-lhe tal tipo de respiração, e a manutenção do relaxamento, para dar ao útero as melhores condições possíveis de trabalho. Êsse músculo, de fáto, sente a mínima pressão, como todos os órgãos ôcos. Faz-se a respiração ˙superficial e rápida com o intuito de limitar os movimentos do diafragma. A respiração é superficial, mas ao mesmo tempo rápida, para manter a boa oxigenação. E, finalmente, òs músculos abdominais e os do assoalho pélvico devem estar relaxados para que as paredes laterais e a parte baixa do útero (a *cervix* e o segmento inferior) não sofram pressão alguma. O *fundus* fica assim livre, o mesmo acontecendo com os lados e com o segmento inferior.

É a essa respiração rápida e superficial que damos maior importância. Em geral ela se torna útil sòmente após os três dedos de dilatação. Antes disso, você deve respirar de tempos em tempos entre as contrações, respirando depois mais profundamente, digamos duas vêzes em seguida. Volte depois à respiração normal e continue através da contração, e assim por diante. Assim que cessa a contração, você deve inspirar e expirar profundamente várias vêzes, para que entre bastante oxigênio. O número de vêzes depende essencialmente da sua necessidade.

A partir dos três dedos de dilatação — pode ser um pouco antes ou logo depois — a regra é a mesma que no período anterior. Respire profundamente de tempos em tempos, entre as contrações, para conservar uma boa oxigenação, voltando depois à respiração normal. Quando a contração chega, respire muito menos profundamente, ao mesmo tempo acelerando a respiração.

A curva corresponde àquela que demonstra a contração, mas é oposta no diagrama, menos forte e mais rápida, e no ápice da contração a respiração será realmente rápida e superficial. A contração então diminui, e a respiração volta ao normal. Quando cessar a contração, faça inspirações e expirações profundas, várias vêzes em seguida.

Há três ponto importantes a recordar:

1. Essa respiração, que é acompanhada pelo relaxamento, deve começar alguns segundos antes da contração. Há o que chamamos de sinais físicos "premonitórios" das contrações, e você deve tentar reconhecê-los na primeira parte do trabalho, quando as contrações não são fortes e o trabalho é fácil. O sinal mais freqüente é um movimento em qualquer parte do útero. A contração se inicia alguns momentos após a parada dessa onda, e é algumas vêzes precedida por um movimento do nenê. Isto acontece menos comumente, mas é mais evidente.

Há ainda outro sinal — uma aceleração temporária do coração. Na mulher treinada não notamos essa aceleração. Na mulher sem aprendizado, um certo acúmulo de fadiga deve ser compensado, e portanto o coração bate mais ràpidamente. Você pode também conseguir iniciar no momento certo, se tiver uma idéia do intervalo entre as contrações. Nem tôdas as mulheres conseguem identificar êsses sinais premonitóros, e isso pode causar sérias dificuldades. A contração chegará inicialmente de surprêsa, e acompanhada por uma sensação desagradável, e depois, quando se repetir será seguida por uma sensação de dificuldade e finalmente de dor. Terá novamente assumido a qualidade de sinal de dor.

122

Em caso de dificuldade, deve pedir ao médico ou parteira que a ajudem. Deve ser observadora, discutir e trocar idéias com êles, cuja experiência poderá ajudá-la, fazendo com que tudo volte ao normal. Graças a êsse trabalho de equipe, logo lhe será possível reconhecer um dêsses sinais premonitórios e responder a êles.

2. O rompimento das membranas, logo no início, não influi muito sôbre o ritmo ou fôrça das contrações. As mulheres dizem: "Perdi as águas", mas isso geralmente ocorre sòmente depois de três dedos de dilatação. Quando isso não acontece, na maioria dos casos o médico ou a parteira as rompem artificialmente, durante uma contração, quando as membranas são empurradas para a cavidade vaginal, e portanto fáceis de alcançar. Êsse procedimento é completamente indolor. Tão logo as membranas se rompem sai o líquido. Geralmente, então, a cabeça pressiona o orifício interno da *cervix*, e você sente pressão de que falamos. As contrações tornam-se mais fortes e mais próximas, o que significa que terá que passar por um período mais crítico de adaptação. Se não está certa de poder reagir deve dizê-lo imediatamente à monitora, fazer com que ela a ajude. Não se deixe dominar pelos acontecimentos.

3. O terceiro ponto importante refere-se ao período que precede a dilatação completa. A qualidade de suas contrações muda novamente, o mesmo devendo acontecer com seu procedimento. Começa nesse momento uma fase completamente diferente. Até agora o objetivo das contrações era dilatar a *cervix*. Agora que isso está quase feito, as contrações devem começar a expulsão do nenê. As fibras musculares que envolvem as trompas, bem como as fibras circulares, começam a agir e auxiliam a expulsão.

Pela primeira vez você sentirá um desejo de fazer fôrça. É um reflexo absoluto, que começa no útero, para ajudar seu trabalho. Será a princípio muito fraco, tornando-se mais evidente a cada contração, e é bastante forte quando a dilatação está completa. No entanto pode acontecer que você sinta repentinamente vontade de fazer fôrça no início da expulsão. Tão logo sinta êsse desejo, quer apareça gradual ou repentinamente, precisa contar ao médico, e não deve fazer fôrça. Como pode evitá-lo? Isso lhe será explicado na próxima aula.

O relaxamento é absolutamente necessário nos períodos de repouso, exceto do início até a dilatação de três dedos. Neste período você não precisará manter relaxamento completo, mas poderá fazê-lo se quiser. De outro lado, é essencial durante uma contração, especialmente para os músculos abdominais e os do assoalho pélvico. Falaremos sôbre tudo isso na próxima vez. A partir da dilatação de três dedos exige-se o relaxamento entre as contrações, devido à regra: "Recuperar o máximo de fôrças num mínimo de tempo", e naturalmente é também necessário durante as contrações. Mantenha um bom relaxamento dos músculos abdominais e do assoalho pélvico, devendo também conservar o relaxamento completo dos músculos do pescoço e dos ombros, assim como das costa e das nádegas. Não falamos sôbre os braços e pernas, mas isso não significa que deva movimentá-los. Se os músculos do pescoço e dos membros estiverem bem relaxados, conseqüentemente também o estarão os braços; e se os músculos do dorso e das nádegas estiverem bem relaxados o mesmo acontecerá com as pernas. Você não terá nenhuma dificuldade.

O exercício a ser feito agora consiste na respiração acelerada e superficial, acompanhada de completo relaxamento. É uma aplicação do princípio ensinado durante o aprendizado neuromuscular. A atividade cerebral converte-se em atividade motora positiva — a respiração, e em atividade "negativa", o relaxamento. Para obter um resultado perfeito — boa atividade psicomotora — é indispensável um treino sério.

Você estará completamente enganada se julgar que pode obter resultados, sem preparação e sem treino.

Você deve fazer êsse exercício deitada, geralmente de costas. Faça-o também sentada e deitada de lado. De início não exagere e não tente fazê-lo durante muito tempo. Lembre-se que a contração dura sòmente de vinte a trinta segundos. Repita êsse exercício nos dois dias seguintes, seis vêzes cada dia, e com vinte a trinta segundos de duração, cada vez. Após três dias faça-o ainda seis vêzes ao dia, mas com duração de vinte e cinco a trinta e cinco segundos cada vez, e assim por diante. Quando conseguir fazê-lo por um minuto, faça-o quatro vêzes ao dia, até o parto.

Aconselho-a a respirar nem muito superficial nem muito ràpidamente no início. Além disso, a respiração deve se iniciar quando o pulmão não está nem muito cheio. nem muito vazio, sendo o melhor momento aquêle que corresponde ao fim do tempo passivo de expiração. Lembre-se do exercício que aprendeu no fim da

124

segunda aula. Deve respirar profundamente, depois abrir a bôca para sair o ar passivamente, e quando as pressões se igualam, soprar a vela. Hoje, ao invés de soprar a vela, precisa iniciar a inspiração um pouco menos profundamente e expelir o ar completamente. Retorne sempre ao fim da fase passiva. Se respirar dessa maneira, não terá nenhuma dificuldade. Não dirá: "Senti que sufocava ou rebentava", ou "Senti tonturas". Pode respirar tanto pelo nariz como pela bôca; será talvez um pouco mais difícil fazê-lo pelo nariz, porque as passagens nasais não são tão livres, mas há a vantagem de não deixá-la com sêde, como acontece com a respiração pela bôca. De qualquer maneira você beberá algo durante o trabalho de parto. Pedir-lhe-ão que molhe a bôca e depois beba um gole de água simples ou mineral com um pingo de limão, ou então chá, que é um ótimo estimulante para o sistema nervoso. Essa bebida pode ser repetida quantas vêzes você quiser; assim se evitam os malefícios da antiquada proibição de beber durante o parto, o que resultava em perda de energia por desidratação. Uma pessoa sedenta pensa sòmente numa coisa — em beber, e se não bebesse ficaria desidratada e incapaz de fazer esforços. Também deverá instalar-se confortàvelmente. Negligenciava-se completamente êsse aspecto antigamente. Acreditavam que a mulher deveria estar deitada em algo duro, uma mesa de madeira ou de metal — certamente não sôbre ela diretamente — mas de qualquer modo uma superfície muito dura. Se perguntassem por que, a única resposta seria: porque é necessário.

OITAVA AULA

Expulsão

O período do parto que você achará mais interessante é o da expulsão.

Seguirá conscientemente seu progresso, reconhecendo a cada momento o que é preciso fazer. É a hora em que deverá fazer os maiores esforços — não demorados, mais intensos. Êsse período, que modernamente lhe deixa as recordações mais emocionantes, era no passado o mais temido de todo o parto. Mulheres sem conhecimento real, e às vêzes completamente ignorantes, não poderiam resolver satisfatòriamente o terrível problema da expulsão. O tamanho do nenê está fora de qualquer proporção com as vias de saída. Essa a razão por que a maioria das mulheres, falando em dar à luz, pensava sòmente no período expulsivo. Para tornar a expulsão fisiológica e mecânicamente possível, é preciso corrigir a desproporção a que acabamos de nos referir.

Não há mais segrêdo sôbre o que acontece durante a dilatação do colo do útero, na primeira etapa do parto. Quando a dilatação termina, as contrações mudam de qualidade, e você sente o aparecimento de um reflexo absoluto no útero, que é o desejo de fazer fôrça.

A expulsão está começando. Deve usar as fôrças disponíveis para vencer a resistência final. Conscientemente ajudará seu útero a expulsar o nenê.

O desejo de fazer fôrça era, no passado, o momento de pânico, porque a mulher não sabia como fazer fôrça. Era necessário

126

ensiná-la, e os médicos e parteiras recorriam a um expediente de que tôdas que já tiveram um nenê devem lembrar. No momento em que se preparavam para dar à luz, recebiam esta ordem absurda: "Faça fôrça como se fôsse evacuar." Tal ordem não correspondia às necessidades do momento, pois na evacuação usam-se os músculos que em conjunto formam o chamado assoalho pélvico.

A bacia é formada por dois ossos, os ossos ilíacos. São lâminas largas, que se inclinam e vêm se juntar na frente e embaixo, ao nível do púbis. Êsses ossos juntam-se atrás por outro osso, formado pelas cinco vértebras firmemente ligadas entre si — o sacro. No conjunto, a pélvis é uma espécie de bacia inclinada para baixo e para a frente. Na porção central há um espaço livre chamado escavação pélvica ou pequena bacia(60) que é fechada pelos músculos do assoalho pélvico. É através dessa escavação que o nenê terá de passar antes de ser expulso.

Em linhas gerais, temos uma armação óssea, sendo o fundo da bacia obstruída. Mas isso não forma o limite inferior do corpo. Abaixo do assoalho pélvico há ainda outros órgãos, nervos e vasos sanguíneos e orifícios de saída. Os nervos e vasos não nos interessam tanto quanto os orifícios, que são o reto atrás, e a vagina na frente. O reto, que passa ao longo da coluna vertebral, continua na ampola retal e termina no orifício anal. Na frente do reto, está o segundo orifício de saída, a cavidade vaginal que termina na vulva. Quando se faz fôrça para evacuar, os músculos do assoalho pélvico se contraem vagarosamente e vão comprimir o reto, que é a ação necessária para a defecação normal e fisiológica. Mas na mulher, quando êsses músculos comprimem o reto atrás, comprimem enèrgicamente também a vagina!

Assim uma mulher que faz fôrça como se fôsse defecar cria um obstáculo à passagem do feto pela vagina. Êsse esfôrço não é sòmente falho para as necessidades do momento, mas contrário a êle. Você não deve fazer fôrça dessa maneira. Apesar disso, porém, o nenê nascerá. Consegue atravessar êsse obstáculo simplesmente porque as três fôrças conjuntas — a contração uterina,

---

(60) A bacia compreende uma grande bacia, ou anatômica, e uma escavação que é a pequena bacia, ou obstétrica, pois é essa que interessa ao parteiro. (N. do T.)

a ação dos músculos abdominais e a pressão do diafragma — fazem uma fôrça maior do que a constrição da cavidade vaginal feita pelos músculos do assoalho pélvico. Mas êsse obstáculo é vencido à fôrça, o que significa que a mulher deve fazer esforços muito mais fortes e especialmente muito mais prolongados.

Sabemos atualmente que a expulsão deve necessàriamente ser rápida. Além disso, em quase todos os casos, um endurecimento, um reflexo de contratura, se desenvolve no períneo e traz algumas dificuldades. Atrapalha muito porque, durante a expulsão, a cabeça do nenê, ao sair do útero, pressiona para trás os músculos do períneo, e ao mesmo tempo que avança repuxa todos os tecidos que ainda deverá vencer. Êles gradativamente ficarão distendidos por completo, mas sòmente se permanecerem elásticos. Assim, quando a mulher faz fôrça incorretamente, êsses tecidos perdem a elasticidade e criam um obstáculo à progressão da cabeça. Pode-se pois entender porque as mulheres são rasgadas. Os músculos e tecidos não podem se distender e chega o momento em que desistem.

Repetimos: você não deve fazer fôrça como para evacuar. Precisa se convencer de que se trata sòmente de expulsar o nenê, e nada mais. Se você tentar manter, a partir de agora, uma idéia exata da posição do nenê, no útero, e a posição dêste no abdome, será capaz de entender onde deverão agir as fôrças expulsivas, e ao mesmo tempo aonde não deverão agir. É preciso saber prèviamente no que consiste o ato de expulsão, e seria sem nexo exercer as fôrças expulsivas na região da vagina e do reto, pois a passagem deve permanecer livre. As fôrças expulsivas atuam ligeiramente sôbre as paredes, especialmente do *fundus* em direção às vias de saída.

Quando deve fazer fôrça? Quando as contrações vierem acompanhadas por êsse desejo, e sòmente após ter sido examinada e lhe disserem para fazer fôrça. De maneira geral, deveria fazer fôrça sòmente no momento que a contração atinge seu máximo, e não durante tôda a contração. Geralmente os esforços duram, ao todo, entre 15 e 25 segundos, e deve fazer dois para cada contração. Se por exemplo, a contração dura 25 segundos, no seu ápice, deve fazer fôrça duas vêzes em seguida: 10 ou 12 segundos para a primeira e 10 ou 12 segundos na segunda vez.

Tão logo cessem as contrações, o desejo de fazer fôrça também passa e então não deverá fazer mais fôrça. Há um intervalo de um a quatro minutos, e é preciso aproveitá-lo.

Você ajudará o útero usando os músculos já conhecidos: o diafragma e os músculos abdominais. O diafragma cai na inspiração e pressiona o *fundus* do útero; a pressão exerce-se verticalmente, do alto para baixo. Quando a expulsão se inicia, a pressão exercida pelo diafragma sôbre o *fundus* torna-se útil, o que não era verdadeiro para o período de dilatação, pois as saídas não estavam livres e não se queria fazer fôrça. Logo que o caminho esteja livre, você sentirá o desejo de fazer fôrça. O trabalho do útero é facilitado pela pressão do seu *fundus*, que atua na mesma direção que a própria contração.

Não há aqui contradição com a matéria da última aula sôbre a respiração superficial e acelerada. Eis a regra geral: antes de fazer um esfôrço para abaixar o diafragma, você deve dar uma boa inspiração, mas não muito profunda. Depois, deverá segurar o ar nos pulmões para manter o diafragma baixo e imobilizá-lo nessa posição, para que pressione o útero. Essa é sòmente parte da ação. O fator mais importante é que estando o diafragma imobilizado, na sua posição baixa, conserva as costelas fixas como ponto de apoio para a ação dos músculos abdominais, que poderão comprimir fortemente o conteúdo abdominal.

O que descrevi é um fenômeno comum relacionado ao esfôrço. Quando se deseja fazer um grande esfôrço, como por exemplo, levantar uma mesa muito pesada, o que se faz? Prende-se a respiração. Durante o trabalho de parto, o princípio é o mesmo. Se nós lhe pedirmos, após você ter inspirado e segurado a respiração, para fazer com que os músculos abdominais ajam para expulsar o nenê, será capaz de fazê-lo? Certamente não. Nesse momento não tem vontade de fazer fôrça, além de que o parto não é uma ocorrência diária, e os músculos não estão treinados para tal trabalho. Precisamos treiná-los, para que na época da expulsão êles possam fazer, sem dificuldade, esforços eficientes.

Diante de descrição do esfôrço que deverá fazer, você achará que isso é impossível. Não se preocupe. Na prática é muito mais fácil. Com nossa técnica, tôdas as mulheres poderão fazer o esfôrço eficientemente. Após inspirar e depois expirar, novamente inspirar e segurar a respiração, deve mover seus músculos abdominais na parte superior, situada perto das costelas. Êsse movimento comprime o *fundus* do útero e essa pressão será de cima para baixo e um pouco de frente para trás, resultando, assim, uma fôrça que age diretamente através das vias de saída. Isso parece impossível, mas na prática será muito fácil. Antes de pedir-lhe que repita êsse exercício em casa, vamos convidá-la a fazer dois outros esforços completamente diferentes, e que deverão ser repetidos durante tôda a gravidez, embora não tenham que ser empregados durante o parto.

Primeiramente, depois de inspirar, expire, inspire, bloqueie e faça fôrça como se fôsse evacuar. Em segundo lugar, após ter inspirado, expire, inspire e bloqueie, fazendo fôrça como se fôsse urinar. O objeto não será o de aprender êsses esforços, mas sim o de entender o que acontece.

Em relação ao assoalho pélvico, quando você faz esfôrço para defecar, sente um movimento, atrás e embaixo — isso em tôdas as partes que circundam o reto. Quando faz fôrça para urinar, sente um movimento, ainda no assoalho pélvico, dessa vez na frente e embaixo, em tôdas as partes que envolvem a bexiga.

Durante êsses dois esforços, os músculos abdominais atuam sem produzir qualquer movimento. Dizemos que trabalham estàticamente e não têm papel ativo, mas servem para manter no lugar o conteúdo abdominal. Durante o parto, no entanto, você deve mover os músculos abdominais. A primeira justificativa para os exercícios de defecação e micção, que não são usados no parto, é que a farão distinguir o trabalho dos músculos abdominais nesses diferentes esforços. Tôda vez que os analisar, entenderá como atuam e por que êsses dois esforços devem ser evitados, e quando produzir um esfôrço útil com os músculos abdominais terá mais consciência e os usará com maior eficiência.

Acresce que cada vez que fizer êsses dois esforços terá consciência da musculatura do assoalho pélvico. São os músculos que usamos freqüentemente durante o dia. No fim da gravidez, saberá exatamente como conservá-los relaxados. Não interferirão e permitirão que a passagem fique livre. Os músculos abdominais serão sapazes de ajudar eficientemente o útero, e a expulsão será muito mais rápida.

Vamos imaginar como se desenvolverão os acontecimentos na sala de parto.

No período anterior à expulsão, será examinada e ficará em observação. Sabemos se o período expulsivo está próximo ou não. Depois revisaremos todos os movimentos que deverá fazer mais tarde. Apesar disso, se cometer erros na primeira e segunda contração, nós lhe diremos e mostraremos o que fêz de errado. Você mesma saberá o que foi, por ter sido treinada. Após a terceira ou quarta contração, se tanto, tudo estará em ordem, e seus esfôrços passarão a ser eficientes. Mas isso depende de seus reflexos respiratórios e a eficiência no fazer fôrça depende muito mais da direção do que da fôrça, ao contrário do que se acreditava no passado.

Passamos a analisar, neste ponto, os reflexos respiratórios. Antes de fazer fôrça você deve inspirar, expirar profunda e mais ou menos ràpidamente a primeira vez, depois novamente inspirar, não muito, e segurar a respiração, fechando a bôca mas conservando os olhos abertos. Deve estar atenta, e durante todo o tempo consciente do que faz, e perceber as instruções que o médico pode dar por meio de sinais. Cada vez que faz fôrça, nota que graças aos seus esforços seu nenê está progredindo para a vida, que a cabeça está descendo cada vez mais e com maior facilidade. No passado a expressão "dar à luz" era sem sentido. As mulheres não davam à luz; elas se submetiam ao parto e à expulsão, porém hoje você realmente dá à luz. Você percebe que é por sua causa que o nenê vem ao mundo. Quando sente o efeito de seu esfôrço, sente-se encorajada a fazer um ainda melhor na próxima contração. Sentirá completa e conscientemente tudo isso, e será recompensada quando vir que o nenê que está nos seus braços veio ao mundo por seu esfôrço.

Quando a contração pára, o desejo de fazer fôrça pára com ela e então você deve descansar, no intervalo das contrações. Que deverá fazer nesse intervalo? Deve ter em mente a regra: "Recuperar o máximo de energia no mínimo de tempo". A primeira coisa a fazer é pois suprir-se de oxigênio. Não se esqueça que está fazendo grandes esforços embora curtos, sem respirar.(*).

Assim, no fim de cada esfôrço você ficará muito congesta e vermelha, e poderá mesmo apresentar leve cianose, o que signi-

---

(*) Estamos pensando em modificar a técnica atual do esfôrço. Acreditamos que se o treinamento fôsse iniciado bem cedo, as mulheres poderiam produzir esforços muito eficientes enquanto continuassem a respirar.

fica que está um tanto asfixiada. Tôdas as reservas de oxigênio foram usadas e é preciso renová-las muito ràpidamente. Tão logo a contração e o esfôrço terminem, precisa inspirar e expirar profunda e sucessivamente. Advirto-a que a expiração deve ser mais intensa, o que permitirá a eliminação de tanto mais dióxido de carbono quanto possível. Nessa fase do parto receberá oxigênio artificialmente, através de máscara, na inspiração. Essa pequena máscara de plástico é removida na expiração e colocada novamente na inspiração e assim por diante. Ràpidamente você obtém o oxigênio, sem dificuldade, mas para recuperar-se eficientemente deve lembrar-se de outra regra, *relaxamento*. Quando o esfôrço termina, não fique na posição de esfôrço. Após um grande esfôrço há a tendência para permanecer tensa nessa posição, e isso era particularmente verdadeiro para as mulheres em trabalho de parto, no passado. Assim, faça um relaxamento total, deixe repousar a cabeça e os ombros no travesseiro, e as costas na cama. Não esqueça do relaxamento das pernas e braços. De cada lado da cama há um suporte para segurar. Quando terminar o esfôrço, solte-o, e os braços repousarão na cama.

Para a rápida recuperação da fôrça máxima, use oxigênio e relaxamento e prepare-se para a próxima contração. Suponha que algo não se desenvolva bem, comunique à monitora e permaneça em constante contato com ela até o fim. Pode sempre perguntar o que quiser. Não se esqueça de que tudo é trabalho de equipe:(*)

Outra contração vem, e com ela o desejo de fazer fôrça. Logo aparecerá a cabeça do nenê e lhe dirão que já surgiu na vulva, e que tem cabelos castanhos. Não se preocupe, pois é sempre castanho nessa ocasião. Depois ouvirá: "posso ver a cabeça do seu nenê", e você sentirá como se estivesse fazendo um esfôrço ainda maior. Novamente você faz fôrça, haverá um progresso maior, e avistar-se-á melhor a cabeça. A contração pára e você se recupera. Outra contração, novo esfôrço e a cabeça avança. Logo, durante a outra contração, a cabeça estará apta a sair. Sentirá que com uma contração a mais poderá livrar a cabeça do nenê. O desejo de fazer fôrça é muito grande.

(*) Não tenha um sistema rígido. A mulher sabe melhor em que posição seu esfôrço é mais eficiente.

132

Nesse mesmo momento ouvirá esta ordem assombrosa: "Pare de fazer fôrça." Se no passado as mulheres ouvissem essa ordem, pensariam que algo anormal acontecera. O desejo de fazer fôrça era tão grande, e a mulher sentia tão claramente que poderia livrar a cabeça da criança, que afoitamente continuava a fazer fôrça. Hoje, a mulher sabe exatamente porque essa ordem é dada e também como executá-la. É muito simples a maneira de não fazer fôrça; tanto no passado como hoje é uma questão de reflexos respiratórios.

Você conhece êsse reflexo. Quando faz fôrça, os músculos abdominais precisam de um ponto de apoio, que é formado pelas costelas imóveis devido à respiração prêsa. Assim, quando não deve fazer fôrça, as costelas precisam mover-se para que os músculos abdominais não tenham ponto de apoio. Precisará respirar durante o tempo que a cabeça levar para se desprender, cêrca de um a três minutos. O tipo de respiração será intermediário entre a respiração normal e a superficial acelerada.

Vamos explicar porque não deve fazer fôrça: Durante a expulsão, a cabeça do nenê desce para a bacia, e, ao mesmo tempo que desce, roda. A cada contração, a cabeça progride, mas parando a contração, a cabeça não fica na posição — volta atrás ligeiramente. Assim, todos os tecidos do períneo, que participam da contração quando a cabeça progride, relaxam após a contração. O princípio é o mesmo durante a dilatação. Quando surge a contração, a *cervix* se dilata e, quando a contração pára, tende a voltar à posição anterior. Durante a expulsão, os tecidos perineais fazem o mesmo. É claro, no entanto, que a cada contração, apesar do retôrno, corresponde um pequeno avanço. Por exemplo, para um avanço de três a quatro centímetros há um retôrno de dois a três centímetros, após a contração. A cada avanço da cabeça, corresponde uma ligeira rotação, e em determinado momento ficará completamente rodada em relação ao seu corpo. A face do nenê ficará voltada para a coluna vertebral, e sua nuca para o abdome. A cabeça progride à custa dos avanços de centímetros, de milímetros, até que a cabeça pára atrás do púbis, não podendo ir nem para frente nem para trás. Mas a face está livre e continua a progredir através da parede posterior da vagina, que é côncava. A nuca é segura no púbis, que atua como eixo de rotação, e a cabeça se retifica, ou como se diz,

133

deflete. Quando a cabeça pára para trás do púbis, não pode mais voltar nos intervalos da contração.(61)

Os tecidos do períneo se distendem bem, então. Há ainda um pequeno caminho a vencer, e essa distância deverá ser vencida lentamente. Cêrca de um a três minutos são suficientes para que o maior diâmetro da cabeça atravesse o períneo. Êsses últimos milímetros serão vencidos enquanto você respira e pára de fazer fôrça. No entanto, no caso de forçar, imediatamente corre o risco de se rasgar, mesmo que os tecidos estejam totalmente elásticos. Em seu benefício essa etapa da expulsão não deve ser forçada.

Atualmente quase nunca se toca na cabeça da criança. Não se dirige mais o desprendimento, como se fazia antes. Sem dúvida há casos em que é inevitável a intervenção. Mas se possível, evita-se tocar os tecidos do períneo. Você sentirá a saída da cabeça e lhe dirão o que está acontecendo, e sentirá como a cabeça aparece e é expulsa. Nós lhe diremos quando o cabelo aparecer. Sentirá a fronte da criança deslizar atrás, ao longo do períneo, depois os olhos, o nariz, a bôca, e finalmente o queixo. Quando tôdas essas partes saem, o períneo volta à sua posição e consideramos a batalha ganha, porque a cabeça é a maior parte que deve sair de uma vez e seu volume é quase irredutível. Mas o parto ainda não terminou, faltam o corpo e as pernas. Naturalmente os ombros são maiores do que a cabeça, mas são móveis. Seu tamanho é fàcilmente redutível e podem sair um após o outro.

Quando a cabeça é expulsa, intervimos para fazer uma boa rotação de um quarto de círculo, da direita para a esquerda, ou vice-versa, conforme a apresentação do nenê. Essa rotação da cabeça é seguida por uma rotação do corpo, e seu objetivo é trazer o ombro para baixo do púbis(62). Depois que o ombro está nessa posição, puxa-se lentamente a cabeça para cima e para baixo várias vêzes e assim a criança progride. O ombro aparece cada vez mais até que a axila possa ser alcançada e também cuidadosamente puxada. Sai então o ombro. Continua-se a manobra

---

(61) O púbis no caso de apresentação cefálica serve de ponto de apoio. É o chamado *hipomoclio*. (N. do T.)

(62) O púbis novamente serve de ponto de apoio. (N. do T.)

de puxar suavemente a cabeça até que o braço aos poucos aparece. Sai de início o cotovêlo, depois o braço e finalmente a mão.

Ao sair a mão, o braço livre se estende, geralmente com fôrça, e assim você sentirá pela primeira vez o toque da criança. Começa-se então a libertar o outro ombro, segurando-se a cabeça do nenê e elevando-a. Agora você poderá ver seu filho pela primeira vez. Quando se levanta a cabeça do nenê pode vê-lo na sua frente, embora ainda não completamente expulso. Sente-se a saída muito suave do outro ombro. Seguem-se aos membros superiores, o resto do corpo, a pélvis, e finalmente as pernas, que sairão sem dificuldade alguma. O nenê ainda estará ligado a você pelo cordão umbilical, mas mesmo assim nós o daremos a você sem dizer nada, para que seja a primeira a ver se é um menino ou uma menina. Isso também faz parte do aprendizado, pois achamos que você deve ser a primeira a saber o resultado de seu esfôrço. Para usufruir dêsse momento, inesquecível para você, deverá estar consciente, e ter participado totalmente do parto.

O objetivo do método que lhe foi ensinado é torná-la consciente do que está fazendo e melhorar as relações entre você e nós — entre as mulheres e a classe médica.

Do ponto de vista humano, um parto era desagradável de se observar antigamente, enquanto que hoje é deveras interessante. Não pense que não partilhamos de suas emoções, nós o fazemos, e nunca nos acostumamos a elas. Há tantos casos diferentes quantas são as mulheres. Compartilhamos do parto com você e isso faz com que nossas relações melhorem.

Quando o nenê nasce é pôsto sôbre seu ventre onde se colocou um "campo" (pano cirúrgico) esterilizado. Não deverá tocá-lo e poderá sentir duas emoções — mêdo, ràpidamente seguido pelo prazer. Talvez veja seu nenê tornar-se purpúreo — cianosado. Isso é completamente normal e freqüente, pois na ocasião em que é colocado sôbre seu ventre ainda não respirou. O sangue que lhe traz oxigênio vem através do cordão umbilical, tanto que se tocá-lo sentirá fàcilmente as pulsações cada vez mais fracas, e logo cessam completamente. O sangue não mais o alcança e logo o nenê entrará num estado de asfixia, que é fisiológica. Nesse momento, o sangue do nenê se torna saturado de CO_2 e êsse excesso de dióxido de carbono estimulará pela primeira vez

135

os centros bulbares. O estímulo é transmitido ao diafragma através do nervo frênico. É então você terá uma experiência agradável. Você verá o peito do nenê arfar, estremecer e repetidamente intumescer. O nenê inspira pela primeira vez e quando fôr expulso o ar, êle dará seu primeiro grito. Alguns momentos depois, amarra-se o cordão em dois lugares e depois corta-se. Daí em diante a vida do nenê não mais depende diretamente de você. Sua vida independente, sua vida como um ser humano, se inicia.

Vamos agora continuar com os exercícios. De hoje em diante terá duas séries a fazer. Os primeiros consistem em fazer esforços como se fôsse evacuar e urinar, e você deverá fazê-los, deitada. Ao praticar êsses dois exercícios você deve pensar firmemente na razão por que os faz. Observe em particular a ação dos músculos do assoalho pélvico e dos músculos abdominais. Você faz êsses esforços para que possa evitá-los na hora do parto. Deve repeti-los duas vêzes ao dia, e praticá-los, em cada oportunidade, duas vêzes. Como de costume, não deve se exceder.

É a seguinte a maneira de proceder para o outro exercício que irá praticar durante o parto: Deite-se, e com dois dedos sinta seu abdome ao nível da bôca do estômago, na região bem no meio, debaixo das costelas, e sôbre o *fundus* do útero. Verá como essa área permanece relativamente mole. Após localizá-la, e ainda deitada, movimente seu queixo em direção ao peito, sem forçá-lo. Faça essa flexão anterior da cabeça e da coluna cervical e verá que essa região, que era relativamente mole, torna-se muito dura. A técnica, a que me referi anteriormente, e que permitirá fazer fôrça de modo eficiente, consiste precisamente em trazer e manter o queixo sôbre o peito. Essa não é, no entanto, a única técnica e voltaremos em breve a êsse assunto. Para trazer o queixo ao peito enquanto está deitada, é preciso possuir músculos abdominais; se uma pessoa não tiver músculos abdominais, ou se êles estiveram paralisados, não poderá fazê-lo. Quando faz êsse movimento, os músculos abdominais imediatamente se contraem. Seu objetivo é fixar a caixa torácica à parte superior, onde se liga a maioria dos músculos que fletem a cabeça e a coluna cervical. Se a caixa torácica não se fixa, a flexão é impossível. Quando a mulher grávida faz êsses movimentos deitada, a parte superior de seus músculos abdominais se contrai, pressionando o *fundus* do útero. A pressão dirige-se verticalmente de cima para baixo e também ligeiramente da frente para trás. Isso corresponde exatamente às necessidades do momento e não existe mulher incapaz de fazer êsse movimento. Tôdas as mulheres podem fazer fôrça mais ou menos adequadamente, às vêzes não muito bem, mas nunca mal.

Antes de um esfôrço expulsivo, você deve inspirar e expirar profundamente, e bem ràpidamente, inspirar não em demasia, parar fechando a bôca e conservando os olhos abertos. Traga o queixo até o peito e aí o conserve, curve os ombros para a frente e para baixo. Para que se segure haverá alça em cada lado da cama. Segurando-as bem, e puxando-as, abrirá ligeiramente os cotovelos e deverá mantê-los um pouco elevados, pois não devem se apoiar na cama. A tração que você exerce através da alça não é para trazer o peito para a frente e fazê-la sentar na cama, mas para aumentar a curvatura do pescoço e dos ombros. Repetirá êsse exercício deitada, exatamente como deverá fazê-lo durante o parto, isto é, duas vêzes para cada contração. Deverá repeti-lo sòmente uma vez por semana. Nos outros dias, duas vêzes por dia, deitada na cama, após inspirar, expirar e parar a respiração, deverá trazer o queixo para o peito para que fique familiarizada com os músculos que tomam parte exercício.

Não deve inspirar e expirar duas vêzes no segundo esfôrço durante a contração. Quando o primeiro esfôrço termina, precisa expirar e inspirar novamente, parar a respiração, colocar o queixo sôbre o peito e depois fazer fôrça novamente. Se você respirar duas vêzes, a contração terminará sem que você a aproveite.

Êsse é todo o trabalho que deverá fazer, em adição aos exercícios que aprendeu anteriormente. Agora que já tem conhecimento de todo o essencial, depende de você usá-lo da melhor maneira possível. Não se esqueça do que lhe disseram na primeira aula, que o parto sem dor não é um parto sem esfôrço. Precisará fazer grandes esforços, e quanto melhor fôr o seu treino, mais apta estará a fazê-los.

Notas

Tanto quanto à mulher, a última aula interessa ao professor que, a esta altura, já poderá julgar o que ela sabe, o emprêgo prático que fêz do aprendizado e como será capaz de usá-lo.

O padrão que a "equipe" pode alcançar depende dessa última estimativa feita pelo professor. Êle deve ser capaz de prever os acontecimentos, nada deixando ao acaso. O estudo da mulher deverá ser minucioso e poderá envolver uma apreciação crítica do seu meio social. Tudo isso não é fácil; eis a razão por que dizemos que os alunos ensinam o professor, que está sempre aprendendo.

Médicos e parteiras nos fazem freqüentemente uma pergunta: "Não se cansa de repetir sempre a mesma coisa?" É uma pergunta reveladora — através dela sabemos que o inquiridor não terá sucesso nesse método.

Não! Nunca repetimos as mesmas coisas, embora as regras sejam as mesmas. Aprendemos todos os dias. O que há de mais variado do que o ser humano? O que há de mais mutável que o "habitat" em que vivem os sêres humanos? Conhece, por acaso, duas mulheres idênticas de dois professores iguais?

Enriquecemo-nos constantemente pelo contato com sêres humanos e há sempre algo nôvo, dependendo do tempo, lugar, circunstâncias e de nós mesmos.

Quando alguém disse ao Dr. Lamaze: "De trinta mulheres treinadas vinte falharam", êle replicou. — "Procurou as causas das falhas de *vocês?*"

Nesta última aula, ressaltamos o fato de que o sucesso não é sòmente uma questão de confiança no método ou no médico, ou de crença, ou de fôrça de vontade. O intelecto não é o único fator de sucesso ("o parto intelectual"). Nem tampouco o é o lado prático ("Desenvolva seus músculos em cinco lições"). Não

138

depende da comunhão mais ou menos mística entre a mulher e o médico.

O aprendizado para o parto sem dor pelo método psicoprofilático consiste de uma educação em que a teoria e a prática são indispensáveis e de igual importância. Do mesmo modo que a fisiologia — explica Pavlov — ële não é nem cortical nem visceral e sim córtico-visceral.

Finalmente, a mulher sabe que o parto pode se iniciar de três maneiras:

1. Pelo aparecimento de contrações regulares.
2. Pela perda de sangue e muco.
3. Pela ruptura das membranas e perda do líquido amniótico. Sabe que tão logo o parto se inicia deve "responder" a algumas contrações (respiração superficial, acelerada, relaxamento e observação) de modo a provar que são acompanhadas por uma sensação normal e não dolorosa. Sabe que deverá ir para a Maternidade, se possível com o marido, tão logo se manifestem os sinais do parto. Sabe também que deverá deixar sua casa no fim de uma contração. Seu aprendizado estará então terminado. O sucesso dependerá do uso que ela e a monitora fizerem do que aprenderam.

3.ª PARTE

TESTEMUNHOS PESSOAIS SÔBRE O MÉTODO

A Vitória da Mulher

Esta é provàvelmente a parte mais importante e interessante do livro — a evidência comovente da vitória da mulher sôbre si mesma.

Nosso pedido às mulheres para que escrevessem suas impressões foi alvo de muitas críticas. Houve quem dissesse que tais documentos não tinham valor — curioso critério êsse, que consideraria nulos os testemunhos antes o magistrado ou o relatório do paciente a um médico. Ao nosso ver os relatos das mulheres são muito importantes por várias razões:

1. Forneceram informações adicionais a nós, médicos, sôbre o útero em trabalho de parto, as sensações decorrentes e suas variações normais, assim como acêrca da sensibilidade do sistema nervoso, em relação aos interoceptores e aos exteroceptores.

2. Elas nos estimularam e encorajaram em nossas dificuldades, e constantemente provaram que estávamos certos. Algumas pessoas afirmaram que as declarações sôbre o parto sem dor foram devidas à sugestão. No entanto não é a sugestão suficientemente forte para levar centenas de mulheres a declararem que não sentiram dor, se de fato a sentiram.

3. Os relatos, na sua simplicidade, são encorajadores para as mulheres que ainda não tiveram filhos. Êles proporcionarão confôrto às leitoras e as incentivarão a procurarem obter seu próprio sucesso. O parto sem dor é uma imensa corrente, cujos elos são as mulheres. Suas histórias fazem ligação entre os elos.

4. Finalmente, êsses relatos contam-nos muito sôbre o ser humano e revelam novas possibilidades. Constituem ainda uma advertência — algumas de nossas idéias precisam de uma revisão.

143

Devemos fazer perguntas às nossas pacientes e ouvi-las, pois êsse é o único meio de dar-lhes a devida atenção.

Os mais importantes documentos humanos que já tivemos em nossas vidas de médicos são os relatos, e tôdas as mulheres nos deram permissão por escrito para publicá-los. Nenhuma recusou. Sentiam que deviam algo ao método e isso as ajudaria a pagar a sua dívida.

A psicoprofilaxia não cessa com a parturição, sua influência continua.

I

Primíparas

No parto sem dor a mulher que espera o primeiro filho tem uma vantagem, pois é a primeira vez que passa pela experiência. Não tem partos anteriores dolorosos ou difíceis que a fariam dizer: "Nunca mais". Em geral, as mulheres que tiveram um parto difícil esquecem isso ou acham que esquecem, mas uma nova gravidez torna-as continuamente apreensivas, preocupadas com o nascimento.

Sem nada de semelhante a enfrentar, a primípara tem algo que a desencoraja. O pior é a educação errada. Em algumas famílias, os nascimentos se processam bem; em outras, não. Aonde tudo corre bem, a idéia do parto como um simples ato normal se transmite de mãe para filha, de geração para geração. Mas aonde vai mal, cada geração acrescenta um pequeno capítulo ao drama. Eis o que diminui a resistência das mulheres na hora do parto.

É possível que a mulher tema a sociedade em que vive, e o mêdo reaparecerá na gravidez e no parto. Ela poderá ter lido livros impróprios que dramatizem o trabalho de parto, fazem-no terrível e insinuam que a mãe corre um grande risco.

Atualmente a educação do parto sem dor é ministrada apenas às mulheres grávidas. Uma vez que se preparem para a idéia e se libertem dos erros e noções estúpidas adquiridas anteriormente, elas se convencem de que o parto é um simples ato fisiológico. Dentro de alguns anos, essas mulheres contarão histórias dife-

145

rentes às suas filhas. Atualmente há um duplo trabalho — afastar a influência de uma educação errada e proporcionar uma nova educação racional. Na próxima geração, será necessário apenas completar o conhecimento que a môça adquiriu na juventude. O grande esfôrço da mãe será um esfôrço comum para a filha, e talvez um ato facílimo para a neta.

Atualmente, a primípara no início do curso tem que limpar a mente dos ensinamentos errados, e depois adaptar-se. No caso de ser saudável e obstètricamente normal, pode esperar um parto semelhante aos das mulheres que se apresentaram, cujos relatos chegam quase a ser hinos de alegria.

MULHERES PRIMÍPARAS NORMAIS

Sra. Soizeau. Idade: 29 anos. Primípara. 10 de junho de 1953. Menino 3,300 kg.

O médico pediu-me para escrever com sinceridade sôbre o parto sem dor. Quero fazê-lo especialmente porque gostaria de encorajar outras mulheres a evitarem o caminho demasiado fácil do parto com anestésicos.

Um pouco céptica no início, pouco a pouco o entusiasmo e a profunda convicção do médico me venceram. Êle explicou os princípios básicos do método e não tive mais dúvidas. Mas então imaginava: "Serei capaz de fazê-lo?" E consegui, apesar de algumas dificuldades, como náusea, vômitos e dor nas costas.

Na tarde de 9 de julho e manhã do dia seguinte, percebi um pequeno corrimento avermelhado por sangue. Telefonei para o médico; disse-me que fôsse vê-lo à tarde e me dirigisse depois para a Maternidade. Ao me examinar, constatou que o colo estava completamente esvaecido e eu estava com um dedo de dilatação. Durante a tarde não senti contrações mas sòmente dor nas costas, que voltava com intervalos regulares de quase vinte minutos. Fui para a Maternidade entre 21 e 22 horas da noite, e transportada para a sala de parto às 22,30. Naquela hora, ou logo depois, comecei a sentir contrações cada quinze minutos. Eram muito fracas, e para que não me cansasse desnecessàriamente não usei a respiração acelerada.

146

Essa fase durou até 1,30 da manhã, e então, durante uma contração mais forte senti a ruptura das membranas. A parteira disse que a dilatação era ainda de dois dedos. As contrações começaram então a vir com maior freqüência, e mais fortes; mais ou menos às 2,30 comecei a respiração acelerada e rápida. Tive que fazer um esfôrço para determinar o ponto real de início da contração e conseguir a sincronização entre a contração e a respiração rápida. Em tôrno das 3,30 horas as contrações ficaram mais seguidas e mais fortes e senti necessidade da monitora que me treinara. Localizaram-na por telefone e chegou imediatamente. Não lhes posso dizer o confôrto que é ter ao lado alguém, sempre calmo e paciente, que nos mantém o moral e nos ajuda fisicamente através de massagens.

Nessa etapa (de dois a cinco dedos de dilatação), senti, duas a três vêzes, como é a contração sem a respiração acelerada. Vomitei durante as contrações e não pude, pois, respirar ràpidamente. Assim tive oportunidade de comparar, e pude confirmar o valor da respiração acelerada combinada com o relaxamento neuromuscular. Pude ficar completamente relaxada sòmente porque a Srta. G. massageava meus rins durante as contrações.

Nas últimas três horas de dilatação, as contrações vinham cada três minutos e duravam cêrca de um minuto. De tempos em tempos, surgia uma contração mais longa que durava um minuto e meio, continuando êsse ritmo até o fim da dilatação. Eu sabia, pelos exames periódicos, que a dilatação estava progredindo e aguardava a vontade de fazer fôrça — indicação de que o período expulsivo se iniciava.

Mas em tempo algum tive essa sensação. Bruscamente as contrações se tornaram mais fracas e mais espaçadas, e a dor nas costas desapareceu. O médico examinou-me e constatou que a cabeça do nenê estava prêsa no canal superior. Decidiu que uma injeção endovenosa de glicose seria necessária para dar-me novas fôrças musculares. Alguns minutos mais tarde, senti-me capaz de enfrentar o período expulsivo.

Essa fase se desenvolveu com uma rapidez que me aturdiu. O médico encorajou-me, olhando-me e falando-me; sensível à sua cooperação, senti que não mais estava sòzinha para fazer fôrça. Assim fiz o esfôrço que me cabia. Sabia que nos métodos usuais de parto a "máscara"(63) é colocada quando o nenê rompe o períneo. Por isso imaginava que deveria haver uma dor quase intolerável. No entanto, não houve pròpriamente dor. Houve a sensação de algo que se abria, mas que não alcançou o limiar da dor. Em vinte minutos terminava a expulsão e o bebê dava o primeiro grito.

Êsse parto, que decorreu segundo um método que respeita as leis naturais, trouxe-me dupla satisfação. Primeiro, meu filho não sofreu injúria ou choque nervoso, estando em perfeita saúde e muito calmo; segundo, experimentei o indizível prazer de tê-lo "feito", um sentimento complexo em que se misturavam amor, instinto de posse e certo orgulho. O primeiro grito de meu bebê, um menino, como eu desejava, é uma lembrança maravilhosa.

Sra. Trolonge. Idade: 22 anos. Primípara. 13 de novembro de 1955. Menino: 3 kg.

Pouco antes de descobrir que ia ter um nenê, ouvi uma amiga, que recentemente tivera uma menina, falar do parto sem dor. Foi uma coincidência feliz e decidi imediatamente adotar o nôvo método.

Certamente o fato de que o parto fôsse possível sem sofrimento causava-me satisfação. Mais do que tudo, porém, atraiu--me o método racional de ensinamento. Gosto de saber o que me espera e preparar-me. Se algum acontecimento há em nossa vida que necessite de preparo, êsse é por certo o nascimento de um nenê. A lucidez, a fôrça de vontade e o autocontrôle podem dominar a fraqueza corporal e especialmente a hipersensibilidade dos nervos e a imaginação excessiva. "O feliz acontecimento", acompanhado antigamente de angústia e gritos, tornara-se, finalmente, uma indescritível alegria.

A expulsão foi completamente feliz. Até então eu me absorvera de maneira total no contrôle das contrações, e resistira ao desejo de fazer fôrça. O trabalho se desenvolvia dentro de mim, e meu papel era sòmente controlá-lo. Mas agora, finalmente, podia fazer fôrça e o nenê iria nascer.

---

(63) Refere-se à máscara de éter no parto em que se emprega o anestésico. (N. do T.)

Pelo fato de me estar tornando realmente ativa, pressenti que apenas de mim dependia a sua chegada. Era como se eu estivesse completando sua criação e ajudando a terminar o trabalho. Minha energia aumentou dez vêzes mais e fiz fôrça, seis a sete vêzes. Vi a cabeça e os ombros aparecerem, e colocaram o nenê sôbre o meu ventre. É um momento inesquecível, a maior alegria que a mulher pode conhecer. Meu marido estava ao meu lado, tentando esconder as lágrimas. E então estávamos juntos e felizes, admirando nosso trabalho. Tais lembranças jamais se poderão esquecer.

Sra. du Raget. Idade: 23 anos. Primípara. 6 de agôsto de 1953 Menina — 3,500 kg.

Às 12,30, aproximadamente, começou o período expulsivo. O médico deu-me as instruções exatas e disse palavras encorajadoras. Controlou e dirigiu, nos mínimos detalhes, os movimentos que eu tinha que fazer.

Eu estava impaciente para chegar ao fim dos longos nove meses de espera. Fazia esforços tão fortes e prolongados quanto me era possível na posição que aprendi durante o curso. A cada esfôrço o doutor dizia o progresso que eu tinha feito.

Apesar de uma posição anormal, meu filho foi levado até o períneo em sete contrações, apenas. Eu temia muito a passagem através do períneo, possìvelmente pelo receio de ser rasgada e depois "costurada" — uma operação que deixara lembrança muito desagradável da minha infância. Mas então, como antes, as sensações eram perfeitamente suportáveis, apesar de eu ser geralmente muito sensível, e não houve laceramento.

O médico mostrou-me a cabeça do nenê tão logo ela saiu e eu o ouvi dizer: "A cabeça, os olhos, o nariz, a bôca". Fiz fôrça novamente e êle libertou um ombro e um braço que pôs sôbre meu ventre.

A cabeça e o tórax da criança já tinham saído, mas ainda permaneciam dentro as nádegas e as pernas. Nesse momento o doutor teve que cortar o cordão que dava três voltas no pescoço do bebê. Vi-o fazer isso e não senti dor alguma. Durante tôda a última fase do parto, relaxei, praticando a respiração calma com oxigênio.

Então minha filha nasceu completamente, uma linda menina com 3,500 kg. Eram 13,30. A placenta desprendeu-se alguns minutos mais tarde, e novamente não senti dor alguma. Meu parto decorreu exatamente como se prometera durante o curso. Foi rápido, bem dirigido, e terminou bem.

A gravidez fôra calma, sem ansiedade. O momento do nascimento do bebê não me aterrorizava, e minha vida, comportamento e humor, me favoreceram durante a gravidez. As pessoas que me cercavam, também acreditavam no método e isso ajudou-me bastante a manter a convicção, a calma e a confiança. O fato de eu ter conhecimento exato da minha formação, da posição do bebê, do que sucederia quando êle viesse ao mundo e o que me caberia fazer no momento, tranqüilizou-me nos últimos meses de espera, e impediu-me de sentir qualquer pavor.

Alguns fatôres me perturbaram um pouco na Clínica e impediram que meu parto fôsse ainda mais satisfatório. Minha monitora estava de férias e sua substituta, embora muito gentil e cheia de solicitude — segurava para mim a máscara de oxigênio, passava-me água fresca na face e lábios — não tinha a firmeza da Srta. C., que não me permitiria afrouxar por um segundo.

...Sinto-me agora maravilhosa e deliciosamente feliz ao contemplar minha filhinha em seu berço. Tenho a sensação de ter realizado seu nascimento em tôda a plenitude, e sinto-me muito orgulhosa.

Sra. Longet. Idade: 32 anos. Primípara. 6 de janeiro de 1955.

O médico ajuda-a a perceber o início e o fim das contrações; muito depressa, porém, você mesma se torna capaz de perceber isso. Êle a encoraja enquanto você faz fôrça. Na hora percebi, mais do que comumente, o poder mágico de suas palavras, cujo ritmo acompanha o trabalho iminente. O valor e a beleza das canções entoadas no decorrer do trabalho têm agora mais sentido para mim. São uma sincronização da respiração e o ritmo de trabalho.

*Sra. Zajdela, Primípara. 11 de outubro de 1954. Menino --
3,080 kg.*

O médico pediu-me para escrever um relato sôbre meu parto.
Aproveito a oportunidade para acrescentar algumas idéias sôbre
"a gravidez sem preocupação".

O nascimento de uma criança sempre me pareceu algo terrível. Ao engravidar eu sentia, em proporções iguais, angústia
e alegria. Devido a um conselho de minha cunhada, que já havia
usado o método, meu marido e eu resolvemos procurar o Dr.
V. A primeira visita não me convenceu de todo, mas o médico
conseguiu me libertar do terrível mêdo do que iria me acontecer. Compreendi que não deveria me submeter passivamente,
nem esperar pelo acontecimento, mas, sim, enfrentá-lo e preparar-me da melhor maneira. "Você irá preparar-se", disse-me o
doutor. Centenas de vêzes "repetirá o seu papel e quando chegar
o dia, saberá de cor tudo o que tem a fazer. Ao invés de se
submeter ao parto, você o controlará". Isso parecia impossível,
mas era verdadeiro.

Em setembro, após seis meses e meio de uma gravidez des-
preocupada, iniciei o curso. Fazia diàriamente os exercícios. Em
quatro aulas sucessivas, o médico informou-me sôbre tôdas as
fases da gravidez e do parto. A monitora, Sra. R., ensinou-me
depois os exercícios, e as dúvidas restantes se esclareceram.

Senti que me preparava para desempenhar um papel importante. Trabalhei com alegria e denôdo e no último dia só tinha
um desejo — executar o ato maravilhoso que me daria o filho.

No dia 11 de outubro, ao surgirem as primeiras contrações,
cêrca de quatro horas da manhã, senti-me excitada e orgulhosa. Assemelhavam-se às minhas cólicas menstruais. Apareciam
com intervalos de 10 a 12 minutos, e comecei a respiração superficial e acelerada e o relaxamento, tanto quanto possível. Isso
foi eficiente, e meu marido e eu ficamos na cama até às 8 horas,
sem preocupação. Depois levantei-me e fui fazer minhas compras. Quando vinha alguma contração, virava-me para a parede
e iniciava a respiração, sem me preocupar com a impressão que
causava.

Telefonei para a Sra. R., que me recomendou fôsse à Maternidade para um exame, dentro de uma hora. Fui para casa às

151

9,30. Estava calma a ponto de meu marido pensar que o nenê não nasceria nesse dia. Êle foi então ver alguns doentes graves, e prometeu voltar o mais cedo possível para me levar à Clínica. Culpei-me, mais tarde, por não ter ido sòzinha, pois teria feito melhor o relaxamento, e as horas seguintes seriam mais fáceis.

Em vez disso fiquei em casa, achei ainda vários pequenos trabalhos para fazer, inclusive tomar meu banho. Já então as contrações apareceriam com intervalo de 5 a 6 minutos, e eu levava muito tempo para fazer as menores coisas.

Quando meu marido voltou, às 11,30 mais ou menos, eu já preparara as malas e fizera todos os preparativos. No entanto, estava longe de relaxar, e as contrações se tornavam muito dolorosas. Fomos imediatamente para a Clínica. Já era meio-dia. A parteira examinou-me e constatou cinco dedos de dilatação; devia ir imediatamente para a sala de parto.

Informaram imediatamente o médico que talvez o parto se desse dentro de uma hora. Na sala de parto tive um momento mais ou menos doloroso porque disseram-me para não fazer fôrça. A respiração acelerada aliviava-me. Então chegou o médico e colocaram meus pés nos estribos. Que momento maravilhoso! Poderia por fim fazer alguma coisa. Respirei, expirei, parei e fiz fôrça com tôda a intensidade, sem apreensão. Nem nesse esfôrço nem nas outras quatro vêzes senti dores. Ao contrário, a perfeita coordenação entre a contração — para a qual eu chamava a atenção do médico, tão logo se iniciava, e a vontade de fazer fôrça conforme êle mandara suprimia tôdas as dores. Ao invés de ser algo terrível, a contração era útil para trazer-me mais ràpidamente meu filho. Então, no meio de um esfôrço, o médico ordenou-me que parasse e respirasse ràpidamente. Por dois segundos, senti uma dor cortante, fiz então nova fôrça, e dez segundos mais tarde o médico pôs o nenê sôbre o meu ventre.

Não podia acreditar que tudo já tivesse passado. Sentia-me perfeitamente bem e capaz de apreciar de maneira intensa a extraordinária sensação de ter um filho nascido de mim e por minha causa. O fato de eu haver me controlado, no decorrer de tôda essa maravilhosa realização, aumentava a minha ternura.

152

E ainda mais, eu acredito não se tratar apenas de uma experiência temporária. É valioso haver trabalhado de modo construtivo pelo destino de alguém. Acredito agora na possibilidade que há para as pessoas de superarem a si próprias e de orientarem cada um de seus dias para atingirem o máximo de eficiência e de contrôle de ação.

Chegara enfim a ser o que eu queria ser.

Sra. R. Idade: 24 anos. Primípara, 15 de novembro de 1955. Menina — 3,020 kg.

Minha pequena Josette nasceu. Devo agora fazer o trabalho mais árduo — escrever um relato.

Jovens mães que não tiveram a felicidade de experimentar o parto sem dor acharão não ser verdade que escrever é mais difícil. Mas é verdade, pelo menos no meu caso. A natureza destinou-me a trazer crianças ao mundo, não à carreira literária.

Eu queria ser mãe, e estava feliz durante tôda a gravidez, apesar das pequenas dificuldades próprias dêsse estado. Desde o início nos decidimos pelo parto sem dor. Eu era o exemplo perfeito da futura mãe feliz, mas ignorante. Esperava muito do nôvo método, embora nada soubesse a respeito.

Um pequeno incidente, descolamento da placenta (64), que ocorreu no início do sétimo mês, quase desfez minhas esperanças, mas recuperei-me graças à série de tratamentos que segui de todo o coração. Iniciei o curso três semanas antes do parto. O médico encorajou-me; se não fôsse isso, nunca eu teria completa confiança, pois a gravidez estava muito adiantada.

A primeira aula foi uma revelação para mim. Por fim compreendia a importância do trabalho que me aguardava e avaliava a felicidade que dêle decorreria.

Em duas aulas aprendi bastante. Não entendia muito bem várias coisas, mas adquiri segurança suficiente para levar avante

---

(64) Descolamento prematuro da placenta é um acidente da gestação que pode ser devido a duas causas etiológicas: 1. — acidente traumático, como queda, batida, etc. 2. — tóxico, relacionada com as condições gerais do organismo materno, como hipertensão, etc. Os casos variam desde benignos até muito graves. Nos primeiros casos o repouso e as transfusões produzem melhoras, e a gravidez prossegue. Nos casos graves, há sério perigo para a sobrevivência do feto e da mãe; muitas vêzes só uma cesariana pode salvar ambos. (N. do T.)

153

o meu objetivo, com a ajuda dò médico e da monitora. Sem êles, nunca eu poderia saber de que maneira tornar-me capaz de ter sucesso em meu parto. Com plena confiança, e com tôda minha fôrça moral e física segui os conselhos dêles. O dia chegou; tive que ir repentinamente para a Maternidade, pois fui tomada de surprêsa. Atravessei então alguns momentos de ansiedade enquanto esperava pela monitora, apesar do confôrto da presença de meu marido ao meu lado. Evidentemente os momentos foram angustiantes também para êle, pois não pudera assistir às aulas do médico, e delas tivera notícia apenas por meu intermédio.

Tão rápido foi o que se seguiu e absorveu-me de tal maneira que é difícil descrever tudo. Logo que a monitora chegou, iniciei realmente meu trabalho; o médico encontrou-me em traba lho árduo e em boa forma no início da etapa final. Hoje é muito difícil dar minhas impressões, a experiência foi profunda e maravilhosa. Os momentos foram felizes e entreguei-me completamente ao nascimento de nosso nenê. Nada é tão admirável quanto ser capaz de trazer conscientemente um filho ao mundo, sem que a dor e o mêdo nos abatam.

O médico, a monitora e a parteira foram muito prestativos. Meu marido estava presente com sua afeição, e em nenhum momento me senti sòzinha; atravessei fàcilmente os últimos minutos difíceis. Com alegria indescritível recebi essa pequena parte de mim mesma ao seio, a ligação de nosso amor. Louvarei sempre êsse método, através do qual as mulheres poderão exercer sua função natural com felicidade e sem temor.

Certamente a oportunidade de usá-lo se repetirá, e quando isso acontecer eu não hesitarei.

Sra. Dominique Chautemps. Idade: 24 anos. Primípara. 20 de junho de 1954. Menina -- 3,500 kg.

Nunca temi meu parto, e sempre que via o médico e a monitora crescia minha impaciência em relação ao grande dia.

Disse-me o médico que eu daria à luz provàvelmente entre 20 e 25 de junho. Na manhã do dia 20 notei que estava perdendo pequena quantidade de sangue, e senti algo semelhante às cólicas menstruais. Nos intervalos, que eram variáveis, sentia-me bem, e ativa. Convenci-me a não pensar que daria à luz nesse dia só porque o médico assim o dissera. Supus estar imaginando coisas, e decidi não mais prestar atenção ao que sentia, desde que com certeza não se tratava de contrações. Pareceu-me, pelo que aprendera, que as contrações têm um início definido; passam pelo colo do útero e se irradiam por êle todo. As minhas sensações eram difusas. Assim passei o dia bastante atarefada, sem fazer os exercícios respiratórios, vigilante para ver se as contrações se tornavam mais próximas.

Às oito horas, aproximadamente, senti necessidade de ir para casa, deitar-me um pouco e massagear o ventre. Em seguida tudo foi mais rápido e as contrações se tornaram mais freqüentes. Os primeiros exercícios respiratórios quase não me ajudaram. Não podia distinguir o início das contrações para começar a respiração na hora certa. Ainda assim, pouco a pouco, a respiração — especialmente a acelerada — e as massagens suaves aliviaram-me as dores no ventre. Mas eu sentia também dor nas costas e, muito mais intensa, nas coxas. A cada contração era como se me apertassem em um tôrno.

Foi o momento mais desagradável do meu parto. Minhas contrações pareciam ser uma única e longa contração e eu julgara não estar ainda em trabalho de parto. Acreditava que o nascimento não seria senão uns dois dias depois. Entretanto logo me impacientei e decidi ir à Clínica para verificar se o trabalho de parto se iniciara. Cheguei às 23,15 e fiquei surprêsa ao saber que dentro de mas ou menos uma hora daria à luz. Receberam-me muito bem e tudo estava em ordem. O médico e a Sra. C. chegaram e senti que nós todos trabalhávamos juntos. Após cada esfôrço o médico me dizia qual o progresso que fizera. O tempo não tinha mais importância, pois eu sentia que tudo trabalhava por si mesmo. Em casa havia sido difícil fazer a respiração acelerada. Aqui ela começava e terminava por si. Parecia-me não ter que interferir.

Percebi que até então entendera as aulas apenas teòricamente. Sentia-me agora completamente impessoal e nas mãos de uma fôrça tão irresistível quanto a que faz a árvore crescer. Isso pode parecer estúpido, mas naquele momento foi realmente uma descoberta maravilhosa. Não **tive** dificuldade alguma com os dois momentos que o médico disse serem os de mais difíci autocontrôle.

Pensei, com um pouco de apreensão, que a cabeça deveria estar para passar. No mesmo segundo senti meu períneo entorpecer-se. Então ouvi as palavras: "os olhos, o nariz..." e depois fiz fôrça para sair o ombro. Senti-o quente e úmido, olhei e compreendi perfeitamente que eu tinha um nenê em meu ventre e que êle estava saindo. Faltavam cinco minutos para o meio-dia quando minha filhinha gritou. Tão feliz eu estava que não sabia o que fazer.

De volta ao meu quarto não podia dormir, pois sentia-me como alguém depois de uma festa. Queria recordar todos os momentos que se passaram tão ràpidamente.

Ouvi uma mulher gemer; seus lamentos pareceram-me absurdos comparados à minha felicidade.

Sra. Lecouillard. Idade: 40 anos. Primípara. 15 de julho de 1955. Menina — 3,350 kg.

Primípara aos quarenta anos! A perspectiva da maternidade teria me aterrorizado, se não tivesse fé no parto sem dor. Sentia-me feliz ao iniciar-se a gravidez e a longa espera do bebê que eu tanto desejava. Fui às aulas regularmente e fazia todos os dias os exercícios respiratórios.

Tinha confiança completa em meu médico; segui exatamente seus conselhos e minha gravidez continuou sem grandes problemas.

14 de julho, 1955 — Com dois dias de intervalo, senti minhas primeiras contrações. Tão logo apareceram relaxei, respirei lentamente, e fàcilmente evitei a dor.

Esta manhã apareceram mais distintas e mais próximas. No início, vinham cada três horas, e depois cada duas horas. Eu tinha uma sensação de pêso na base do abdome e sentia cólicas semelhantes às menstruais. Como de costume continuei com meus trabalhos caseiros. 10 horas — Fui ao mercado, andando mais lentamente do que nos outros dias. Sentia claramente que algo estava acontecendo dentro de mim. Parava de caminhar a cada contração, mas ainda não sentia necessidade de iniciar a respiração acelerada.

13 horas — Almocei com a família; movia-me, porém, com dificuldade e sentia que não podia andar muito. As contrações eram mais freqüentes, uma por hora. Durante a tarde repousei num sofá, atenta, a fim de não perder o mínimo detalhe.

16 horas — Recebi a visita de um parente. Por duas horas mantive animada conversação, relaxei-me, e respirei mais ràpidamente. As contrações desapareceram.

19,30 horas — Preparei o jantar, mas não quis ficar sentada na mesa, porque daí em diante tinha que fazer a respiração acelerada. As contrações vinham cada quinze minutos. Fui para a cama às vinte e uma horas.

De 21 às 22,30 horas — As contrações tornaram-se mais freqüentes, de cada cinco a dez minutos. Levantei-me e vesti-me calmamente. Minha mala já estava pronta há vários dias. Tinha que ir para à Clínica em Paris, a vinte quilômetros de Draveil. Meu marido tirou o carro da garagem e eram 23,40 quando saímos de nossa casa. Durante a meia hora do trajeto, pratiquei a respiração em cada contração e controlei-me bem.

0,10 horas — Chegamos à Clínica e fui examinada pela parteira de plantão, que constatou uma dilatação de mais de três dedos. O médico e a monitora, Sra. C., chamados por telefone, chegaram logo em seguida.

1 hora — Estava agora confortàvelmente em posição sôbre a mesa. A monitora observava e regulava minha respiração.

1,10 horas — Exame e ruptura da bôlsa das águas, pelo médico. O nenê ainda está alto, e comecei a fase expulsiva. Observava cuidadosamente as contrações para que pudesse trabalhar com elas no momento exato. O médico aconselhava-me contìnuamente e corrigia minha posição. Puxei com tôda a fôrça as barras, parei a respiração e fiz fôrça vigorosamente, cêrca de doze vêzes. Eu me absorvia por completo e tinha apenas uma idéia: meu nenê não deveria sofrer, e portanto era preciso que viesse ao mundo o mais ràpidamente possível.

A monitora mantinha-me o rosto refrescado e encorajava-me. Meu marido, que havia assistido a tôdas as aulas, quis estar presente. Ajudou-me com sua atitude confiante.

1,50 horas — Expulsei a cabeça do nenê. O parto estava quase no fim. Relaxei e respirei ràpidamente por mais alguns minutos. Calmamente o médico descreveu o nenê. Era uma menina.

Beatrice tinha nascido. Eram 1,55 da manhã. Alguns minutos depois soube do seu pêso, 3,350 kg. Posso entregar-me agora à minha imensa alegria. Nada sofri. Eu apenas realizara um trabalho que ocasionalmente exige um grande esfôrço. Durante todo o tempo eu senti que o sofrimento nunca me dominaria. Lembro-me ainda de todos os rostos sorridentes que me fitavam. O nascimento de Beatrice deu-se em meio de um silêncio feliz.

Não fiquei cansada. Podia ver a admiração no olhar de meu marido. Êle sentiu também que tomara parte na emocionante experiência, em que a palavra "família" assume seu completo significado.

Deveriam todos os maridos assistir aos partos de suas espôsas. Deixariam assim de se sentir inferiores, como sempre acontece quando ansiosamente esperam a chegada dos filhos no corredor de uma Maternidade, ou fora de suas casas.

Cada vez mais deveriam as mães insistir no método psicoprofilático. Êle as beneficia e também especialmente aos seus -filhos.

APRESENTAÇÃO DE NÁDEGAS EM PRIMÍPARA

Sra. Poinet. Idade: 31 anos. Primípara. 13 de fevereiro de 1956. Menina — 3 kg.

Interessei-me pelo método psicoprofilático, mesmo antes de casar-me. Parecia racional, tanto psicológica como fisiològicamente.

Após alguns meses de casada, para minha alegria, descobri que estava grávida. O único problema seria encontrar um médico que empregasse o método. Sem nenhum preconceito a vencer, eu tinha uma vantagem sôbre as mulheres menos bem informadas. Tive uma gravidez excelente, em perfeita saúde e com a mente tranqüila. Eu era muito ativa. Fazia excursões, viajava de motocicleta, e andava sem dificuldade ou fadiga. No sétimo mês a cabeça do nenê já estava em boa posição, e isso indicava que o parto seria muito fácil. Dois dias antes do nascimento, estava um pouco alto, mas bem colocado.

158

No sábado, 11 de fevereiro, acordei com uma sensação mais ou menos desagradável, causada por uma contração. Após a primeira surprêsa, acalmei-me, relaxei bem e senti menos intensamente a contração seguinte. As contrações ocorriam cada quinze minutos. Estaria começando o trabalho de parto? Parecia-me que as sensações deveriam ser mais fortes. O dia passou e ocupei-me da maneira usual. Às 19 horas as contrações ocorriam cada dez minutos, mas ainda não eram muito fortes.

Temíamos ficar presos em casa pelo gêlo e pela neve, e assim partimos para a Maternidade. Mas o trabalho de parto ainda não começara. Senti algumas contrações agindo sôbre a cabeça da criança, que ainda estava mais ou menos alta. Voltamos para casa. Apesar dos supositórios sedativos prescritos pela parteira, as contrações não cessaram e tive que lutar para manter-me acordada a fim de saber o início de cada contração. Ocorriam agora cada cinco minutos e a "rôlha" mucosa saiu.

Voltamos à Maternidade às 12,30 horas de domingo. A dilatação ainda estava no início. Fui para a sala de parto. O ritmo das contrações não mudou até às 22 horas. Sòmente sua intensidade aumentou. Mantive bem meu autocontrôle, com o relaxamento e a respiração lenta e profunda. Às 22 horas, a parteira rompeu a bôlsa das águas. As contrações tornaram-se mais freqüentes e fiz a respiração acelerada. Ainda me controlava bem, mas sentia-me cansada, após duas noites sem dormir, e estava preocupada. Por que as parteiras que contìnuamente me examinavam diziam — "A cabeça não se insinuará", e olhavam com ar estranho? Pensei em várias explicações. O cordão poderia ser muito curto. E senti que a dilatação nunca terminaria.

O médico chegou. Eu o esperava impacientemente. Disse-me que a expulsão estava começando e fiquei muito satisfeita. Poderia, afinal, ficar ativa. A esperança deu-me fôrças e não fiquei preocupada quando ouvi que seria uma apresentação de nádegas. Era um caso muito raro, pois a criança se deslocara nas últimas quarenta horas. Se eu soubesse disso não teria ficado tão impaciente no fim da dilatação. Para mim a verdade mais desagradável é preferível à mais ligeira dúvida.

Mas as notícias não eram realmente desagradáveis, porque eu sabia que o parto sem dor se processava muito bem, mesmo em casos de apresentação de nádegas. Tudo o que eu tinha a fazer era esforçar-me mais enèrgicamente. Neste ponto devo acentuar quão necessário é o preparo cotidiano antes do parto. Fiz meus exercícios todos os dias, escrupulosamente, rigorosamente controlada por meu marido. O primeiro esfôrço não foi bem sucedido, pois não obedeci adequadamente as ordens do médico. O reflexo falhou. Mas as três outras vêzes foram suficientes para trazer ao mundo, à 1,10 da manhã, de uma segunda-feira, uma menina de 3 kg, que nada sofreu no seu nascimento diferente. Sem preparo, eu teria sido uma dessas mulheres que dizem: "As dores continuaram por quarenta e cinco horas".

Assim como eu me prepararia para um exame, preparei-me para o nascimento. Pensava nêle muito freqüentemente, mas estudei-o — devo confessá-lo — com dose maior de curiosidade intelectual do que de sentimento maternal.

Eu queria ser bem sucedida, não só pela segurança da criança e pela minha própria, mas também para superar o cepticismo de meus amigos. A mulher suficientemente afortunada para dar à luz com alegria, sente o dever de beneficiar as outras com sua experiência. Quanto mais as mulheres quiserem o parto sem dor, mais ràpidamente as autoridades públicas deverão agir para difundir o método. Já se reconhece que êle não é uma invenção ímpia de cientistas materialistas, e sim algo que tem valor humano. Êle suprime a dor, não há dúvida. Mais importante do que isso, porém, é o fato de manter a mãe completamente consciente e dignificada, permitindo-lhe experimentar momentos inesquecíveis de emoção.

Os médicos que treinam as mulheres para o parto sem dor são mais do que médicos, são professôres que as ajudam, como personalidades, a tornarem-se conscientes de si mesmas.

EMPRÊGO DO FÓRCEPS SEM ANESTESIA

Sra. Quentin. Idade: 37 anos. Primípara. 6 de janeiro de 1955. Menina — 3 kg.

Alguns dias depois de vir para casa, eis-me aqui, muito feliz. Trouxe uma linda menina — exatamente o que eu desejava — e não tive dores. É maravilhoso. Continuo a ter que verificar

160

se existe o berço — se não é um sonho. Nunca esquecerei aquêle "feliz acontecimento". Valeu muito consagrar alguns minutos, de manhã e à tarde, ao aprendizado. Nossos pequenos co-atores estão ansiosos para executar suas partes sòmente no dia da apresentação, e sabem perfeitamente seus papéis. Ùnicamente de nós depende não falhar numa réplica, e tudo irá bem.

Na quinta-feira, 6 de janeiro, às 3,30 da manhã, tive o primeiro aviso, a perda das águas. Levantei-me, tentando não acordar meu marido, como o médico me aconselhara na última aula. Mas quando voltei ao quarto encontrei-o começando a vestir-se. Tive grande trabalho em fazê-lo voltar — assim como eu própria — para a cama. Êle queria me levar para a Maternidade. Era cômico vê-lo de tal modo assustado. Nunca ri tanto. Expliquei-lhe, porém, o que nos haviam ensinado.

Fui para a Maternidade às quatorze horas, quando as contrações estavam ocorrendo cada quinze minutos. A monitora veio ao meu encontro e a primeira fase decorreu muito bem.

A etapa seguinte não foi tão feliz. Tínhamos aprendido que sentiríamos vontade de fazer fôrça. Mas eu não experimentava nenhuma vontade. Era como se o nenê estivesse fazendo fôrça, e eu tivesse que segurá-lo. Sentia-me exatamente como um navio desejoso de ancorar num pôrto onde havia lugar para um barco de pesca, apenas.

Por duas vêzes quase sufoquei. Felizmente, a Sra. C. estava lá, e graças a ela retomei a respiração. Comecei então novamente, dessa vez sem dificuldade.

Quase não ouso falar da expulsão. O médico executou todo o trabalho. Usou duas colheres grandes que mais pareciam aquelas de servir salada. Fiz fôrça então, e êle conseguiu pegar o nenê. É maravilhoso, e ao mesmo tempo comovente, ver o médico fazer com que seu filho venha ao mundo, dá-lo a você, e dizer se é um menino ou uma menina. Isso é tudo.

Não, realmente não é tudo. Graças ao método de relaxamento, que me ensinaram, estou sanando minha falta mais grave — a perda do contrôle. Quando me sinto exausta e prestes a explodir, descubro um cantinho quieto, e relaxo. A zanga vai-se, gradualmente, é verdade — mas o fato é que se vai. Agora que sou mãe não quero que meu marido me chame de "onça" como costumava fazer. Eu sentiria vergonha de minha filha.

Muito obrigada, doutor. Graças ao senhor, seremos ainda mais felizes do que já éramos.

Sra. Cohen. Idade: 24 anos. Primípara. 14 de fevereiro de 1955. Menino.

·...·O médico introduziu a primeira e a segunda metade do fórceps. A segunda foi um pouco dolorosa, mas sòmente por pouco tempo. Eu ainda sentia vontade de fazer fôrça, e fazia-a enquanto o médico puxava a criança; não senti de modo algum os instrumentos. Também não senti a episiotomia. O médico mandou-me descansar um pouco. Fiz então um pouco mais de fôrça para ajudá-lo a livrar o ombro. Vi meu marido em frente a mim, olhando o bebê, e vi meu filho. Puseram-no sôbre meu ventre.

É difícil relatar o que senti. Não sei o que dizer. Êle ali estava e eu o olhava. Êle gritava.

Tudo devo ao método. Não sòmente não sofri, como passei pela experiência dêsse momento. Apesar de fórceps não fui anestesiada. Não tive dores e vi meu bebê vir ao mundo.

Sra. F. Idade: 18 anos. Primípara. 1.º de abril de 1955. Menino — 3,800 kg.

...Não tenho queixas, apesar das dificuldades. Graças ao método psicoprofilático, tive a alegria orgulhosa de dar à luz ao meu filho e ter um dos momentos mais maravilhosos da minha vida. Em tempo algum senti a menor ansiedade. Evitei uma cesariana e mesmo uma episiotomia por cooperar com o médico; e submeti-me ao fórceps sem anestesia. Provei assim à minha família e aos amigos que o parto sem dor não é algo digno de riso.

Dr. Georges de Werra, antigo chefe de Clínica Obstétrica, Place Repinet, 4, Lausanne, escreveu sôbre o fórceps sem anestesia:

... Na tarde de meu retôrno do Congresso, tive oportunidade de usar o fósceps sem narcose. Eis o que a mulher escreveu em seu relatório:

"É uma coisa extraordinária tomar parte, dessa maneira, no nascimento de uma criança. Não teria perdoado ao médico se no fim êle tivesse me anestesiado, mesmo para usar o fórceps. Teria me sentido frustrada na essência dessa aventura, tal como um alpinista cujos olhos fôssem vendados quando houvesse uma vista maravilhosa diante de si, depois de um grande esfôrço."

II

Multíparas

Neste capítulo destinguem-se duas categorias diferentes:

1. Aquelas que tiveram um ou mais partos normais. Empregamos suas próprias palavras: "Naturalmente, tivemos dores, mas nada mais". E agora elas não têm recordações muito desagradáveis.

2. Aquelas que tiveram partos difíceis, e algumas vêzes terríveis. Essas mulheres têm recordações horríveis.

O primeiro tipo é bastante semelhante ao das primíparas. Um bom aprendizado, assim como o próprio desejo de sucesso, produzirão um parto completamente satisfatório, apesar de que no parto atual possa haver maior dificuldade do que no da primigrávida, devido a algum possível dano dos partos anteriores.

O segundo tipo é um dos maiores problemas do parto sem dor. Tratando-se de um sinal muito poderoso basta que êle ocorra uma única vez para criar um reflexo condicionado definido. Uma expulsão trabalhosa faz com que isso suceda, e será difícil para o professor destruir o reflexo assim criado. Entretanto, terá sucesso se a mulher cooperar suficientemente. A própria parturiente pode entender perfeitamente suas dificuldades do primeiro parto e a possibilidade de sucesso no próximo, se estiver treinada; no entanto, alguma dúvida que persista poderá embaraçá-la, conduzindo a um sucesso apenas parcial.

164

Mas mesmo êsse sucesso parcial terá valor. Embora incompleto, livrará para sempre da lembrança e da influência inibitória do primeiro parto.

A mulher sente-se tão livre quanto anteriormente, e isso, em si, já constitui uma grande conquista. Radiantes de alegria, centenas de mulheres que já eram mães, nos disseram: "Pela primeira vez conseguimos — por nós próprias — trazer uma criança ao mundo... Pensar que não havíamos tido essa experiência antes e que não acreditávamos que isso pudesse acontecer!"

Qualquer mulher que tentar conscientemente o método poderá provar seu valor.

Sra. O. Idade: 24 anos. 2.º Parto. 26 de outubro de 1954. Menino — 4,500 kg.

Foi no fim de um dia extremamente cansativo, quando eu estava exausta e com os nervos exacerbados, que senti as primeiras contrações virem a cada vinte minutos. Percebi que estava perfeitamente bem controlada, porque tanto o meu cansaço como o nervoso desapareceram completamente quando descobri que o trabalho de parto começara. Senti-me imediatamente de bom humor, apesar de um pouco excitada e nervosa, como um artista antes da estréia. Tinha um pouco de mêdo do palco. Mas estava muito bem quando atravessei Paris para ir à Maternidade, e a cidade nunca me pareceu tão linda.

Quando a parteira me examinou, tinha dois dedos de dilatação. Imediatamente comecei o relaxamento e achei-o muito fácil. Daquele momento em diante deixei de ter mêdo de estragar meu parto. Senti que seria muito simples.

Enquanto esperava pela Sra. R., minha monitora, reli as considerações sôbre os partos, no fim do livro de Colette Jeanson(65). Queria tentar a respiração, mas não havia necessidade. Devido ao relaxamento não sentia as contrações. Passei ràpidamente dos dois aos três dedos de dilatação.

O relaxamento foi exatamente o oposto daquilo que conquistei com uma grande fôrça de vontade na primeira etapa do meu parto, três anos antes. Havia lido o livro do Dr. Read e resolvera não

---

(65) Um dos livros que compõem esta obra; corresponde à 2.ª parte. (N. do T.)

sofrer, mas isso não era suficiente por muito tempo. Entrei no relaxamento com grande esfôrço; mas mesmo assim tive dores, e a desagradável sensação de estar a todo momento a ponto de desistir, e gritar. Mas desta vez, o relaxamento não requeria esfôrço algum. Estava dentro de mim e eu teria de fazer grande esfôrço para gritar, e um esfôrço ainda maior para sentir dor. Mas, contràriamente ao que a mulher deve sentir no segundo parto sem dor, senti-me bastante dependente da Sra. R. e do médico, e alegrei-me ao vê-los chegar.

O médico rompeu a bôlsa das águas, o que não senti, e imediatamente as dores tornaram-se maıs fortes e mais freqüentes. Era o comêço da fase difícil. É sòmente nessa etapa — penso eu — quando se está com uma dilatação de três a cinco dedos, que a respiração é necessária. Eu a pratiquei com a Sra. R., e isso impediu-me de perder o fôlego. No entanto, eu estava muito fatigada — eram três horas da manhã — e meus olhos se fechavam entre as contrações. Muitas vêzes quase adormeci ao fim das contrações e fui acordada por uma dor violenta, início de nova contração. Imediatamente praticava a respiração, e o que sentira como dor quando meio adormecida tornava-se simplesmente uma sensação muscular violenta, e já a contração estava no seu ápice. Evidentemente há razões clínicas e mecânicas para que a respiração produza efeito, mas o que eu sentia com intensidade, no momento, era a mudança de pessoa passiva, enquanto estava meio adormecida, para uma pessoa ativa, que controlava as contrações em vez de permiti-las. O perigo da fase de contrações fortes, creio, é sentir-se a pessoa conduzida passivàmente. Essa a razão por que a Sra. R. foi tão útil nesse período — avisando-me do início de uma contração, ajudando-me a regular a respiração, explicando-me exatamente o que sucedia e aplicando água fria para refrescar-me e acordar-me.

Essa é uma ocasião em que a pessoa é muito egoísta, e a conversa do médico, de minha sogra e meu marido, começou a me incomodar. Eu queria que todos se concentrassem em mim e no meu parto, e senti-me satisfeita quando me deixaram sòzinha com a Sra. R. Essa fase difícil durou sòmente vinte minutos. Senti a primeira necessidade de fazer fôrça. Felizmente a monitora estava presente para me lembrar de fazer a respiração acelerada, que eu esquecera completamente.

As coisas aconteceram muito ràpidamente. Houve tempo sòmente para o médico colocar as luvas e a expulsão realmente começou. Eu fazia fôrça com sensação de grande alívio, e mesmo de prazer. Finalmente podia ser ativa, intensamente. Mesmo assim, não fiz fôrça de modo adequado. Podia ter livrado o bebê com três esforços, e foram necessários cinco. Não porque eu tivesse mêdo de ser rasgada ou de sentir dor. Essas coisas nem me passaram pela mente. Houve, porém, um mal-entendido no momento em que a cabeça alcançou o períneo. Abandonei a respiração e esperei que o médico me dissesse para fazer fôrça. Acho que êle esperava que eu indicasse a contração. Afinal não senti dor alguma e fiz quanta fôrça me era possível; foi um momento delicioso aquêle em que senti o bebê me atravessar. Não percebi nem mesmo quando a cabeça passou, mas acho que me lembrarei por tôda a vida da sensação de doçura e calor que o corpo do nenê me proporcionou quando saiu. A sensação durou apenas um segundo, mas daquele momento em diante senti que a criança era minha. Talvez eu choque algumas pessoas ao descrever êsse episódio com detalhes. Mas isso foi o clímax de meu parto, no qual penso ainda freqüentemente ao cuidar do meu filho. E isso é também realmente o fim do trabalho.

'O médico pôs o nenê sôbre o meu ventre, e êle imediatamente chorou. Eu esperava me emocionar muito e chorar também. Certamente eu estava emocionada, mas não sentia vontade de chorar, e sim de rir.

Lembro-me do meu despertar, no primeiro parto — chorando e incapaz de me interessar pela criança, que já estava a um canto, vestida. Ao vê-la, meu primeiro pensamento foi: "Por que trouxeram uma criança aqui?" Tampouco ela parecia me pertencer.

Desta vez o médico puxou gentilmente o cordão, e a placenta saiu imediatamente. O nenê era muito grande — 4,500 kg — e rasgou-me um pouco. Não deveria ter acontecido isso, mas eu já tinha uma cicratriz, e naturalmente um ponto se rompera. O médico imediatamente reparou o estrago, sem anestesia. Pareceu-me uma picada de alfinête.

Creio que num segundo parto sem dor, a pessoa saberá mais exatamente o que se passa dentro de si. Senti, realmente, logo que o parto terminou, que não tirara completo proveito da situação. Estivera muito ocupada com a respiração, e depois com a fôrça,

167

e tudo fôra rápido demais. A expulsão durou sòmente de três a cinco minutos. É algo parecido com um violento esfôrço numa escalada, quando não se tem tempo de olhar a vista. Realmente não tive tempo de pensar sôbre o que senti. Êssè é o meu único desapontamento.

O fato de ser bem sucedida no parto nos confere um sentimento de grande contentamento, quase de superioridade. Vivi os últimos meses de gravidez pensando constantemente no nascimento, imaginando-o exatamente como desejava que fôsse, levando o livro de Colette Jeanson comigo, como um talismã, e dando grande importância às aulas do médico e da monitora. Provàvelmente aborreci meus amigos e parentes falando constantemente no assunto. Mas tudo isso foi um bom condicionamento e ajudou-me a triunfar. Essa aproximação séria é certamente necessária, pelo menos nos últimos meses, mesmo que se façam comentários irônicos, como sempre acontece. Além da própria experiência do parto sem dor, que é emocionante e bela, descobre-se após que se tem novas reservas de fôrça e calma. Êsse fato se manifestou em mim de maneira estranha. Parei completamente de roer unhas, o que fazia desde a infância. Foi um resultado certamente notável!

Sra. Jaeger. Idade: 24 anos. 2.º parto. 16 de março de 1955

Mais do que um meio de evitar o sofrimento, o parto sem dor deveria ser uma experiência consciente. Cheguei a êle com a desagradável lembrança de um primeiro parto trabalhoso. A dor dominou-me, pedi a anestesia e pensei que fôsse morrer.

Sou dançarina. Por muitos anos tentei dominar meu corpo, controlar meus músculos e libertá-los pelo relaxamento, que pratiquei durante dois anos. Desejava muito, agora, através do parto, trabalhar no mesmo sentido, para obter uma síntese de mim mesma, como artista, como mulher e como mãe.

Desde o princípio — como todos se referissem com muita naturalidade ao fim da gravidez — confiei no método. Era muito semelhante ao que eu usara para me expressar. O fruto, amadurecido durante os longos meses em condições normais, teria que cair normalmente e continuar sua existência autônoma.

Certa manhã, quando me encontrei na cama da Maternidade, não estava ansiosa. Estava satisfeita por sincronizar meu trabalho com a respiração. Ao passar dos dois aos cinco dedos de dilatação, meu pensamento transportou-se além das ondas de dor. Na fase final foi algumas vêzes difícil conservar o contrôle, mas cada vitória sôbre as contrações, progressivamente mais fortes, me tornava ainda mais cuidadosa e satisfeita. Minha monitora foi a ajuda mais efetiva do momento. Na mesa, um esfôrço quase inteiramente físico substituiu a forte tensão mental e senti grande alívio. Estava em ação. Tomei parte diretamente. Minha mente esforçou-se ao máximo durante o parto. Não importaram nem o tempo, nem a dor, nem a fadiga de meus braços. O médico dirigia minhas energias. Extraí fôrça moral da atenção da parteira e dos apertos de mão de meu marido. Assim atravessei o parto. O primeiro grito foi a etapa final da aventura. Sinto-me orgulhosa disso, e feliz.

Em tempo algum perdi o contrôle da mente. Nem revivi o pesadelo de meu primeiro parto. Havia, pois, tôdas as razões para estar satisfeita com o método. E o que é mais importante, tive nêle uma confirmação da minha filosofia de vida, em relação direta com meu trabalho de dançarina, conforme o desenvolvi após anos de pesquisa.

Ainda agora faço os exercícios respiratórios; êles, e a nova compreensão de como renovar energia serão uma aquisição permanente. Tentarei pô-los em prática.

Agora estou feliz, livre e saudável, de maneira tal que me surpreende.

Sra. C. Idade: 28 anos. Secundípara. 2.º parto. 22 de junho de 1955. Menina — 3,600 kg.

Meu relatório não teria a menor significação se eu não dissesse algo a respeito da minha grande desvantagem — a lembrança do primeiro parto. Certamente não sofri mais do que as outras. Tive quinze horas de trabalho de parto, fórceps, e três pontos. Foi um nascimento semelhante a muitos outros. Por muitos mèses, no entanto, perdurou a impressão das torturas cìnicamente chamadas de "acontecimento feliz". Eu estava revoltada. Parecia-me que perdurava, através de séculos, um êrro monstruoso. Ao ler um relatório sôbre o "parto sem dor" senti que finalmente os médicos haviam compreendido, e concordei em ter o segundo filho.

Apesar, porém, das boas intenções que tive durante o aprendizado, nunca consegui livrar-me completamente do mêdo.

No fim da gravidez tive muitas contrações. Não eram dolorosas durante o dia, mas durante a noite acordavam-me de maneira bastante desagradável. Várias vêzes tornaram-se regulares e freqüentes (dez minutos; depois sete minutos), e pensei que tivesse que ir para a Maternidade. Esperei que se tornassem mais fortes, mas ao invés ficaram menos freqüentes e pararam após algumas horas.

Finalmente, na noite do dia 2, quinze dias antes da data prevista, contrações iguais às que sentira tão freqüentemente me acordaram mais ou menos às cinco horas da manhã. Não me preocupei muito e tentei dormir novamente. Mas ràpidamente elas se tornaram mais fortes e percebi que dessa vez eram as verdadeiras. Aprontei-me para ir, um pouco nervosa mas muito feliz. Fiz a respiração acelerada, mais para praticar do que por necessidade.

Quando cheguei à Maternidade, surpreendeu-me ouvir a porteira dizer que já estava com três dedos de dilatação. Eram quase 7,30 da manhã.

O médico veio pouco mais tarde. O trabalho não havia progredido e êle deu-me uma injeção de esparteína (0,10 g) (66) para apressar os acontecimentos. Após a injeção, as contrações tornaram-se mais forte e quase contínuas. Não conseguia mais respirar normalmente. Respirei tão ràpidamente quanto me foi possível, nem sempre com muito brilhantismo.

Não posso dizer que não senti dor alguma. Mas foram dores fàcilmente suportáveis até o fim da dilatação, e não se comparavam às do parto anterior.

Começou a expulsão. E eu estava realmente assustada. Sem dúvida devido a isso — ao contrário do que as mulheres jovens dizem — essa etapa final me parecia mais difícil. Fiz o primeiro esfôrço tìmidamente e sem vontade. Feriu-me.

Senti que acontecia isso porque eu não me entregava completamente, e também não me controlava bem. Fiz melhor na vez seguinte e na terceira também. Não posso me lembrar quantas vêzes fiz fôrça, talvez quatro ou cinco. Sei apenas que tudo deixou de ser doloroso quando tive coragem de fazer tanta fôrça quanto me era possível.

---

(66) Esparteína = droga ocitócica: excita o músculo uterino. (N. do T.)

A cabeça passou ràpidamente e sem dificuldade; disseram-me para relaxar antes da expulsão dos ombros. Foi êsse o momento mais difícil de todo o parto. Minha coragem se extinguiu. Não havia sequer a bravura suficiente para olhar meu filho, que eu já poderia ter visto.

Finalmente os braços estavam livres. Um momento depois minha filha foi colocada sôbre meu ventre. Era linda. A alegria me dominava.

Eram 9.40 da manhã.

Quando o médico disse: "Agora, acha que a dificuldade valeu?" Respondi "Sim."

Muito sinceramente.

Sra. R. B. Idade: 30 anos. 5.º Parto. 20 de julho de 1954. Menina.

Nunca senti mêdo de um parto. A primeira vez sofri uma noite inteira e tinha sòmente uma vaga idéia do que acontecia. Logó que meu nenê nasceu, porém, minhas lembranças desagradáveis se desvaneceram.

A segunda vez tive que tomar uma grande dose de pituitrina(67) e deram-me clorofórmio. Tudo havia terminado depois de meia hora, mas lembro-me desagradàvelmente das contrações após a injeção.

O terceiro e quarto parto conduziram-se muito melhor e nada sofri. Mas isso devido a meios artificiais, uma pequena quantidade de pituitrina, uma anestesia leve durante a dilatação, fórceps e anestesia geral no final. Quando acordei trouxeram-me a criança embrulhada, e ligeiramente machucada.

Logo que se começou a falar sôbre o parto sem dor, interessei-me por êle. Aulas, filmes, artigos e relatórios de amigos me impressionavam, principalmente quando havia filhos anteriores e se faziam comparações entre os partos. Quando fiquei novamente grávida e visando o benefício da criança tentei a experiência, por curiosidade.

Hoje, alguns dias após o nascimento de minha filhinha, vejo que tudo foi melhor ainda do que eu esperava. Não sòmente a

---

(67) É uma droga ocitócica: excitante do útero. (N. do T.)

criança está rosada e sem dano algum, calma e saudável, como também há benefícios para mim. Sinto-me completamente relaxada e em paz; pràticamente não tive nenhuma das dores de pós-nascimento que me faziam sofrer abominàvelmente nas ocasiões anteriores.

Moralmente sinto a satisfação de me haver controlado — graças ao aprendizado — e o autodomínio é sempre um sentimento enaltecedor. Durante as cinco horas de dilatação estive perfeitamente consciente da necessidade de contrôle. Nada sofri. O sofrimento implica a inatividade e esta não existiu nem um único instante. Mesmo no início das contrações, quando se tem que relaxar, deve-se estar atenta à dilatação, a fim de tentar seguir seu progresso.

Senti que a respiração acelerada era necessária quando as contrações se tornaram mais fortes. Mas havia apenas dois dedos de dilatação, e após uma hora a situação continuou a mesma. Entretanto, menos de vinte minutos mais tarde eu disse à monitora que fizera um grande progresso. Ela chamou a parteira. Realmente a dilatação era de cinco dedos.

Declarei anteriormente que não experimentei dor alguma, mas era como se ultrapassasse a dor, da maneira como um aviador ultrapassa uma montanha. Se o motor falhasse por falta de gasolina, haveria uma queda violenta.

A expulsão demorou apenas cinco minutos. Demorara sem necessidade antes de fazer fôrça. O doutor explicou: isso era conseqüência dos meus partos anteriores que terminaram com o fórceps. Eu estava na fase do parto em que me acostumara a deixar-me ir.

Como num último ato, o bebê foi enfim colocado sôbre o meu ventre antes de o cordão ter saído. Fui a primeira a vê-lo, a tocá-lo, a saber da sua existência. Naquele momento perdi completamente o contrôle. Era minha quinta filha. Eu preferia um menino. Mas estava tão feliz em ter êsse bebê, êle parecia tão meu, que ri tôlamente de alegria e ternura, sem poder parar.

Sra. Dreyfus-Gauthier. Idade: 35 anos. Quartípara. 10 de junho de 1954. Gêmeas — 2,560 kg e 2,300 kg.

Na tarde de quarta-feira, 9 de junho, ao fazer o serviço caseiro, senti piorarem minhas dores nas costas, que haviam começado na noite anterior. Tive dificuldade em movimentar a perna direita e isso continuou até a expulsão do segundo nenê, que deveria estar comprimindo algum centro nervoso.

Fui para a cama às 22.30. Tive algumas contrações, mas vi que eram irregulares e deixei de me preocupar. Relaxei e respirei profundamente; fui dormir mais ou menos à 23 horas. Às 0.30 horas acordei e percebi que estava perdendo um pouco de sangue. Certifiquei-me assim que o trabalho se iniciara. Acordei meu marido para que ajudasse a me aprontar. O nascimento não era esperado antes do fim de junho. Tive que me preparar e executar tôdas as instruções do médico. Fizemos tudo escrupulosamente, vestimo-nos, avisamos a Maternidade por telefone e chegamos aproximadamente às 4,15 da manhã. As contrações continuavam, mas ainda irregulares. Continuei a respiração profunda e não senti dores. Logo que chegamos a parteira me examinou e constatou três dedos de dilatação. Chamou imediatamente meu médico e a monitora. A Sra. D. chegou meia hora mais tarde, e o médico logo em seguida. Enquanto isso a parteira me aplicara uma injeção para relaxar a *cervix*. O primeiro nenê exercia pressão na frente da *cervix*, que não se dilatava.

Nesse ínterim, as contra.. jes se tornaram mais freqüentes e regulares. Admito que, por vêzes, próximo ao fim das contrações eu não consegui manter a respiração acelerada. Tive contrações excepcionalmente longas, e havia perdido três semanas de curso. A Sra. D. repreendeu-me quando deixei de tentar. Lembrou-me o relaxamento e massageou suavemente meu ventre, o que também ajudou.

O médico aplicou-me uma injeção de glicose coramina para sustentar meu coração, e meu marido deu-me a máscara de oxigênio.

As 6.30 da manhã a dilatação estava completa e puseram-me em posição para a fase expulsiva. Essa etapa pareceu-me muito rápida e fiquei completamente surprêsa quando meu marido disse que durara vinte minutos. Minha primeira filha nasceu às 6.50. Lembro-me ainda da voz do médico. Foi um estímulo bem forte. Mantive a última fôrça que realmente livrou o nenê, porque o ouvi dizer: "Não desista. Tudo está pronto." E de fato estava.

Depois deixaram-me descansar por dez minutos. O doutor aproveitou a oportunidade para virar o segundo bebê, que, havendo mais espaço, havia se colocado completamente atravessado. Com

173

uma perícia a que sou infinitamente grata, colocou a cabeça em boa posição e rompeu a segunda bôlsa. Ao mesmo tempo recebi uma pequena dose de pituitrina, porque o útero estava cansado e não podia contrair-se. O médico sentiu a *cervix* começar a se endurecer. As contrações reiniciaram-se. Fiz fôrça durante duas contrações, retendo a respiração por duas ou três vêzes como me ordenaram. (A parteira me ajudou na primeira, fazendo fôrça no *fundus* do útero). Expulsei a minha segunda filha com duas contrações, às 7.10 da manhã.

Não posso dizer que não senti dor alguma porque tive dores nas costas, mas já nós sabíamos que no momento isso não se poderia sanar. Mas sei o que é um parto sem o método, por isso posso dizer quão efetivo é. Apesar do mau estado do meu períneo, dessa vez não houve rompimento.

Êsse foi o meu quarto parto. Os primeiros dois foram catastróficos. O primeiro nenê teve uma hemiplegia ao nascer(68) e o segundo estava asfixiado. O terceiro foi quase normal, mas a expulsão se fêz com anestesia, e mais uma vez fui cortada e costurada.

Desta vez pude conscientemente ver meus dois bebês virem ao mundo, ouvir seus primeiros gritos e sentir o confortante calor de seus pequenos corpinhos, através da toalha que foi posta sôbre mim. Pude realmente participar do nascimento de minhas filhas.

Cinco dias após a expulsão posso levantar-me sem sentir cansaço, caminhar em meu quarto, movendo-me sem esfôrço e, acima de tudo, alimentar meus filhos. Foi essa a primeira vez em que tive leite suficiente para o aleitamento, a meio, de meus dois filhos; isso significa que poderia alimentar completamente um, o que me surpreendeu.

Não seria suficiente apenas agradecer ao médico e à monitora. O objetivo dessa equipe é sumamente importante. Finalmente a mulher que traz um filho ao mundo é considerada algo mais que um animal que sofre. Não mais a abandonam às suas dores, sem compreender como um acontecimento tão natural possa se constituir em tamanha tortura.

----

(68) Hemiplegia = paralisia da metade do corpo. Geralmente devido ao traumatismo do parto, é um mal passageiro. O mais comum é, porém, a paralisia limitar-se ao braço. (N. do T.)

Espero que se instalem nos hospitais franceses unidades especializadas no novo método.

Sra. M. Idade: 30 anos. Secundípara. 23 de maio de 1955. Menina — 3,700 kg. Apresentação de nádegas.

Envio-lhe um relatório de meu parto, conforme sua sugestão. Estive alerta alguns dias, porque quando o consultei pela última vez, sabia que não teria que esperar muito. No domingo, dia 22, mais ou menos à 10 horas da manhã, apareceram os primeiros sintomas. Meu marido estêve comigo desde o início, e isso me acalmou. Até às 13 horas agi tão naturalmente quanto possível. As contrações eram pequenas, mais ou menos com intervalos de dez minutos, e fàcilmente as sobrepujei pela respiração lenta e profunda. Sùbitamente senti desejo de urinar, e as águas vieram em jato. Daquele momento em diante tudo se precipitou. As contrações tornaram-se mais violentas e intensas, e achei que era tempo de ir para a Maternidade. Iniciei a viagem, tentando usar, tão bem quanto possível, a respiração acelerada e superficial. Sentia-me um pouco perdida, especialmente por saber que se tratava de uma apresentação de nádegas.

Logo que cheguei à Maternidade, as 14,30 horas, levaram-me à sala de parto. Tinha três dedos de dilatação e minha *cervix* estava flexível. Tudo ia bem. Acalmei-me. A monitora ajudou-me e encorajou-me nos momentos de fraqueza, e tudo foi muito bem. Mais ou menos às 15.15 o médico chegou. Senti imediatamente o desejo de fazer fôrça, e às 15,50 nasceu minha filha, sem qualquer rompimento, e numa atmosfera pacìficamente relaxada.

Meu marido e eu estávamos impressionados com os resultados do parto sem dor. Nunca poderia ter imaginado tamanho sucesso. Não há comparação com o parto habitual, segundo o que me lembro do nascimento de meu filho.

Na minha maneira de entender, o sucesso remonta à consulta que fiz no sétimo mês de gravidez. Soube que havia aumentado muitos quilos (4 a 5 kg em um mês) e que seria uma apresentação de nádegas(69). Quando o deixei, doutor, sentia-me desmo-

---

(69) No 7.º mês não é possível predizer com exatidão qual será a posição final do feto, pois é comum no final da gravidez haver uma inversão, passando para a posição cefálica um feto que antes estava em posição

ralizada. Devo ser honesta com o senhor. Disse a mim mesma: "Você começou novamente a ganhar muito pêso, e haverá uma apresentação de nádegas, êsse não é um comêço muito bom, minha querida."

E então foi o comêço da vitória para mim. Sentia a necessidade de dominar a situação, conquistar novamente meu contrôle. Segui exatamente a dieta que o senhor me prescreveu: perdi 2 kg em oito dias. Isso me encorajou e recuperei o equilíbrio físico e moral. Tudo parecia fácil. Eu estava relaxada. Vieram então as aulas teóricas e práticas. Pratiquei os exercícios e a respiração superficial rápida diàriamente para me assegurar as melhores oportunidades. E assim eu enfrentaria o parto.

Gostaria de dizer a tôdas as futuras mães que usarem o parto sem dor que não devem desanimar se tiverem momentos de fraqueza. Serão bem sucedidas no parto, de acôrdo com seu contrôle e confiança nos médicos e monitoras. É essa a chave do mistério. Desejo agradecer-lhe, doutor, especialmente porque me mostrou isso.

Sra. T. Idade: 32 anos. 3.º Parto. 5 de janeiro de 1954. Menino — 4,800 kg. Parto a fórceps.

Eis-me aqui, e finalmente alcancei meu objetivo. Trouxe meu terceiro filho ao mundo.

Quando eu estava esperando o primeiro bebê, chorei de desapontamento, lembro-me, porque tudo aconteceria sem que meu marido e eu tomássemos parte, e nenhum de nós ouviria o primeiro grito de nosso primogênito. Tentei discutir isso com o médico, mas êle se mostrava hesitante e gentilmente irônico. "Discutiremos isso novamente", disse, "quando a senhora estiver com três dedos de dilatação". Mas quando chegou o momento, eu estava exausta, após uma dilatação muito longa que terminou com fórceps, e não pensava em recusar a anestesia. Mandaram meu marido, que durante todo um dia e uma noite não me deixara, ca-

---

de nádegas. Alguns autores admitem que êsse fato ocorre porque a cabeça é mais pesada, e pela fôrça da gravidade, será levada para baixo. Sòmente 5 por cento de todos os casos permanecem em posição pélvica. (N. do T.)

minhar para baixo e para cima no corredor. Só muito recentemente êle esqueceu o sofrimento daquele parto.

Dois anos mais tarde, quando nasceu minha filha, não ousei pedir uma expulsão sem anestesia. A dilatação foi muito mais rápida. O nenê era menor. Durante minha estadia na Maternidade atravessei um período de depressão. Disse a mim mesma que teria fàcilmente alcançado, consciente, o fim do parto; no entanto, tal uma covarde, deixara-me privar dessa alegria. Lembro-me de que não pude me impedir de experimentar um sentimento de fracasso, vergonha e frustração.

Só no decorrer da minha terceira gravidez ouvi falar do parto sem dor. Senti um grande alívio após minha primeira entrevista com o médico. Como eu, êle estava convencido de ser normal para uma mulher o desejo de tomar parte no nascimento do filho. Para êle não havia casos de masoquismo, curiosidade feminina, castigo ou qualquer outra interpretação sinistra que minhas perguntas pudessem sugerir. Devo dizer que não foram tanto as palavras "sem dor" que me atraíram, mas a descoberta de um médico que me secundava no desejo de participar da expulsão. Daí para diante comecei a aguardar o parto.

E agora, o parto. Às três horas da manhã experimentei, sùbitamente, dores fortes e freqüentes. Tive que me vestir e fechar a mala às pressas, enquanto tentava fazer a respiração acelerada. O efeito foi incerto. Sòmente quando cheguei à Maternidade é que pude relaxar, regular minha respiração, e imediatamente tudo foi bem. Não sòmente não sofria, mas senti-me surpreendentemente calma, feliz e confiante. A completa ausência do mêdo parecia a principal característica do parto. Avisaram-me que no final da dilatação as dores se tornariam mais fortes. Mas surpreendi-me ao experimentá-las como simples sensações não dolorosas. Controlei-as mais e mais fàcilmente.

Veio então a expulsão. Não acreditava que sentiria o nenê sair de mim. Depois da primeira fôrça notei que a dor era completamente neutralizada se eu parasse a respiração e inclinasse a cabeça para a frente. Infelizmente o nenê era muito grande e fazia mal a rotação. O doutor disse-me que iria ajudá-lo com o fórceps. Isso não me assustou, graças ao relatório de uma mulher jovem que tivera recentemente um parto nas mesmas condições e que declarou não haver sentido dor. Relaxei completamente, e nada senti quando o fórceps foi introduzido. Sòmente o estiramento do períneo mè pareceu doloroso, provàvelmente porque me recordava o primeiro parto, quando acordei do efeito da anestesia e senti, por alguns segundos, uma dor difícil de esquecer.

Graças ao fórceps o alívio foi imediato. Eu sabia que a cabeça estava saindo e não mais fazia fôrça inùtilmente. E, então, experimentei a alegria, impossível de descrever, de perceber os pequenos membros saírem e sentir meu filho sôbre o ventre, ao dar o primeiro grito, tendo meu marido ao lado, tão feliz e calmo quanto eu.

Minha única dificuldade durante o nascimento foi deixar de pensar no primeiro parto. Senti que se não tentasse o mais fortemente possível esquecê-lo, desistiria. No primeiro parto era como se eu estivesse me desviando para um mar tormentoso. Agora como que aprendera a dirigir as ondas e flutuar sôbre: elas. De agora em diante dependia de mim alcançar um pôrto, ou fazer água e afundar. Parece-me agora que o valor terapêutico e emocional do método repousa, em grande extensão, na luta contra a dor, para dar à luz alegremente.

III

Mulheres que já Passaram pela Experiência do Parto Sem Dor

Muitas mulheres já passaram pela experiência do parto sem dor, duas, ou mesmo três vêzes.

Uma única experiência não basta para capacitar a mulher a repetir o processo sem outro condicionamento. O aprendizado da primeira ocasião é muito transitório. O parto sem dor não é uma resposta simples. Temos visto mulheres irem extremamente bem no seu primeiro parto, mas não tão bem no segundo, porque, muito seguras de si mesmas, negligenciaram a instrução.

Por outro lado, aquelas que se educam sèriamente para cada parto melhoram constantemente sua realização. Uma mulher escreveu: "A primeira vez foi como se eu estivesse sôbre uma corda esticada. A segunda vez senti que estava em terra. A terceira vez foi como se eu estivesse nos Campos Elísios."

No quarto ou quinto parto sem dor, possìvelmente, a mulher chegaria a adquirir um equilíbrio cortical e alcançaria a resposta certa, sem qualquer instrução especial. Até agora não tivemos testemunhos suficientes sôbre o assunto, mas a experiência dos próximos anos nos dará uma resposta. Presentemente, nunca será demais aconselhar as mulheres, que usam o método pela segunda ou terceira vez, que aperfeiçoem sua educação e aumentem sua possibilidade de sucesso.

O parto sem dor significa esfôrço e conhecimento, e não inatividade e despreocupação.

Sra. Ameller. Idade: 27 anos. Primípara. 22 de novembro de 1954. Menino — 3,200 kg.

Quando soube que ia ter um nenê fiquei ligeiramente preocupada. Eu nada sabia acêrca de medicina. Era uma estudante de direito e ouvira muita coisa sôbre os terríveis sofrimentos do parto.

Felizmente, uma amiga em quem tinha muita confiança aconselhou-me a tentar o método, e procurei o Doutor V.

Assisti às aulas e segui seus conselhos. Não mais ouvi as terríveis histórias sôbre o nascimento, e tornei-me bastante confiante. Alguns dias antes do parto estava completamente relaxada e meu moral era forte. Mas a respiração acelerada não estava bem certa, apesar de meus esforços.

O doutor previu a data entre 15 a 20 de novembro. Na noite do dia 21 para 22 pensei que as águas haviam se rompido, mas não era exato. As membranas apenas vazaram. Após um pouco de pânico voltei a dormir e acordei às oito horas, sentindo-me bem e descansada, ao contrário de meu marido. Após alguns preparativos e telefonemas fui para a Maternidade. Eram 11,30 da manhã, e por coincidência o médico estava lá. Examinou-me, deu-me uma injeção, aparteína(70), a primeira que tomara, para iniciar o trabalho de parto. Aconselhou-me a caminhar um pouco. Mais ou menos às 17 horas pensei sentir as primeiras contrações, voltei para a Maternidade onde agora me admitiram. Eu estava, no momento, com dois dedos de dilatação.

Fui para meu quarto e pareceu que nada mais aconteceria. Eu estava muito bem, para surprêsa de meu marido, que ainda estava comigo, e que ficou ao meu lado todo o tempo. Das 5,45 às 6 horas da manhã tomei mais duas injeções (aparteína 0,5 gr.) e realmente senti as primeiras contrações. Então chegou a monitora e tive que começar imediatamente a respiração acelerada. As contrações tornaram-se mais próximas, mais freqüentes e prolongadas. Minha respiração ainda não estava muito certa mas a monitora ajudou-me a tomar o ritmo exato — com ilimitada pa-

---

(70) Aparteína = também droga ocitócia. (N. do T.)

ciência e bondade — as quais não posso agradecer suficiente-mente. As contrações tornaram-se ainda mais fortes e muito fre-qüentes, de duração variada, algumas vêzes de um minuto e meio, outras vêzes sòmente vinte e cinco a trinta segundos. (Êsse ritmo continuou até o final).

Perdi o contrôle devido a violenta dor nas costas e inutilizei uma contração longa. Avaliei então o que sofreriam as mulheres que não tentaram êsse método. Alguém disse: "Você pode fazer desaparecer a dor como se a apagasse com uma borracha." Posso jurar que isso é verdade. A monitora ajudou-me a me recuperar. Consegui aliviar as costas, e nada mais senti até a chegada do médico.

Quando a cabeça do nenê alcançou o períneo, disseram-me que eu estava respirando mais ràpidamente. Mas eu não me re-cordo. Foi um reflexo. Tinha também uma infeliz tendência a fechar os olhos e dormir.

Finalmente veio a expulsão. Era a hora do relaxamento, mas muito curto, sòmente alguns minutos, terminando num momento inesquecível — aquêle em que ouvi o maravilhoso grito da cria-turinha. Fiz fôrça duas vêzes inùtilmente. No quinto esfôrço perguntei se a cabeça estava visível e o doutor retirou o se-gundo braço. Alguns minutos mais tarde o bebê lá estava sôbre meu ventre, e êsse momento permanece gravado em minha me-mória.

Levei dois pontos, mas julgo isso menos doloroso do que uma injeção. Nada houve comparável às dores atrozes suportadas por tantas mães.

Sra. Amellcr. Idade: 28 *anos. Secundípara.* 29 *de janeiro de de* 1956. — *Menino* — 4 *kg.*

Tenho lembranças maravilhosas do meu primeiro parto: usei o método com sucesso. Meu marido, a monitora, o médico, — todos desempenharam seu papel no momento exato. Mais tarde senti ainda mais satisfação do que na hora do nascimento.

Mas o que posso dizer sôbre o segundo parto? Foi como um relâmpago. Naturalmente, a monitora me disse que tudo era mais rápido no segundo nenê. Durante quarenta e oito horas senti os sinais premonitórios, preditos pelo médico, dores nas costas, nervosismo, e especialmente cansaço intenso e vontade de dormir — mas não podia acreditar que meu filho viria quinze dias mais cedo.

Na tarde de sábado, 28 de janeiro, mais ou menos às 22 horas, senti duas contrações com quinze minutos de intervalo, mas pensei que fôsse a mesma coisa das outras noites. Entretanto na terceira contração cientifiquei meu marido, que quis imediatamente telefonar para a Maternidade. Eu não o deixei. Comecei a transpirar frio e quente e a ter calafrios. Julguei por isso que se tratava de gripe e fui diretamente para a cama. Notei então que a "rôlha" mucosa devia ter saído, mas eu não tinha contrações regulares. Tive duas com dez minutos de intervalo, depois mais próximas, e não queria partir. Nesse ínterim, avisamos a monitora, que nos aconselhou a esperar as contrações regulares. Até então nada era regular. Tentei relaxar, mas estava extremamente nervosa. Mais ou menos às 23 horas, as membranas se romperam, as contrações começaram, curtas, não muito fortes e em cada dois minutos. Agora eu estava mesmo convencida e me vesti ràpidamente. Minha mala estava pronta. Chamei uma amiga para tomar conta de meu filho e saímos em direção a Belvedere. Chegamos cêrca das 23,30. Essa viagem de carro não foi de maneira alguma agradável. Tentei relaxar tanto quanto possível, mas foi difícil.

Ainda não tinha feito qualquer respiração acelerada.

O exame da parteira mostrou que eu estava com a dilatação completa, e chamaram o médico com urgência. Êle chegou em tempo recorde — quinze minutos — e descobri que o relaxamento e a respiração rápida eram uma grande ajuda enquanto esperava pacientemente. Não tive que fazer muito esfôrço porque as contrações eram ainda curtas e fracas. Nesse momento o meu moral era muito bom. Finalmente pude começar a fazer fôrça. Ainda não havia voltado ao ritmo do treinamento. Para minha vergonha, a energia abandonou-me imediatamente, mas fiz fôrça com todo o coração, talvez por quatro ou cinco vêzes. Não me recordo, tanto eu pensava em concentrar minhas energias. Vi então a cabeça do nenê. Deu os primeiros gritos e os braços saíram. Era um menino de 4 quilos, e minha alegria foi tão grande quanto a que senti ao nascer meu primeiro filho. Eram meia noite e cinco.

182

A perspectiva de tal felicidade deveria ser estímulo para tôdas aquelas que não acreditam suficientemente no método para experimentá-lo.

As 0.30 horas o médico já se retirava. Não tive rompimento nem precisei de injeções. Deveu-se êsse segundo sucesso principalmente a três fatôres:

1. Eu tinha fé no método, que já experimentara. Não tinha mêdo. Ouvi o médico e acreditei no que estava fazendo.

2. Sabia que o médico não demoraria para me atender, e isso era muito importante.

3. Finalmente, tinha meu marido comigo todo o tempo. Êle já estava bem informado, e foi perfeito, tanto em casa, como no carro, e na Maternidade. Sem êle, eu teria desistido. Ajudou-me a recobrar a calma e a trazer nosso filho ao mundo de modo tão perfeito quanto o primeiro.

Durante minha gravidez, tive duas grandes preocupações: mêdo de continuar gorda e fora de forma, depois de duas gravidezes. Mas seguindo a dieta prescrita pelo médico aumentei sòmente 8 kg, sendo o pêso do nenê 4 kg, e estou mais esbelta do que após o primeiro parto. Êsse emagrecimento é muito importante para mim. Houve também um nervo comprimido entre duas vértebras, que me deu dores violentas nas costas por vários meses. Após uma série de massagens não senti mais dores, mas tinha mêdo que elas voltassem durante o parto. O doutor, a massagista e a monitora garantiram aliviar-me, acontecesse o que acontecesse. Pouco a pouco, essa idéia deixou-me, e na hora não me passou pela mente. Não senti nenhuma dor nas costas.

Sou realmente afortunada em ter tido meus nenês após o ano de 1951.

IV

Mulheres Difíceis de Condicionar

Contém êste capítulo uma grande variedade de relatórios que esclarecem os obstáculos mais importantes à instrução da mulher. Esperamos que êles dêem à futura mãe — cada uma delas é um caso especial — oportunidade para pensar e talvez meios para solver seu próprio problema. Dividimos os casos em dois grupos:

A. Fatôres médicos.
B. Fatôres psicológicos.

A. As razões médicas são mais fáceis de explicar. Começaremos, pois, por elas.

Quando uma mulher tem uma doença dos pulmões, coração, sistema nervoso, ou em qualquer órgão, ela se considera anormal, e sua família compartilha dessa opinião. Ela mesma diz: "Sou uma pessoa doente." Até o aparecimento do parto sem dor, pensava-se que a gravidez agravasse tal situação; consideravam-na perigosa porque provàvelmente aumentaria as dificuldades e, em certos casos, poria em risco a vida da mulher. Considerava-se séria a maioria das anormalidades, e o estado de inibição da mulher no início da gravidez aumentava ao máximo. Ela enfrentava o parto nas piores condições possíveis. Situações como essa não existem no parto sem dor. O médico não deve negligenciar aspecto algum da observação clínica, no entanto, cabe-lhe igualmente tentar acalmar a mulher **durante a gravidez**. Mais do que

184

qualquer outra pessoa, ela necessita de cuidadosa assistência: freqüentes exames especializados para torná-la confiante, e instruções ao seu círculo familiar para não assustá-la. Dever-se-ia igualmente mostrar à mulher que ela poderá ajudar a si própria através do curso. Uma paciente pulmonar ou cardíaca aprende que a dispensa da anestesia durante o parto evita um risco para si e para seu filho. Aprende a economizar seus esforços e usá-los inteligentemente. Começa a se considerar não mais como um caso patológico especial, mas quase normal. O contato com mulheres portadoras de anormalidades similares, e que já passaram pelo parto sem dor, irá tranqüilizá-la ainda mais.

Muitas histórias clínicas confirmam nossas crenças.

No parto sem dor tudo é possível. Insistimos nisso com os médicos que, sem provas, o negam.

Naturalmente, em casos extremos, a gravidez e o parto podem agravar problemas já existentes. Mas a opinião repetida de especialistas, antes, durante e depois do parto confirma que o parto sem dor, longe de agravar condições patológicas, algumas vêzes esclarece problemas subjetivos relacionados às doenças.

B. As dificuldades psicológicas são mais difíceis de definir porque envolvem vários fatôres. Nesse campo, nada é simples, e há muito ainda a descobrir.'

Um grupo é particularmente difícil de treinar — mulheres que tiveram tratamento ginecológico para problemas menstruais e especialmente para "esterilidade". Elas desejam muito um nenê, mas consideram-se anormais e estão certas de que não poderão se desincumbir do nascimento tão perfeitamente quanto outras. Tornam-se ansiosas no período da gravidez, e apesar de a dilatação decorrer bem no parto, poderão falhar durante a expulsão. Argumentam: "Desde que tive que ir ao médico por causa da esterilidade, não sou normal. E assim meu nenê também não será normal"; e na fase expulsiva sofrem de uma extrema inibição que as faz perder o contrôle.

Igualmente difíceis são as espôsas de médicos e pediatras, acostumadas a ouvir falar de nenês anormais ou nenês com problemas atribuídos a parto. Temem que seus próprios filhos sejam mal formados e essa ansiedade na maioria das vêzes as faz estragarem a expulsão. Têm mêdo do que possam ver, e dêsse modo tornam-se completamente passivas.

185

Particularmente importantes são as dificuldades econômicas e sociais. O primeiro problema é o da residência. Mulheres residentes em favelas ou porões temem a gravidez e o parto porque, como dizem: "fará nossas dificuldades ainda maiores". Sentem a mesma coisa quando as condições econômicas são difíceis. Talvez o dinheiro seja pouco, e uma greve possa diminuí-lo ainda mais; ou acontecer que despeçam o marido. Tivemos que superar isso muitas vêzes nos últimos meses.

Dificuldades familiares podem desempenhar papel importante. Muito comumente os pais moram num único quarto com várias crianças. A mulher deve fazer seu trabalho e prosseguir sem descanso ou feriado. Para ela própria ou para o marido não há satisfação na vida familiar. Outros conflitos se originam da necessidade para o jovem casal, com ou sem filhos, de morar com os "sogros", e surgem desentendimentos que perturbam as relações do próprio casal.

Uma casa clara, agradável, com muitos quartos, dinheiro suficiente e ausência de mêdo do futuro, são as melhores condições em que uma mulher pode dar à luz. É dever da profissão médica chamar a atenção das autoridades para êsse problema, que envolve tôda a nação. Cabe ao govêrno providenciar verbas para residência e bem-estar da mãe e da criança. Em nossa opinião, deveria haver um Ministro de População cujo objetivo seria o melhoramento da saúde física e moral do país.

De várias maneiras podem surgir dificuldades conjugais. O pai ou a mãe podem não desejar o nenê. O marido pode ver na gravidez um sério perigo para a saúde ou para a aparência da espôsa, e na vinda do bebê uma forma de frustração. Pode temer que a mulher, ao devotar-se ao bebê, passe a lhe negar parte de seu amor. Se houver concordância de ambos em aceitarem o aprendizado, será possível, através da cooperação da espôsa ou do marido, melhorar tais situações, e depois mudá-las completamente. Um parto bem sucedido completará a cura.

Há também dificuldades no aprendizado de mulheres solteiras, desemparadas por todos, muitas vêzes até pela própria família. Ela teme o nascimento do filho, de quem comumente terá que se separar para o bem de sua família ou por dificuldades financeiras. Tal situação não é admissível. Quaisquer que sejam as circunstâncias, mãe e filho merecem carinho, sempre. Ao invés de rejeitá-los, é dever da sociedade dar-lhes amparo.

Pode acontecer que fatôres religiosos desencadeiem sérios conflitos nas mentes de algumas mulheres, particularmente das católicas. Há casos de consciência que exigem debates e freqüentemente muita coragem moral. A declaração do falecido Papa Pio XII esclareceu a situação, nesse assunto. A mulher católica, agora liberta, está apta a educar-se e a criar a vida no sentido moral do têrmo, em completa harmonia com o esfôrço.

Outro grupo de mulheres particularmente difícil de treinar, se constitui daquelas que perderam o primogênito, especialmente se isso aconteceu durante o parto. Desejam o filho mas temem a gravidez. Um mêdo constante do parto acompanha-as desde o início, principalmente porque ignoram tudo a respeito do processo do nascimento. Lêem livros pseudomédicos ou falam constantemente sôbre o tema nas conversações diárias. Passivas durante a gravidez, também o serão durante o parto.

Mais do que as mulheres de qualquer outro grupo, elas precisam readquirir a confiança em si e em suas próprias capacidades. Cabe ao médico restabelecer a calma de suas mentes, explicar-lhes os fatos, fazê-las entender, e tranqüilizá-las. Necessitam especial atenção do médico, da parteira e da monitora. Convém que se isolem tanto quanto possível do círculo familiar ignorante, e que se previnam contra as outras mulheres tagarelas. O sucesso dependerá de formar confiança racional e transformar-lhes a atitude passiva em algo ativo.

Igual atenção do médico ou da parteira necessitam as multigrávidas mais velhas, que tão logo engravidam, aguardam o seu parto como um acontecimento terrível, acompanhado de acidentes pavorosos.

Na totalidade dos casos, os resultados serão muito melhores se desde a primeira visita o médico relacionar todos os pontos que mencionamos — físico, psicológico, econômico e social.

Sra. Dietrich. Idade: 41 anos. Primípara. 25 de marco de 1955. Menina. 3,150 kg. Apresentação de nádegas.

Eu esperava o meu primeiro filho e tinha 41 anos de idade. A apresentação era de nádegas. A criança estava ainda em posição muito alta e planejaram uma cesariana, caso houvesse complicações.

Freqüentei, com muito interêsse e regularidade, as aulas do curso do parto sem dor. Cada lição possibilitava-me descobrir o que é na realidade o nascimento. Aos poucos perdi o mêdo, que me fôra mais ou menos sugerido pelos amigos, devido à minha idade e à posição do nenê. Durante as aulas tudo se explicou com clareza, e obtive resposta para tôdas as questões que me preocupavam. Além disso, entendi que não só meu corpo, mas também a minha mente e a fôrça de vontade, participariam do parto. Soube igualmente que só em último caso seria feita a cesariana. Comecei a confiar no método e percebi que, quanto mais participasse, melhores oportunidades teria.

Na manhã de sexta-feira, 25 de março, senti um cansaço geral e notei traços de sangue. No fim da tarde perdi as águas. Seguiu-se uma violenta contração, sòmente nas costas. Sentei-me e relaxei durante algum tempo. Minha valise estava pronta, e embora sem vontade, tentei fazer algumas coisas. Tive mesmo suficiente coragem para mandar mamãe para casa, embora ela tivesse vindo para me ajudar nos últimos momentos. Às 18 horas, houve novas contrações, ainda irregulares e agudas. Relaxei por poúco tempo. Meu marido observava-me e senti-o inquieto. Tentei não perder meu autocontrôle, e automàticamente recordei os conselhos e as últimas ordens da monitora. "Fique calma." De fato, ficamos logo mais sossegados e jantamos tranqüilamente.

Eram 19 horas, aproximadamente. As contrações continuavam e eram mais freqüentes. Disse ao meu marido que iria para a Maternidade e êle imediatamente quis me levar... Mas decidi aproveitar o tempo e aprontar-me como se fôsse ao teatro, ainda em obediência aos conselhos que recebera.

Às 22,30 horas cheguei à Maternidade. A parteira examinoume. Era sòmente o início do trabalho de parto; ela, porém, decidiu que eu deveria ficar. Disse que o parto seria no dia seguinte, e meu marido voltou para casa. Senti-me só e um pouco nervosa. Meu filho mexia-se muito e causava-me fortes contrações na região lombar. Eu não queria gritar, para conservar minhas fôrças, e tentei concentrar-me nas últimos palavras do médico: "Que façanha maravilhosa, trazer um filho ao mundo... E sòmente você poderá fazer do seu parto um sucesso." Na calma da clínica, relaxei. Era o início de horas de espera, mas eu queria o filho e estava feliz.

A 1,20 horas da manhã, senti o meu filho descer suavemente, e as contrações logo se tornaram mais regulares. Eu podia prevê-las. Sentia uma pequena pontada nas costas e então levantava-se a onda e crescia. Iniciei a respiração superficial e também as longas inspirações e expirações. As contrações tornaram-se mais freqüentes, sempre partindo das costas. Os intervalos eram de 5, depois 4, e 3 minutos. Senti o corpo fora de contrôle, mas eu estava plenamente confiante.

As 6,30 a parteira examinou-me e — surprêsa agradável! ouvi dizer que a dilatação era de 3 dedos, e o parto, normal. Ela sorria e eu também, porque a hipótese de cesariana se afastara. Telefonou para o médico e a monitora. Esta chegou quase imediatamente; a presença dessa pessoa, bondosa e enérgica, trouxe-me novo confôrto e ajudou-me a permanecer calma: Eu sabia agora que tudo sairia bem. Ela massageou-me e iniciou comigo a respiração acelerada. Previa e dirigia tôdas as minhas reações. As contrações eram agora contínuas e a expulsão iminente. Informavam-me exatamete de tudo o que se passava. As coisas pareciam normais. Minha monitora achou que era tempo de ir para a sala de parto. Fomos, e senti o seu amparo tanto física como moralmente. Meu filho desceu ainda mais.

O médico chegou; eu estava bem relaxada, e percebia-se isso imediatamente. A expulsão deve ser rápida, na apresentação de nádegas. O médico se aproveitou de uma contração para fazer a episotomia (explicaram-me isso) e não a senti. Agora ouvia as suas ordens: "Inspire, expire, pare, faça fôrça." Depois disse: "Eis uma pequena nádega. É uma menina!" Fiz um segundo esfôrço. Nessa hora senti a criança sair de meu corpo — uma experiência inesquecível.

O médico pôs minha pequena Claire sôbre meu ventre (oito horas). Que alegria quando toquei minha filha pela primeira vez, realmente viva e dando seu primeiro grito!

Palavras não podem expressar o que senti então pelo médico e por seus colaboradores. Foi mais do que gratidão.

189

Sra. Planadevall. Idade: 33 anos. Primípara. 9 de novembro de 1954. Menino — 3,900 kg.

Antes de descrever meu parto, devo mencionar meu estado de espírito quando começou a gravidez. Houve uma completa modificação entre o início da gravidez e o parto, mudança essa que muito surpreendeu minha família e os amigos.

Temo anormalmente as dores, não sòmente em mim mas em outro ser humano ou num animal. Não suporto a visão de uma operação cirúrgica ou simplesmente uma injeção, mesmo vistas numa tela de cinema. Pior ainda se fôr caso de acidentes, sangue ou ferimentos. Assim, eu encarava o parto com terror, tendo ouvido de outras mulheres tôdas as histórias de suas torturas. Temia muito mais a maternidade do que uma operação cirúrgica, que pelo menos se realiza sob anestesia total. Cheguei a sentir repulsa pelas crianças que fizeram suas mães sofrerem e, naturalmente, não queria nenhuma. Foi uma catástrofe para mim saber que estava grávida. Fiquei completamente desesperada, e pensei até em suicídio. Senti-me como uma animal apanhado numa armadilha de onde não pudesse fugir.

Entretanto, diante dos fatos inapeláveis, tive que escolher uma clínica. Eu já lera artigos sôbre o parto sem dor, e ouvira um programa radiofônico sôbre um dêles. O método parecia inteligente e lógico e interessou-me enormemente. Uma coisa fazia-me hesitar — não tinha confiança em mim mesma. Embora o método fôsse excelente para mulheres de sensibilidade normal poderia eu usá-lo com um estado de espírito tão deplorável?

Todavia, pelos métodos tradicionais havia a certeza do sofrimento. O nôvo método deixava-me uma esperança, uma oportunidade. Se falhasse, não poderia ser pior que os outros sistemas.

Assim, decidi-me, mas não adquiri confiança imediatamente. Tive momentos de terrível depressão, e muitos impulsos de gritar. Como uma sombra, o mêdo estava sempre em meu pensamento. Minha gravidez progrediu e finalmente chegou a época do curso. Iniciei-o com as mesmas ansiedades, imaginando se poderia armazenar energia suficiente para controlar meu mêdo e fazer o que fôsse necessário. Eu tinha muitas dúvidas, o que a minha monitora pode confirmar. Mas lutei àrduamente, fiz o que me mandaram e segui, com o maior interêsse, as aulas do médico.

Justamente quando fui ver o filme, tive outro terrível ataque de depressão, o último. Foi cêrca de um mês antes do têrmo; sùbitamente a confiança, conquistada com tanta dificuldade, abandonou-me. Aconselharam-me a não ver o filme, mas algo fêz-me ir. Arrisquei-me: ou isso me aniquilaria ou me faria muito bem.

E fêz-me muito bem. Eu, que não suportava ver uma injeção, fàcilmente agüentei a visão dêsse parto, porque era evidente qué a mulher não sofria.

Daquele momento em diante tudo mudou para mim. Meu terror desapareceu. Era excelente o meu humor nos últimos quinze dias de gravidez. E chegou então o grande dia, 9 de novembro. À 4,30 da manhã despertei e não consegui mais adormecer. Pensava calmamente na parto próximo, quando às 5,30, senti as primeiras contrações. Eram completamente indolores. Esperei mais de uma hora, ainda deitada, para poder estudá-las. Sua irregularidade (dez, cinco ou quinze minutos) surpreendeu-me. Levantei-me, porém, para estar pronta para o que acontecesse, lavando-me e vestindo-me com uma calma que me deixava atônita. Meu marido levou-me então para a Maternidade, onde me examinaram às dez horas. Não havia dilatação alguma e mandaram-me voltar para casa. Não estava tendo mais contrações.

As únicas dores que tive, causou-as a minha inabilidade ao tomar o enema prescrito (lavagem intestinal)(71). Tive algumas dores intestinais porque injetei um pouco de ar, mas passaram ràpidamente e continuei a tricotar. Depois almocei bem, e recebia a visita de uma amiga, durante a tarde. Não houve nenhum outro sinal de advertência, exceto a saída da rôlha mucosa. Cêrca das 17,30, as contrações retornaram com mais fôrça. Deitei-me na cama e tricotei tranqüilamente. Durante a contração fiz a respiração acelerada, que fazia cessar qualquer sensação desagradável. Falhei uma ou duas vêzes em sincronizar a contração e a respiração, e notei que então tive dor. Entre as contrações relaxava bem, e respirava profundamente.

---

(71) No Brasil, a lavagem é aplicada na Maternidade, porque serve de estímulo às contrações e, limpando os intestinos, esvaziam a pélvis. (N. do T.)

Fui para a Maternidade com meu marido. No táxi pus os pés no assento dobradiço e — para grande surprêsa minha — permaneci parada, completamente relaxada e calma.

Cheguei à Maternidade às 20,35. Examinaram-me, e eu inocentemente perguntei à parteira se o parto já se iniciara. Para grande surprêsa minha, disse-me que já havia quatro dedos de dilatação e que èra tempo de chamar o médico e a monitora.

Enquanto os esperava, a membrana foi rompida e as contrações tornaram-se imediatamente mais fortes. Continuei a respiração acelerada, intercalando-a com a respiração profunda, e permaneci calma. O médico e a monitora chegaram logo depois e iniciou-se o período expulsivo.

Comecei a fazer fôrça de acôrdo com as instruções. Tive que fazer maiores esforços porque surgiram algumas pequenas dificuldades. O dorso do nenê estava à direita, a cabeça era muito grande, e o ligamento do lado direito da pélvis muito duro. E também eu não sentia vontade alguma de fazer fôrça.

De qualquer modo, fiz o melhor que pude, de acôrdo com o que me ensinaram, embora houvesse cometido, inicialmente alguns erros de respiração. Foi preciso que o médico me ajudasse com o fórceps. Mas ainda dessa vez não senti dor. A única coisa desagradável foi ter que fazer fôrça, realizar êsse grande esfôrço muscular, e suportar e exasperação resultante. Às 21,15 o nenê nasceu, uma hora e meia após a minha chegada à Maternidade. Quase não senti a expulsão, que eu antes imaginara uma carnificina. Senti apenas a distensão indolor dos tecidos. Permaneci completamente consciente até o fim, e fiz cuidadosamente tudo o que foi necessário.

Apesar do emprêgo do fórceps, não houve dilaceramento, nem qualquer prejuízo para mim. Fui capaz de dar à luz sem dor e guardar lembranças extraordinárias dêsse acontecimento.

As conseqüências psicológicas da ausência de sofrimento são muito importantes. Eu, que pensava na chegada de um bebê como uma calamidade, e que não tinha instinto maternal porque, agora compreendo, tinha mêdo do sofrimento; eu, que pensava até não poder gostar da criança, estou contente de tê-la. Além disso, sinto-me livre de uma obsessão, não temo outra gravidez.

Ajudou-me grandemente o apoio de meu marido. Êle também acreditava no valor do método, e me ajudava a fazer os exercícios. Durante o parto permaneceu completamente calmo, e isso fortaleceu minha própria determinação.

Agradeço, do fundo do coração, ao médico e à minha monitora, Sra. D., cujos conselhos foram muito valiosos. Sei que se tivesse dado à luz por outro método, o pânico se apossaria de mim e me tornaria incapaz de controlar o mêdo.

Sra. Le Flem. Idade: 27 anos. Secundípara. (O primeiro, morto). 3 de fevereiro de 1954. Menino — 3,250 kg.

No dia 3 de fevereiro dei à luz sem dor, sim, sem dor. Mas as palavras são inexpressivas para contar tudo que acabei de passar! Foi uma aventura maravilhosa, o aprendizado para êsse parto, e agora que Alan nasceu sinto que passei num exame difícil. Venci uma batalha que a princípio julguei não poder empreender. É um pouco como a incerteza a respeito de um atleta que termina como campeão.

Há apenas dezessete meses nasceu Yves, nosso primeiro filho. Nós o perdemos quando tinha quatro dias de idade. Nasceu com uma hernia umbilical; tentou-se uma operação, que falhou. Foi um choque, e eu me sentia ainda afetada pela perda quando engravidei novamente. Era preciso que eu fôsse descondicionada de meus temores e ansiedades sôbre a saúde de nosso segundo filho, e, também de tôdas as lembranças terríveis de meu primeiro parto. Eu ficara quarenta e oito horas sòzinha num quarto da Maternidade, com um parto que não progredia. Finalmente, após a indução da dilatação, houve episiotomia, fórceps e anestesia. Após tôdas essas dores, perder meu filho! Foi um pesadelo que me atormentou por muitos meses. E, além de tudo, sou de temperamento nervoso.

Depois, uma de minhas primas, que tinha recentemente experimentado com sucesso o parto sem dor, conseguiu convencer-me. No início da minha segunda gravidez fui ao médico. Devo ter causado má impressão nessa primeira visita. Contei-lhe, entre lágrimas, o meu primeiro parto e a perda de nosso pequeno Yves, que tanto queríamos. Senti que êle tinha dúvidas a meu respeito, embora eu agora saiba que tôdas nós lhe merecemos confiança. Eu era, porém, má paciente, desde o início.

Hoje, tal como o fazem milhares de mães felizes, eu grito: "Vitória". Venci, apesar de minha hipersensibilidade mental; mais uma vez se comprovou a eficiência do método. Freqüentei, acompanhada por meu marido, as aulas do médico e os exercícios da monitora. De cada vez, voltava enriquecida e transformada, descobrindo mais e mais as maravilhas da gravidez e do nascimento. Tornei-me mais confiante em mim mesma, com novas fôrças, e com esperanças que plenamente se realizariam no nascimento de nosso segundo nenê.

O nascimento foi como um sonho que se tornasse realidade. Estava tão bem preparada que desejava ardentemente passar pela experiência, ter a minha oportunidade. Aproximou-se o final sem que eu sentisse mêdo algum, ou dúvidas. Compreendia com exatidão o que aconteceria, e queria seguir conscientemente todo o curso do parto, tôda a fase de dilatação adaptando-me como aprendêramos — e chegar finalmente ao período expulsivo, o estágio mais maravilhoso. Dessa vez queria fazer meu bebê vir ao mundo!

E tudo foi bem, tal como o médico dissera. Eis a coisa maravilhosa do curso — é verdadeiro tudo que o médico ou a monitora dizem.

O médico nos avisara que havia um momento difícil — entre três dedos de dilatação e a dilatação total — quando as contrações mudam e vem a primeira necessidade de fazer fôrça! É verdade. O desejo de fazer fôrça é muito intenso e é preciso saber como adaptar-se a êle de maneira nova, pela respiração acelerada. A ajuda da monitora e de meu marido era justamente o que eu desejava, naquele momento. Eu sabia também que me dirigia para a sala de partos, aonde deveria encontrar o médico!

O parto foi muito rápido.

Desde segunda-feira apareceram algumas contrações, mas muito irregulares. Na terça-feira, tive dores lombares e me aborreci por dormir tão mal, sabendo que se aproximava a última etapa. Na noite de quarta-feira, as dores lombares tornaram-se regulares, e decidimos ir para a Maternidade, onde chegamos às 22 horas. A parteira examinou-me. (Seu exame foi muito delicado e havia muita diferença da minha chegada na outra clínica para o primeiro parto.) Informou-nos que o trabalho de parto apenas se iniciara, e o parto seria no dia seguinte. No entanto, fiquei na clínica, principalmente para que pudesse dormir.

Após uma injeção de "coramina-espasmaverina"(72) fui dormir sem preocupações, mas várias vêzes as dores lombares me despertaram. Durante a noite tomei outra injeção de espermaverina, e quando a monitora chegou, cêrca das 10 horas da manhã, encontrou-me ainda dormitando! Sentia-me feliz por haver o tempo passado tão tranqüilamente; no entanto o parto evoluíra, e quando realmente acordei estava com dois dedos de dilatação.

Imediatamente a Sra. D. e eu fizemos a respiração acelerada superficial. É muito importante para o êxito do parto sem dor ter ao nosso lado a monitora. Senti que ela me dirigia e me protegia. Transmitiu-me fôrça, pois era enérgica e ao mesmo tempo muito gentil. Por duas ou três vêzes, dei sinais de impaciência, querendo fazer fôrça apesar de ainda não ser hora, e recebi da monitora duas pequenas palmadas que me fizeram muito bem!

Senti, entretanto, que ela não estava muito descontente comigo. Durante o aprendizado, eu lhe dera algumas preocupações. No início, eu fazia mal os movimentos de expulsão e achava o relaxamento muscular muito difícil. Meu sucesso posterior, devo-o primeiramente à monitora, mas também muito a meu marido, que me supervisionou e fêz-me repetir os exercícios tôdas as noites.

A monitora ajudou-me a não recuar. Imediatamente as contrações tornaram-se bem fortes, e então uma suave massagem em meu ventre foi muito boa. Consegui ritmar minha respiração, assim como fazer algumas respirações profundas. Agi assim porque aprendera que não se iniciando a respiração no comêço da contração, esta pode se tornar dolorosa e criar um grave reflexo condicionado. Assim, entre as contrações tentei recuperar-me, relaxando tanto quanto possível. A Sra. D. deu-me também algo para beber, e refrescou-me com uma esponja úmida. Eu sentia muito calor e a minha bôca estava completamente sêca.

Às 5 horas da manhã, as membranas foram rompidas completamente sem dor; recebi, ao mesmo tempo, uma injeção de dolosal, devido à rigidez do colo do útero. Meu marido chegou cêrca

---

(72) Espasmaverina = é uma droga antiespasmódica, que se pode usar para ajudar a dilatar o colo e regular as contrações uterinas. Usam-se também: Demerol ou Espalmelgina.

das 11 horas. Sob a vigilância da monitora ajudou-me a adaptar a respiração, e cronometrou a duração e freqüência das contrações. Dali em diante, elas se tornaram cada vez mais fortes e mais próximas, com intervalos de dois minutos e duração de um minuto e um quarto, havendo algumas de quase um minuto e meio. O trabalho de parto progrediu ràpidamente. Havia três dedos, e em seguida quatro dedos de dilatação. Como já disse, achei difícil a transição de quatro dedos para a dilatação total, mas a respiração acelerada ajudou-me a prosseguir. Inacreditável, quanto eu desejava ir para a sala de parto! No decorrer das aulas, o médico estimulou-me a passar pela experiência do nascimento do meu nenê, o que eu aguardava com impaciência. Soube descrevê-lo — belo, rico em significado e cheio de emoção! Durante a expulsão, também é necessária completa adaptação, e agora compreendo porque sem ela o parto pode ser longo e muito difícil.

A felicidade de ir para a sala de parto! Um pouco semelhante à criança que na manhã de Natal vai olhar o sapato, sabendo que encontrará nêle algo nôvo e maravilhoso. Mas o quê, exatamente? Que surprêsa encontrará? Sentia-me em situação idêntica.

E não fui frustrada quanto a alegria ou a surprêsa. Experimentei um parto excitante. Ativa e cuidadosa, mas calma e relaxada quando necessário, senti meu nenê descer. Fiz fôrça, três vêzes e dei à luz. Lamentei haver desperdiçado uma vez porque continuei a respirar quando devia ter parado, mas me recuperei muito ràpidamente.

Lastimo sòmente uma coisa: não ter pedido uma injeção de cafeína que me estimulasse ainda mais. Queria estar ainda mais alerta e atenta durante a expulsão.

O extraordinário desta fase é o nosso condicionamento às palavras do médico! As palavras: "Inspire... Expire... Pare... Faça fôrça..." realmente me animaram. É surpreendente nossa habilidade em obedecer as palavras, e especialmente as ordens do médico: "Novamente... Mais... Mais...", enquanto fazemos fôrça!

Conforme prometera, o médico informou quando a cabeça alcançou o períneo: "O cabelo... a cabeça... a fronte, os olhos, tôda a cabeça, o primeiro ombro...", Tinha claramente ante meus olhos os quadros do filme que vira oito dias antes. O filme fôra indigesto para mim, pois fiquei muito chocada com as imagens. Percebo agora que êle representa uma parte básica do aprendizado, mais especialmente porque o vemos no final do curso, quando já estamos preparadas. É uma síntese e uma revisão.

É essencial relaxar completamente quando o médico diz: "Não faça mais fôrça"; consegui relaxar de tal maneira que nada senti quando o períneo se rasgou novamente. (Estava cicatrizado). Repito que não senti nada, e não tive dor em nenhum momento.

Alan nasceu às 13,75, e êles mo mostraram. Colocaram-no sôbre o meu ventre, mas antes disso senti seu pequeno braço sôbre mim. Depois, como tantas mães, dobrei-me para vê-lo e pegá-lo.

Eu me sentia tão feliz quando meu filho gritou pela primeira vez, tão feliz, que beijei a Sra C., a monitora. O médico se ocupava com o cordão e depois com a placenta e Alan tomava seu primeiro banho. Eu não me sentia cansada e tudo já havia passado! Eu vencera! O médico, a monitora e meu marido confiaram em mim, e eu não os desapontara. Mas da próxima vez... Não é surpreendente que já pense nisso? Quero fazer ainda melhor.

Meu marido, de avental branco, estava ao meu lado na sala de parto; eu precisava dêle. Seus olhos estavam brilhantes de lágrimas quando Alan nasceu. Êle também deve ter experimentado essa alegria única. Ajudou-me a treinar e fêz-me crer no sucesso. O parto sem dor, nós dois juntos o conquistamos -- e dêle saímos enriquecidos. Vivemos momentos inesquecíveis sempre bons de recordar. O doutor nos dissera isso também. "O marido deve participar do nascimento e estar presente a êle."

Um ponto muito importante. No início da manhã, quando mal começara a dilatação, tive a felicidade de receber uma visita, completamente inesperada, do médico. Foi um estímulo, porque êle me disse mais ou menos severamente: "Você compreende, não é? Não deve pensar em seu primeiro parto." E de fato não o fiz durante todo o tempo. Eu fôra completamente descondicionada, e sabendo que meu bebê estava para nascer nem sequer pensei que êle poderia ser disforme, como o primeiro. O médico soube como infundir-me confiança e condicionar-me a esperar um nenê saudável e bonito. Jamais esquecerei o tom de sua voz ao dizer: "Um menino normal, completamente normal". Essa também é uma vitória. Vitória que devo ao método.

Minhas impressões? Para mim, ter tido um parto sem dor removeu as velhas idéias de sofrimento durante o parto. Tais dores foram aceitas por muitos séculos como uma fatalidade da condição feminina. Uma vez que êsses preconceitos foram desarraigados de minha mente e da de meu marido, falaremos com todos a respeito disso. Ao invés da submissão à dor, sabemos como ultrapassá-la pelo treino, e vencê-la naturalmente — com plena consciência e liberdade. É vitória nossa, êsse nascimento pertence a nós mulheres. Devemos conquistá-lo mas é um prêmio para o bebê e um prêmio para o marido. Entendi isso através do olhar de meu marido, que mostrava quão orgulhoso estava de mim.

O parto sem dor embeleza a maternidade porque um nascimento nessas condições é uma coisa maravilhosa! Não há mais mulheres retorcidas, inacessíveis, encolhendo-se, contorcendo-se e gritando nas camas. A futura mãe é digna, calma, relaxada, sorridente, mesmo durante os esforços. Tem o olhar claro, e pensa — não no seu próprio sofrimento — mas no bebê, que ela verá chegar ao mundo, e naqueles que estão ao seu lado.

Não me venham dizer que com êsse método alguém possa amar menos o bebê! É impossível! Embriago-me de felicidade quando contemplo nosso pequeno Alan. Êle me fascina. Sinto dentro de mim, profundamente, uma suave paz, como depois de um trabalho bem realizado. Isso porque é necessário trabalhar para ter êxito. Fôrça de vontade, entusiasmo, perseverança e confiança — eis as qualidades necessárias durante o aprendizado, e ao chegar a hora, muito autocontrôle e concentração.

Embora eu pareça culpada de orgulho, posso considerar meu parto sem dor como uma vitória sôbre mim mesma, que sou tão inquieta e impressionável! Já me sinto mais forte. Descobri um nôvo "eu". Tôda mulher que experimenta o parto sem dor encontrará em si mesma novas e ignoradas possibilidades.

O parto por êsse método é verdadeiramente um incomparável despertar.

Nota: Como católica, desde o início tive escrúpulos em treinar-me pelo método. As terríveis palavras: "Parirás em dor" não implicam uma obrigação? Não iria eu trair minha fé?

Aconselhei-me com meu confessor. Êle foi decisivo: "Não se preocupe" — disse-me. Você dará à luz sem dor, por um processo natural, o que não exclui tôdas as dificuldades morais, cansaços e preocupações que a educação da criança trará. Também isso está contido no significado da profecia cristã, "Parirás em dores". E acrescentou, porque sabia do método: "Terá seu filho na alegria, e tôda a alegria verdadeira a leva para Deus e O glorifica".

Para a felicidade dos católicos, há pouco tempo tôda a Igreja adotou — e não podia deixar de fazê-lo — posição favorável diante do parto sem dor.

Sra. Jouhaud. Idade: 30 anos. Terceiro filho. 18 de abril de 1955. Menina — 3,050 kg.

Às 3 horas da manhã, do dia 18 de abril, eu trouxe ao mundo, na verdadeira acepção da palavra, minha terceira filha. Meus primeiros dois filhos têm cinco e quatro anos de idade. Nos meus partos anteriores passei duas horas gritando como um animal selvagem, e depois deram-me anestesia. Quando acordei, apresentaram-me um nenê enrolado em sua fralda, lavado e vestido. Naturalmente, eu me sentia muito contente em segurá-lo; contemplava-o, no entanto, com o desapontamento oculto de não haver participado de seu nascimento, e com um indefinível sentimento de vazio, devido à lacuna no tempo.

Quando apareceu na França o parto sem dor e se publicaram nos jornais os primeiros artigos a respeito, senti logo meu interêsse despertar e devorei a publicação que o *Regards* dedicou ao assunto. Desde então li com prazer e interêsse crescente tôdas as informações que consegui aqui e ali, procedentes da clínica do Dr. Lamaze ou de seus colegas.

Em agôsto de 1954, fiquei grávida. Imediatamente avistei-me com uma amiga que experimentara o parto sem dor dois anos antes, e que me recomendou ao médico. Antes da primeira visita eu já me convencera do valor do método, e após alguns minutos de conversa estava plenamente confiante.

Tive poliomielite e ainda são visíveis as conseqüências do ataque que sofri em 1929, aos 5 anos de idade: paralisia quase completa da perna direita, grande atrofia muscular e óssea, devido ao uso de um aparelho ortopédico. Além disso, a bacia fôra afetada e apresentava considerável assimetria. O doutor não ocultou que eu poderia ter algumas dificuldades durante o parto (o pêso do nenê, mesmo algumas gramas a mais ou a menos, era importante) mas isso não me impediria, de modo algum, de trazer meu filho ao mundo, adequadamente.

Os primeiros três meses de gravidez foram um pouco desagradáveis, devido a náuseas quase constantes, mas depois tudo correu muito bem. As aulas do médico e o aprendizado prático com a Srta. H. cativaram-me. Trabalhei muito conscienciosamente e treinei com regularidade todos os dias.

Na noite de 13 para 14 de abril perdi as águas e tive algumas contrações, mas completamente irregulares. Logo de manhã meu marido levou-me para a Maternidade, onde constataram que não havia dilatação alguma. As membranas estavam apenas vazando. Permaneci nas imediações, a conselho médico, o dia foi muito agradável — almocei num restaurante, e à tarde fui ao cinema com meu marido. Tive algumas contrações, que pareciam regulares por algum tempo, e depois desapareciam. Não eram muito fortes e não tive dificuldade em controlá-las. O que me preocupava mais era sentir, ao mesmo tempo, dores fortes nos rins, e nada se poder fazer para aliviá-las. Elas me lembravam, muito desagradàvelmente, os partos anteriores.

Voltei à Maternidade cêrca das 18 horas e aplicaram-me uma injeção para apressar o trabalho de parto. Saí novamente com meu marido e voltei às 20,20. Tive algumas contrações mais fortes, quase regulares, mas que de nôvo se tornaram menos freqüentes. O exame mostrou que não houvera mudança, mas por precaução passei a noite na Maternidade. Na manhã seguinte as contrações haviam cessado completamente, e meu marido veio para me levar. Passaram-se os dias 15 e 16. Continuei a perder um pouco de água, e às vêzes tinha dores muito fortes nas costas. No domingo, dia 17, tive muito que fazer em casa, dar banho em minha filha, arrumar, cozinhar, etc., visto que nos dois dias anteriores ficara sentada a maior parte do tempo.

"As necessidades obrigam"; e, talvez, eu pensava, ocupando-me assim, as coisas se acelerem. Durante a tarde tive que interromper várias vêzes o que fazia para controlar uma contração.

Como elas não fôssem regulares, de modo algum, não me ocorreu ir à Maternidade. Às 17,30 fui com meu marido à cidade para votar, e mal tínhamos voltado quando as contrações começaram a vir regularmente. Preparei ràpidamente o jantar. Enquanto jantávamos elas apareceram cada cinco minutos. Eram 20 horas. Pus minha filha na cama, tomei um enema e partimos pouco depois das 21 horas. Telefonamos à Srta. H., que encontramos em casa. As contrações ocorreram cada cinco minutos, durante o percurso. Fiz a respiração acelerada com perfeito contrôle e não tive nenhuma dor uterina. Se não fôsse a miserável dor nas costas!

Uma vez na Maternidade, fui para a cama, e a Srta. H. e meu marido sentaram-se perto de mim. Eu estava perfeitamente calma e relaxada. Enquanto conversávamos deixei passarem duas contrações, mas não permiti que isso acontecesse novamente!

As contrações não eram muito características — o útero permanecia duro e não relaxava no intervalo delas. Assim, era a dor nas costas, contínua e mais forte a cada uma das contrações, que me permitia defini-las. A Srta. H. acentuou, com massagens suaves na região inferior do meu abdome, o alívio que eu obtinha pela respiração acelerada. Às duas horas da manhã as contrações vinham com intervalos de três minutos. Eu começava a sentir-me cansada e oprimida pelas dores ósseas. Fiz esforços extraordinários para me controlar e evitar tornar-me tensa. Meus dois observadores não relaxaram a sua atenção, e apeguei-me aos cuidados e às vozes dêles. Depois das 2,30 da manhã fui levada para a sala de parto. A expressão do Dr. R. — tão agradável e calma, apesar de haver terminado seu segundo parto animou-me, porém não por muito tempo.

Após dois esforços meus no período expulsivo, o doutor declarou: "A Sra. não será capaz de expulsá-lo. A cabeça não está nada fletida e tenho que girá-la. Depois, tudo irá bem." Durante a rotação desisti por alguns minutos. Fiquei tensa; como resulado tive uma dolorosa câimbra em uma das pernas, e gritei. Gritei apenas uma vez mais. Ouvi imediatamente a voz do médico, firme, calma e bondosa. "Pronto. É sua vez, agora. Inspire, expire, inspire, pare, faça fôrça". Eu estava recondicionada. Colaborei, e em três ou quatro esforços a cabeça apareceu. "Outro esfôrço para o ombro", e senti um pequeno braço quente em minha coxa. Levantei-me e vi minha filha. O médico terminou o parto e a pôs sôbre o meu ventre: "Aqui está sua filha". Percebi quão extraordinário era aquêle momento, mas as palavras não têm poder suficiente para expressar nossos sentimentos.

201

Cêrca de dez minutos mais tarde a placenta foi eliminada muito fàcilmente, e levaram-me de volta para o quarto. Meu marido foi embora; êle não me deixara por um minuto, e nos momentos difíceis sua presença foi particularmente preciosa. Sua completa calma foi um dos fatôres que me ajudaram a colaborar ràpidamente.

Antes de dormir revivi as horas que acabara de passar, e naturalmente perturbei-me por ter perdido o contrôle por um minuto. No entanto, dominava-me a alegria de ter dado à luz minha filha, por meus próprios esforços.

No dia seguinte, o Dr. V. e o Dr. R. asseguraram-me que fôra a forma de minha bacia a responsável pelos maus momentos e que eu me conduzira muito bem. Ambos foram maravilhosamente bondosos, mas me parecia que eu poderia ter feito melhor. Minha filha pesou 3,050 kg, e os outros tinham 2,550 kg e 2,850 kg. Conforme o que o Dr. V. me dissera, ela era ligeiramente grande para minha bacia.

Foi assim que eu passei pelo teste do parto sem dor. Brilhantemente? Não. Com sucesso? Sim. E se tiver que passar mais uma vez por êle meu desejo mais forte será obter distinção. Desejo acrescentar ainda uma coisa. Ocupei um quarto com dois leitos. No dia seguinte entrou uma mulher, primípara, com 42 anos de idade, cujas contrações vinham cada quinze minutos. Ela começava a achar as contrações muito difíceis de suportar, quando lhe expliquei como deveria relaxar e respirar. Eram cinco horas da manhã. Até às dez horas, as contrações se sucediam com intervalos de cinco minutos, e duravam muito tempo. No entanto, ela conseguiu controlar-se muito bem, considerando-se que não fôra treinada. Ajudei-a da melhor maneira possível, falando-lhe e encorajando-a, ao mesmo tempo que respirava com ela. Finalmente não lhe foi possível controlar-se. Levaram-na para a sala de parto e anestesiaram-na para o nascimento da filha. Ela ficou muito grata pelo meu auxílio, que a possibilitou agüentar por cinco horas, e se tiver outro filho, fará o aprendizado do parto sem dor

Nota do pai:

Desejo acrescentar meu testemunho ao de minha espôsa. Acho muito importante para o sucesso do parto sem dor que o marido não esteja ausente, ou se reduza a um simples espectador, mais ou menos émbaraçado e aborrecido. Nos dois partos anteriores de minha espôsa, fugi, literalmente, da maternidade, quando ela começou a gritar mais do que um animal. Desta vez, juntamente com minha espôsa, freqüentei o curso todo: as aulas do médico e a parte prática dada pela parteira. Tentei ajudá-la a fazer os exercícios diàriamente, e discutimos os artigos de revistas ou os livros que líamos sôbre o método psicoprofilático.

O que mais me surpreende, ao fazer um retrospecto, é a calma com que, no dia, fomos para a Maternidade. O percurso era de cêrca de vinte quilômetros na região suburbana de Paris, e raramente dirigi tão ràpidamente e com tanto autocontrôle. As contrações vinham cada cinco minutos e nós sabíamos que tudo corre ràpidamente nas mulheres multíparas.

Desta vez, minha espôsa levou seis horas. Fiquei com ela durante todo o tempo, ajudando-a a controlar as contrações e relaxar, quando a parteira tinha que sair. Houve quatro partos nessa noite. E quando o médico usou o fórceps para girar a cabeça do nenè, ajudei-o a recondicionar minha espôsa, que se tornara tensa e gritava. Não sei se poderia tê-lo feito se não tivesse freqüentado o curso. Sem o treino, talvez eu reagisse mal e pudesse ocasionar um fracasso, como acontece algumas vêzes com o parto sem dor nos países em que há oposição da família.

Não sei se teremos mais filhos. Em todo o caso, o nascimento de Sylvie será a lembrança mais comovente de minha vida. É o primeiro nascimento de um dos meus filhos em que me senti feliz e em completa harmonia com minha espôsa.

Sra. Youenou. Idade: 25 anos. Secundípara (primeiro, morto). 7 de abril de 1954. Menino — 3,600 kg.

A lembrança do primeiro parto me acompanhava no início da minha segunda gravidez. Êle fôra conduzido, como de costume, com injeções, anestesia e fórceps. O nenê nasceu com dois sinais nas têmporas e morreu três horas mais tarde. Após o exame de laboratório, constataram uma anormalidade no sangue. Meu marido tinha Rh positivo e eu negativo, o que nos preocupou muito a respeito de outra gravidez, apesar de desejarmos muito um filho. A conselho de um colega, entusiasmado pelo parto sem

203

dor e sem anestesia de sua espôsa, e que fôra acompanhado pelo doutor ..., meu marido resolveu consultá-lo. Sou muito nervosa, mas a primeira visita ao consultório do médico tranqüilizou-me. Durante os meses seguintes fiz exames regulares de sangue no Hospital Santo Antônio, e visitas mensais ao médico. Estas infundiram-me confiança. No sexto mês de gravidez começaram as aulas com a monitora — exercícios respiratórios para cada fase do parto, exercícios físicos para relaxar os músculos e para fazer fôrça na expulsão. Os exercícios deviam se repetir tôdas as noites. Eu não parecia muito apta ao relaxamento muscular a essa lacuna em meu aprendizado me preocupava. As respirações rápidas e profundas progrediam.

Na tarde de 6 de abril, após minha última visita ao médico, senti a primeira contração — sinal de início do parto. Informei meu marido e esperamos, comportando-nos normalmente. Dormimos até as duas horas da manhã. As contrações eram um pouco mais próximas, mas eu não sentia dores e estava completamente relaxada. Aquilo que me preocupara tanto acontecia sem nenhum esfôrço. Dormi até de manhã, quando comecei a respiração mais profunda entre as contrações. Pareceu-me então que já seria hora de ir para a Maternidade.

Às 11 horas, mais ou menos, na sala de parto, a parteira constatou que a dilatação já alcançara três dedos. As contrações seguiam-se regularmente e sem dores. A respiração auxiliou-me durante todo o tempo. A monitora e o médico chegaram. Após as membranas terem sido rompidas, as contrações vieram mais freqüentemente e chegou a hora de iniciar a respiração rápida. Fui ajudada pela monitora, que me disse o que fazer, e que me ritmou, à medida que as contrações aumentavam. O médico controlava o progresso do parto. Quando me disse: "Daqui quinze minutos o nenê terá nascido", não acreditei, porque me sentia muito bem.

Pouco depois, tive um premente desejo de fazer fôrça e o médico preveniu-me "Ainda não". A respiração acelerada ainda me auxiliava, mas a vontade de fazer fôrça aumentava. "Inspire, pare, faça fôrça". Eu o fiz duas vêzes, àrduamente. "Respiração acelerada". Senti o nenê escorregar. E então: "Veja seu filho". Meu filho, ainda completamente azulado, estava sôbre meu ventre. O médico amarrou o cordão, e uma parteira tirou-o para lavar e

204

pesar: 3,600 kg. Era um menino grande. O períneo, que fôra sèriamente prejudicado no meu primeiro parto, agora só ligeiramente se rompera. Um ponto foi suficiente.

Surpreende-me ainda a rapidez de tudo e a atmosfera de confiança na sala de parto. Eu não sentia nenhum receio. Sabia exatamente o que faziam o médico e seus colaboradores, pois uma aula de revisão preparara-me para isso. E agora que conheço o método, sòmente dessa maneira darei à luz.

Uma nota do marido:

Na noite do dia 6 de abril, ao voltar do médico, Jacqueline sentiu as primeiras contrações ligeiras, prenunciando o parto Nada fizemos de diferente. Ela dormiu até às duas horas da manhã, quando as contrações se tornaram mais evidentes e regulares. Continuaram da mesma maneira, e ela dormiu despreocupadamente. Seu moral era o melhor possível. Durante a gravidez houve a determinação de reduzir a reação emocional mais importante da minha espôsa — a ansiedade gerada pelo fracasso de seu primeiro parto (dezoito horas dolorosas após as quais o nenê morreu) e sua vaga obsessão pelos fatôres sorológicos. A devoção do médico pela futura mãe seguia os moldes da melhor medicina hipocrática.

Ao chegarmos à Maternidade, cêrca das onze horas, Jacqueline estava com três dedos de dilatação. Respirava profundamente durante cada contração. Nesse intervalo, conversei com ela sem lhe fazer perguntas. Estava muito calma, mental e fisicamente, apesar da noite mal dormida. Senti que estava tão confiante quanto uma criança que tem certeza de saber sua lição. Empregava seu aprendizado — oxigenação normal profunda — como um atleta antes do esfôrço, e relaxamento. (Eu me preocupei um pouco, nesse ponto). A parteira vinha regularmente ver os resultados. Quando o colo se dilatou, o médico rompeu a bôlsa, o que tornou as contrações mais fortes e mais freqüentes.

Jacqueline praticava a respiração ràpidamente. A monitora, Sra. C., estava lá, e realizava-se o misterioso fenômeno de transferência. Jacqueline confiantemente se entregou à monitora que passou a controlar o trabalho. Para evitar a perda de fôlego, usou a máscara de oxigênio. "A contração está começando. Respire normalmente. Inspire. Expire..." Enquanto a monitora dirigia o ritmo e guiava Jacqueline, fazendo também a respiração acelerada, sua mão trabalhava e massageava o períneo de minha espôsa. Ela contou-me mais tarde que isso ajudou muito.

Às 11,50, mais ou menos, as contrações eram muito fortes. Satisfazia ver como Jacqueline exercia o contrôle, sem pânico, nas contrações. Fisiològicamente a necessidade de oxigênio foi satisfeita, e suponho que com a respiração acelerada a sensação dolorosa se retardou. Por essa razão esperei que ela gritasse. "O nenê está fazendo pressão no reto", disse a monitora. A calma e autoridade da Sra. C. impediram minha mulher de fazer fôrça, como queria.

Era meio-dia. O médico estava ao pé da mesa. "Está doendo", disse Jacqueline. "Inspire, pare, faça fôrça..." comandava a monitora. Duas vêzes. O nenè saiu sùbitamente, mas Jacqueline foi a única que não o viu.

"Veja seu filho", disse a Sra. C., e colocou-o sôbre seu ventre, ligado pelo cordão umbilical, cujo tamanho me surpreendeu. Ela sorriu para o filho, fortalecida pelo prazer da maternidade. A saída da placenta foi fácil. Nossa equipe separou-se, todos saíram. Jacqueline repousou.

Embora fàcilmente impressionável, eu quis estar presente a todo o parto. Nada de assustador aconteceu — nada mais do que um processo natural, conduzido por assistentes médicos competentes, bondosos e humanos.

Mulheres com Conhecimentos Médicos

Pode parecer surpreendente dedicar uma secção a relatórios de partos de médicas, espôsas de médicos, parteiras e mulheres que pratiquem profissões médicas auxiliares. Fazemos isso por duas razões principais:

1. Tais relatórios têm um significado diferente do das outras mulheres. Têm mais autoridade como afirmações sôbre o valor do método.

2. Êsse é um grupo de mulheres difícil de treinar. Tôdas tem conhecimento médico, e comumente conhecimentos obstétricos. Lembram-se de seus cursos nos hospitais, onde não se usava o parto sem dor, que lhes parece impossível, quase inconcebível. É preciso que façam um esfôrço muito grande para esquecer seus conhecimentos sôbre o assunto. Uma mulher que se submete à instrução e ao aprendizado, e esquece sua profissão, pode alcançar sucesso como qualquer outra. Desde, porém, que ela não se disponha a estudar o método como uma aluna comum, arrisca-se a um fracasso.

O parto sem dor não se reserva a tipos específicos de mulheres. A espôsa intelectual, tanto como a operária, podem se beneficiar, contanto que trabalhe com igual aplicação.

As mulheres se ajudam recìprocamente durante o aprendizado Interessam-se uma pela outra, e tentam especialmente auxiliar as que têm maiores dificuldades. Tal colaboração é sempre valiosa.

Finalmente, quão persuasiva pode ser uma doutora, uma vez que tenha tido experiência! Ao falar com outras mulheres ou com suas colegas, sabe melhor do que ninguém como explicar e convencer.

Relatório da Dra. B., uma médica:

Entrei em contato com a equipe do parto sem dor por intermédio de uma das minhas pacientes. Era uma mulher jovem e neurótica, com agorafobia(73) que dizia muitas vêzes, desde o início do casamento, não desejar filhos porque tinha muito mêdo das dores do parto. O parto poderia afundá-la numa psicose irreversível ou, ao contrário, retirá-la de seu estado da apatia, passividade e indiferença pela vida. Eu confiava principalmente no aprendizado psicológico, com a presença constante de uma monitora ou médico durante o parto.

O treino psicológico não foi perfeito. Aconteceu que minha paciente freqüentou as aulas coletivas dadas pela monitora e não se estabeleceu a intimidade que eu desejava para ela. Ela se sentia particularmente assustada pelo esfôrço físico que teria que fazer e sôbre o qual muito se insistia. Na ocasião, ela não tinha energia nem para levantar uma caçarola cheia de água. Preveni a monitora e pedi-lhe que estivesse presente desde o início do parto, porque eu temia um desastre.

Estive presente durante todo o parto. O trabalho foi muito rápido para uma primípara — seis horas. Durante o tempo todo, apesar de usualmente fraca, inquieta e lastimosa pelas menores coisas, minha paciente permaneceu perfeitamente calma e relaxada. Disse-me que as contrações quase não eram dolorosas, com a respiração acelerada. Apenas desejava saber se "as dores não se tornarim piores".

A dilatação era quase completa. Durante a expulsão, chocou-me a mudança de seu comportamento. Fazia fôrça árdua e enèrgicamente seguindo exatamente as instruções do médico.

A única nota falsa foi sua repulsa quando viu o nenê. Julgo que isso foi uma das conseqüências do treino psicológico coletivo, que não a condicionou suficientemente.

---

(73) Agorafobia = Fobia de lugares públicos, de aglomerados. (N. do T.)

O resultado me pareceu sensacional, principalmente considerando que a monitora, devido a circunstâncias imprevisíveis, não pôde comparecer. De início eu e o marido da paciente, e depois o médico guiamos a minha paciente.

Saí da sala de parto completamente desconcertada. Não ouvimos gritos ou gemidos. A lembrança do meu próprio parto contribuía para aumentar minha surprêsa.

Fôra há quinze meses, em maio de 1953. Eu não estava inquieta; desejava o nenê. A gravidez havia sido normal, a apresentação era boa, e o médico prometera-me uma boa anestesia com gás hilariante, logo que estivesse com três dedos de dilatação.

O trabalho de parto foi muito longo (vinte e quatro horas). Começou com contrações pequenas e não muito dolorosas por oito a nove horas; depois elas se tornaram mais freqüentes e mais fortes.

Havia no momento dois dedos de dilatação. Eu me mantinha calma no intervalo das contrações; impacientava-me, porém, durante as dores, que se irradiavam fortemente na região lombar. Recebi, nessa altura, a primeira injeção de espasmalgina. As dores tornaram-se um pouco menos intensas e mais espaçadas. Tomei outra injeção de espasmalgina quatro horas mais tarde. Havia quase três dedos de dilatação, e eram duas horas da manhã.

Levaram-me para a sala de parto, e o anestesista começou a dar-me o gás hilariante durante as contrações. Na primeira dor, tudo correu bem, eu estava aliviada, apenas vagamente consciente de uma tensão abdominal desagradável. Foi quando o anestésico deixou de agir. Comecei a me inquietar, especialmente porque temia o efeito maléfico de uma anestesia prolongada sôbre o bebê. Perdi todo o contrôle, eu, que me orgulhava de meu poder de resistência. Comecei a gritar e a lutar tão desesperadamente que meu marido teve que me segurar. Meu estado, penso, foi devido a várias causas. A ação parcial e insuficiente do gás hilariante, sôbre a córtex, libertou os centros subcorticais, e à intensa dor se acrescentou a inquietação de o anestésico não estar agindo, e a preocupação por estar sòzinha com meu marido. A parteira se ocupava com outro parto.

Às 5 horas da manhã a parteira telefonou para o médico, avisando-o de que o trabalho não progredira muito e eu estava impaciente. Romperam-se nessa ocasião as membranas. Avisaram

209

o médico e êle achou que o trabalho progrediria mais ràpidamente.

Por mais duas horas lutei sob a máscara, em gritos contínuos. Incapaz de suportar a situação, meu marido exigiu que a parteira telefonasse para o médico. Às sete horas, aproximadamente, senti que as dores estavam mudando e reconheci as dores expulsivas. Eu queria fazer fôrça, mas a parteira estava ocupada noutro lugar e o anestesista pediu-me que esperasse. Tentou, sem resultado, mais anestesia. Essa cena de *Grand Guignol*, eu aos gritos, lutando e fazendo fôrça de maneira completamente descontrolada, meu marido segurando-me e o anestesista sem saber o que fazer, durou cinqüenta minutos. Depois, após dois chamados telefônicos, o médico finalmente chegou. Adormeceram-me então profundamente; quando acordei, meu primeiro pensamento foi descobrir se meu filho chorara imediatamente, e se não seria um mongol. Fiquei prostrada o dia inteiro, exausta, não tanto pelo trabalho, mas pela impaciência e inquietação que se apossaram de mim durante tôda a noite.

Descrevi meu parto com todos êsses detalhes para mostrar como meu marido e eu — que queríamos logo um segundo filho — estávamos hesitantes com a perspectiva de um segundo parto semelhante. Li alguns artigos sôbre o parto sem dor e sôbre o método Pavloviano, mas não tinha idéias pessoais sôbre o assunto. O parto dirigido com anestesia espinhal parecia-me muito interessante para a mãe, mas perigoso para o filho.

Quando assisti ao parto da minha paciente, eu estava no quinto mês de gravidez. Decidi-me.

Insisti em seguir escrupulosamente o treinamento completo, tanto com a monitora como com o médico. Nada aprendi de nôvo, porque li tudo que havia sôbre o parto sem dor e conhecia a fisiologia de Pavlov, mas o aprendizado conservou-me espiritualmente bem disposta. O parto deixou de parecer um pesadelo e revelou-se uma experiência excitante de que eu poderia participar ativamente. O trabalho de parto seria um verdadeiro esfôrço ao qual eu me adaptava progressivamente. Haveria diferentes fases e me ensinaram a parte que me caberia em cada uma delas.

O trabalho de parto começou no dia 21 de julho às 5,45 da manhã, com uma sensação indefinida de dor na bacia. Às seis horas senti uma nova tensão, uma contração realmente dolorosa

210

que durou alguns segundos. Às 6,15 senti nova contração. Eu a esperava — fiz a respiração profunda, e massagem suave na parte inferior do abdome. Considerei que essa contração fôra menos dolorosa que a anterior. Daí em diante, as contrações seguiam-se mais próximas — com intervalos de dez, e em seguida cinco minutos. Não era mais necessária a respiração profunda; fiz, portanto, a respiração acelerada, porém, em' más condições, pois me levantara para tomar banho de chuveiro e vestir-me. Saímos de casa às sete horas. Nos poucos metros que nos separavam do carro, senti uma contração muito longa e dolorosa que a respiração acelerada não controlou, devido a eu estar de pé. Pude avaliar bem a ajuda da respiração quando, estando no carro, tive três contrações, fàcilmente suportáveis, apesar dos solavancos. Na Maternidade, aonde chegamos às 7,15, as contrações tornaram-se ainda mais freqüentes. A parteira examinou-me ràpidamente e constatou três dedos de dilatação. Telefonou imediatamente ao médico, chamando-o. Fiz a respiração acelerada quase sem interrupção, porque as contrações eram ainda mais freqüentes e fortes. Nessa etapa passei por alguns minutos muito desagradáveis. Senti um forte desejo de fazer fôrça, e apesar das advertências de minha monitora, que estava lá para outro parto, impacientei-me.

As condições eram más: eu fiquei num sofá, pois as quatro salas de parto estavam ocupadas. O trabalho foi muito rápido; não tive tempo de adaptar-me ao ritmo das contrações. Finalmente, ainda devido à rapidez do trabalho de parto, atingi dilatação completa antes de o médico chegar. Êle chegou às 7,50 da manhã e finalmente pude fazer fôrça. Em quatro esforços, completamente indolores, a cabeça estava na vulva. Senti a cabeça movendo-se e distendendo o períneo, mas não senti dor alguma. Depois o doutor disse: "Relaxe agora", e ouvi-o descrever a aparição da fronte, nariz, queixo, e finalmente tôda a cabeça. Veio então um dos braços. Sorri porque o médico, esquecido de que sou médica e já vi muitos recém-nascidos, disse-me: "Lembre-se que êle é azulado." Foi então que vi o nenê e ouvi seu primeiro grito. A placenta veio também muito fàcilmente. Às 8,20 tudo havia terminado — o parto e a saída da placenta. Tomei uma xícara de chá e passei baton. Surpreendiam-me ainda a facilidade e alegria com que trouxera meu filho ao mundo. Telefonei aos meus pais uma hora mais tarde para comunicar-lhes o nascimento do neto.

Mesmo que o contraste entre êsses dois partos se devesse apenas ao ambiente, êles sem dúvida mereceriam comentários críticos.

Tratava-se, naturalmente, de um segundo parto e de um trabalho muito rápido Entretanto, todos os livros de obstetrícia dizem que as contrações uterinas se caracterizam pela dor. Embora eu não possa dizer que as contrações eram completamente indolores, achei-as perfeitamente suportáveis e não me impacientei nem gemi numa etapa em que fisiològicamente a contração atingia seu máximo. O único momento mau foi quando quis fazer fôrça, sem poder. Êsse período teria sido mais suportável se eu estivesse confortàvelmente instalada e tivesse o médico ao meu lado.

Um fato interessante e digno de nota é a rapidez do trabalho de parto, observado também com minha paciente e nos muitos casos clínicos que li, mesmo nas primíparas. Será resultado da respiração e relaxamento, ou do aprendizado nos dias que precederam o parto?

Seja o que fôr, acho que se deveria aplicar êsse método em tôdas as Maternidades. À vista dos resultados, é inconcebível a desculpa da falta de dinheiro ou de pessoal, ou a pretensão de que: "uma boa anestesia ou raquianestésico custa menos e trabalha da mesma maneira." Há a considerar, além da alegria que a mãe sente ao assistir a vinda do filho ao mundo, o fato de que o nôvo método é inofensivo, ao passo que não se pode assegurar o mesmo a respeito da anestesia.

O "primun non nocere", exigido hoje dos medicamentos patenteados, não deveria permanecer apenas como divisa de laboratório, e, sim, tornar-se o princípio básico da arte médica.

Sra. Dutilleul, ex-parteira. Idade: 29 anos. Primípara. 5 de fevereiro de 1954, Menino — 2,530 kg.

Como ex-parteira que deu à luz um filho — o primeiro, apesar de ter 29 anos — tive uma experiência de dois métodos diferentes durante o trabalho de parto. Posso ser objetiva no julgamento do valor do aprendizado para o parto sem dor e a necessidade de participação ativa no processo do nascimento.

Meu parto começou com a ruptura das membranas, seguida uma hora mais tarde pelo aparecimento de contrações com intervalos de vinte minutos. Três horas após a primeira contração, eu estava na Maternidade, e suportava fàcilmente as contrações, agora com intervalos de dez minutos. Pusera já em prática a respiração acelerada, que me parecia responder a uma necessidade, e que fiz mais fàcilmente do que durante o aprendizado. Não estava preparada para as contrações fortes, que vinham cada cinco minutos, depois das quatro horas da manhã, e as dores que tive que suportar fizeram-me compreender a necessidade de não permanecer passiva.

Das quatro até às oito da manhã, fiquei sòzinha na sala de parto. A parteira vinha de tempos em tempos, mas eu preferia ficar só. Mandei inclusive meu marido embora, porque pensou que conversando comigo me ajudaria. Não lhe pedira que fizesse o treino. Sòzinha, e inteiramente absorvida, durante quatro horas, em meu parto, surpreendeu-me o fato de poder me controlar tão bem.

Sentia-me relaxada, sem qualquer sombra de ansiedade. Parecia-me ter um tímido sorriso, como de *mezzo-soprano,* pelo menos era o que eu sentia. A pessoa fica muito orgulhosa por dominar a situação. As contrações uterinas tornaram-se freqüentes e mais fortes. A Sra. D. encontrou-me nessa situação e expliquei que não podia passar sem a respiração acelerada; esta parecia apagar o fogo das contrações.

Às quatro horas da manhã tomei uma injeção de espasmalgina. Não fêz efeito até as oito horas, mas então reagi bastante. No intervalo das dores caí numa espécie de sono comatoso, contra o qual não podia lutar, apesar do meu desejo de controlar as contrações e aprontar-me para elas. Às 8,30 o médico examinou-me e disse que a cabeça estava alta e a dilatação não seria fácil. Isso aumentou minha inibição. Nada havia de alarmante no que êle dissera, mas provava quão vulneráveis sòmos. Senti-me prostrada. Implorei-lhe que me acordasse porque eu me tornava consciente do meu estado apenas quando a contração estava no ápice, e psicològicamente isso era terrìvelmente cansativo. Um reflexo absoluto facilitou-me, entretanto, a prática da respiração

213

acelerada antes de a dor me acordar completamente. Graças a isso, a última fase de meu parto foi muito rápida, para surprêsa do doutor, da parteira e de meu marido. A expulsão foi a fase que mais me surpreendeu, também. Como ex-parteira, lembro-me do tempo médio que isso leva, e assim não podia acreditar nos meus ouvidos quando após três bons esforços e duas fôrças, que fiz mal, o doutor disse que a cabeça, e em seguida, a face, tinham aparecido.

O choque agradável do nascimento de meu filho removeu pelo menos a metade do meu incontrolável desejo de dormir. Os efeitos inesperados da espasmalgina foram atribuídos ao fato de anteriormente eu haver me tratado sòmente pela homeopatia.

Sou grata ao método que torna possível o parto sem dor, e aos médicos que fizeram extraordinários esforços para pò-lo em prática.

Confrontando os momentos em que pude usar o que aprendi e aquèles em que isso não foi possível, coloquei-me em posição para julgar o auxílio que o método representou para mim.

214

VI

Os Fracassos

O argumento de que não deve haver fracassos num método científico poderia ser vá'ido em assuntos matemáticos. Mas o ser humano é essencialmente mutável e recebe constantes influências do meio ambiente. Eis o motivo pelo qual há fracassos no parto sem dor. Longe de depreciar o método, êles fortalecem seus princípios. Aquêles que não entendem isso, não entendem o que é o parto sem dor.

Deve-se fazer uma distinção entre as várias causas de fracassos. Omitiremos as causas médicas e obstétricas. Cada médico pode explicá-las às suas pacientes antes do parto, para que saibam o que podem esperar do método. Há, porém, outras influências importantes capazes de levar ao fracasso.

As próprias condições podem ser imperfeitas e o treinamento, ruim ou incompleto. É possível que não haja na Maternidade equipamento para o parto sem dor, ou não esteja a unidade suficientemente separada do serviço comum de obstertícia. Uma mesma sala de parto para váriar mulheres criará uma atmosfera desagradável que lembra hospitais ou casas de saúde — o que sugere doença. O lugar do nascimento deve ser chamado de "Maternidade" e não deve se assemelhar a um hospital.

A falta de preparo ou a atitude hostil do pessoal é um elemento causador de dificuldades. No início tivemos oportunidade de observar isso. Muitas vêzes as alunas treinadas contaram-nos comentários adversos de elementos do pessoal do hospital ou casa

215

de saúde. "Você acredita no parto sem dor? Logo verá quando as dores piorarem." Ou — "Não se incomode com essas idéias estúpidas. Sei o que estou dizendo." Ou — "É sòmente sugestão, e você sabe que é perigoso."

Sabemos de tolices ainda maiores. "Você deve ter inclinação política para que dê resultado. Funciona melhor com os eslavos, mal com os ocidentais e não funciona de modo algum para as raças latinas."

Disseram ainda ao público que "o método é perigoso para a criança". No entanto, de acôrdo com as estatísticas, nenhum método produz melhores resultados. Críticos declararam inclusive que a psicoprofilaxia pode produzir sérios efeitos sôbre a psicologia das mulheres. Os testemunhos dêste livro refutam tais idéias. Uma parte — afortunadamente muito pequena — da classe médica exerceu uma influência adversa, baseada em atitudes absolutamente contrárias à ética médica. Alguns médicos negaram inteiramente o valor do método, o que lhes custa uma responsabilidade pesada. A oposição significou atraso no emprêgo no método e fator importante de alguns de seus fracassos.

Pessoas inexperientes usaram por vêzes o método. Não é possível improvisar o parto sem dor — deve-se estudá-lo e compreendê-lo profundamente. Forma inteiramente nova de educação, é preciso que nos coloquemos diante dela com a devida humildade, se quisermos usá-la adequadamente. Todo o experimentador que fizer variações de acôrdo com suas idéias pessoais causará dificuldades. Haverá sofrimento para as mulheres, as falhas aumentarão, e surgirá a dúvida ao invés da confiança. Se apenas as pessoas treinadas e convictas aplicarem o método, os fracassos não deverão execeder de 10%, e tal porcentagem deverá diminuir na medida em que nossos conhecimentos se aprofundarem.

FRACASSOS DEVIDOS ÀS PRÓPRIAS MULHERES

Embora se recrimine a mulher, nos fracassos, possìvelmente é o professor o responsável por não haver determinado suficientemente cedo o fator nocivo ao parto. Os poucos exemplos que seguem demonstram a instabilidade do equilíbrio cortical que tentamos completar. O fator determinante da falha pode ser antigo ou recente, ou ocorrer durante o próprio parto. Os estudos sistemáticos dos fracassos, e o paralelo entre as nossas conclusões e as da mulher, nos ajudarão a aprender cada dia mais e como resultado, reduzir as falhas.

A confiança é o principal fator do sucesso.

Sra. C Idade: 26 anos. Secundípara. 21 de abrir de 1955. – Menina — 4,050 kg.

Eu queria dar à luz a meu filho sem dor. "Queria" talvez não seja a palavra que eu deveria usar. Digamos, "esperava", Algumas vêzes acreditava poder fazê-lo, mas, outras, o mêdo do fracasso me paralisava. No último minuto desisti, embora tudo parecesse favorável — em particular as condições excepcionalmente fáceis de meu parto. O trabalho de parto começou às 3,30 da manhã, e o nenê nasceu às 6,32

O final de minha gravidez foi feliz, eu me sentia contente. muito mais ativa do que normalmente, acompanhando o renascimento da primavera. Acima de tudo havia a alegria da espera do bebê.

As coisas começaram a caminhar menos bem oito dias antes do nascimento. Eu estava nervosa, um pouco cansada, descontente, apesar de minha vida continuar tão ativa quanto antes. Teria sido melhor, talvez, não me avisarem que o parto poderia ocorrer antes da data prevista. Os últimos dias de espera me pareciam longos, eu estava impaciente.

Quando o trabalho de parto começou, logo de manhã, fiquei muito surpreendida e, a princípio, não acreditei. Receava estar errada, em todo o caso me sentia muito ansiosa, e não sei por que, de mau humor. Meu marido tentou animar-me, o que consegiu, em parte. Mas cada vez que havia oportunidade de me tornar ativa e de colaborar durante o parto, recusava-me a fazê-lo.

Aprontei-me muito cuidadosamente para sair, sem esquecer coisa alguma; isso me ajudou a acalmar-me e a esquecer um pouco de mim. Ao sentir contrações fazia a respiração acelerada, mas apenas uma vez consegui fazê-la perfeitamente. No entanto, durante as contrações mais fracas percebi quão efetivo era o relaxamento,

Na Maternidade fiquei sabendo que havia de três a quatro dedos de dilatação. Seria o caso de recuperar a confiança, pois o trabalho já se adiantara tanto, e senti que poderia consegui-lo. Foi durante as contrações, já com quatro dedos de dilatação, que perdi completamente o autodomínio. Uma onda de sensações idênticas às do meu primeiro parto invadiu-me, e em particular o terror da expulsão. Compreendi que se quisesse obter sucesso na fase mais interessante e comovente do parto, era êsse o momento de colaborar. Surpreendi-me ao descobrir quão fácil era. E contudo, porque estava zangada e desgostosa comigo mesma devido ao meu comportamento, refugiei-me no fracasso.

Pedi-lhe, doutor, que me anestesiasse, embora lembrada de que as mulheres que lhe solicitavam isso o desapontavam. Preferia o fracasso total a um meio sucesso. Senti-me infeliz quando pensei que o senhor realmente me adormecera, mas eu ainda ouvia vozes e recobrei consciência gradualmente. Estava ainda muito assustada, apesar da necessidade premente que senti de fazer fôrça. Fui levada a tentar tìmidamente, graças à sua insistência e encorajamento, e fiquei surprêsa de que resultasse algo, do meu esfôrço tão pequeno. Comecei a fazer fôrça novamente com um pouco mais de entusiasmo, apesar de sem convicção, e senti que o segundo esfôrço estava quase certo. Recusava-me a ver meu nenê nascer, porque estava amuada.

No entanto, não tenho mais receio da expulsão. Sinto-me pronta para recomeçar. O mêdo é inútil, pois não há dor. Trata-se apenas de uma questão de fôrça de vontade, de esfôrço, e é surpreendente e espantoso sentir o progresso do nenê; desde que você tenha começado a fazer fôrça, não pode parar.

Concluindo, creio que a irregularidade das contrações, desde o início, me tornou confusa. Os movimentos do nenê misturavam-se com elas, ou vinham entre elas e tive dificuldade em distinguir as contrações reais das falsas. Não aproveitei realmente os momentos de repouso.

Anne nasceu ontem. O dia foi desagradável, mas hoje sinto-me feliz. Estou bem, e apesar de não ter dado à luz completamente "sem dor", sofri muito pouco e isso mesmo eu poderia ter evitado. Quando o nenê nasceu eu estava consciente, o que seria impossível sem o seu auxílio. Êsse é um fato muito importante para mim. Não me importei muito quando fui anestesiada no nascimento do meu primeiro filho. Desculpei-me com o fato de ter a bacia muito estreita, conforme me informaram. Desta vez, depois de treinada, uma nova anestesia me teria feito sofrer moralmente. Compreendo quando o senhor diz que não falhei completamente.

Sra. M. Idade: 33 anos. Secundípara. 22 de outubro de 1955. Menino — 3,320 kg.

Tenho a reputação de pessoa bem equilibrada. Experimentei freqüentemente testes de personalidade — pois convivo com psicólogos — e sempre classifiquei-me acima do normal. É verdade que a maioria dêsses testes destina-se à investigação das anormalidades mais gritantes. Por outro lado, quatorze anos de vida na Inglaterra ensinaram-me, com moderação, o autocontrôle. Dêsse modo êle não criou em mim inibições, como acontece aos inglêses, praticantes de autocontrôle em larga escala, desde a primeira mamadeira.

O fracasso foi completo, apesar de tudo isso.

Antes do parto eu não estava ansiosa. Não o estivera igualmente, treze anos antes, no primeiro parto, do qual não me lembro bem. Freqüentei as aulas com interêsse, e fiz conscienciosamente os exercícios que a monitora me ensinou. Causava-me satisfação a idéia de tê-la ao meu lado. Minha espera era confiante — não duvidava de que tudo aconteceria como fôra predito. Eu ficava sòzinha em casa, meu marido estava no hospital, mas tinha o número do telefone da ambulância, e me ocupava muito. Continuei a trabalhar até o fim, e guiei meu carro até dois dias antes do parto.

As dores começaram no meio da tarde, muito insignificantes e irregulares. Eu receava ir muito cedo para a Maternidade, pois me lembrava da espera de vinte e quatro horas numa Maternidade, no nascimento do meu primeiro filho. Entretanto, obediente ao conselho médico, fui às 9 horas, aproximadamente. Às 9,30 estava com um dedo de dilatação. Cêrca das dez horas, as dores ainda eram irregulares, mas aumentavam, e comecei a respiração acelerada. Sùbitamente, quando a monitora chegou, às 11,30, as dores tornaram-se muito fortes. Percebi que não estava completamente relaxada. A Sra. X. reassegurou-me: "Isso irá". As con-

219

trações eram muito freqüentes, mas relaxei gradualmente e, prevenida pela monitora bem antes de eu mesma senti-las, podia controlá-las a tempo. Tudo prosseguiu muito ràpidamente. Creio que comecei a ter dores entre três e quatro dedos de dilatação; no entanto, as contrações nunca foram completamente indolores. Discuti comigo mesma continuadamente. Tentava relaxar, e quando no fim de uma contração procurava o braço da monitora, que segurava a máscara de oxigênio, fazia-o à procura de apoio moral. Nunca lhe agarrei o braço.

Às 12,30 da manhã, quando o médico chegou, tentei brincar, mas outra contração e uma dor intolerável encerraram ràpidamente minhas tentativas de humor. Estava muito zangada comigo mesma. Lutava contra algo que não podia entender, e que não deveria ter acontecido.

Estraguei parcialmente o parto, mas estava consciente da minha culpa, apesar de sentir que não era conscientemente responsável pelos acontecimentos da primeira parte do parto. Tive grande dificuldade em recomeçar a respiração profunda para a segunda fôrça durante uma contração, provàvelmente devido à posição meio-sentada, entretanto tão confortável para fazer fôrça.

Senti também agudas alfinetadas e agulhadas nas pernas devido à má circulação, o que me atrapalhou bastante.

Apreciei enormemente os comentários do médico durante a expulsão. Era como Georges Briquet(*) nos seus melhores dias. Achei êsses comentários esportivos muito encorajadores.

Êste é apenas um relatório preliminar. Desejo realmente compreender porque falhei. Estou certa que foi devido a causas psicológicas e que o único meio de melhorar as técnicas do parto sem dor é atender aos sintomas psicológicos das mulheres grávidas e ao seu comportamento durante o parto.

Sra. G. Idade: 26 anos. Secundípara. 17 de abril de 1954. Menino — 2,950 kg.

Não posso dizer que serei breve. As palavras parecem-me muito importantes, desde que permitem discussões, contatos, persuasões — ou exorcismos — se possível.

(*) Um comentarista esportivo bastante conhecido na França.

O parto conduz a mulher, quase sem transição, a um estado completamente diferente. Traumatizada, ela tenta, mais tarde, libertar-se de várias maneiras — confidências às amigas, reflexões solitárias, etc. Pediram-me um relatório. Contarei minhas cogitações das noites de insônia.

Não posso me referir ao segundo parto sem mencionar o primeiro. Foram completamente diferentes, mas constituíram para mim uma unidade. Comparei-os tanto!

Não foi realmente o mêdo do sofrimento que me levou a tentar essa experiência. As razões foram mais positivas e tornam minhas conclusões mais complicadas. Naturalmente eu encarava meu primeiro parto com apreensão; considerava, porém, que eu não era a primeira, nem seria a última, a atravessá-lo, e queria leva-lo a cabo. Em relação ao segundo parto, eu estava, de início mais otimista. Parecia natural que o "funcionamento" dos órgãos deveria tornar as coisas mais fáceis.

Eu não queria passar novamente pela experiência hospitalar os gritos das vizinhas, a luz me ofuscando os olhos, a comadre colocada sob mim, exarcebando as dores lombares, porque "quanto mais cansada a mulher, tanto melhor o trabalho" a rabugice das parteiras, "estimulantes" que me deprimiam, etc. Ainda assim tudo isso não foi tão ruim como os dez dias seguintes, "de môlho na cama", proibida de me levantar e abrir, um pouco que fôsse a janela, e o sentimento de ter sido reduzida a silêncio absoluto prêsa numa engrenagem desumana.

No outono, deparei com uma série de artigos em jornais e em várias revistas. Diferentes na extensão e nos argumentos que apresentavam, eram todos, no entanto, mais ou menos convincentes. Pareciam confirmar minhas próprias conclusões: seria necessário conduzir o parto de modo diferente. Mas as palavras não são suficientes, penso eu. Se quisesse lutar contra o preconceito teria que fazer mais. Decidi tentar, por mim mesma, a experiência.

Meu primeiro parto foi muito desconcertante, e começou três semanas antes do têrmo. Senti algumas dores súbitas, com intervalos longos, na sínfise púbica; depois, uma noite, durante o jantar, apareceram dores violentas — como de cólicas - e se tornaram cada vez mais freqüentes. No entanto cêrca das três horas da manhã, elas cessaram. Nada mais houve até a tarde seguinte

221

quando a mesma coisa recomeçou. Por precaução tomei Epanal, para acalmar-me. Na verdade não sei realmente por que o tomei. Mas foi em vão. Na manhã seguinte o médico diagnosticou dois dedos de dilatação. Cheguei ao hospital ao meio-dia, embora o parto não tivesse lugar antes da uma hora da manhã. Ouvi gritos completamente desumanos. Isso era muito perturbador, mas prometi a mim mesma não gritar, acontecesse o que acontecesse, não por orgulho, mas para não perder a fôrça, já comprometida pela falta de sono. Evidentemente, ficava exausta nos momentos cruciais. Não tinha fôrça para inspirar o trileno.(74) Disseram-me para respirar profundamente quando a dor fôsse forte, mas em tôdas as vêzes passava a oportunidade, e era inútil.

Faltava-me também energia para fazer fôrça. Eu prometera a mim mesma que veria meu nenê surgir, mas até me esqueci de que êle iria nascer. Confundia-me o desejo de não gritar. Experimentei um sentimento amargo de frustração, que sòmente a leitura ávida dos livros de obstetrícia de meu marido, pôde amenizar.

Na segunda gravidez evidenciou-se, conforme eu esperava, que o "funcionamento" anterior influía. Senti menos náusea e pouca dor nas costas.

O aprendizado me interessava muito. Minhas amigas — de início céticas — aos poucos se impressionaram com a minha atitude confiante. Evitei conversar sôbre o assunto com o médico, um amigo da família que, no meu primeiro parto, aconselhou-me de modo categórico a ir para o hospital "porque nunca se sabe", o que na ocasião me revoltou violentamente.

Na minha segunda gravidez, levei dois grandes tombos no jardim: o primeiro, quinze dias antes do parto, e o segundo, sete dias após o primeiro. Na Sexta-Feira da Paixão senti algumas contrações; fui para a cama às 11 horas e sùbitamente percebi que os intervalos entre elas diminuíam, e eram exatamente de sete minutos. Eu estava sonolenta e com muita preguiça de me levantar. Pensei que tudo seria como da primeira vez. Meu marido, preocupado, consultou uma enciclopédia à procura de um sintoma que me convencesse de que estava errada. Encontrou um — a presença de "mucus sanguinolento". Foi quando comecei

---

(74)   Trileno é um anestésico usado, como o éter, por inalação. (N. do T.)

a perder as águas e levantei-me ràpidamente, porque as coisas não estavam preparadas. Mais uma vez o parto chegara três semanas antes do têrmo.

Chamamos a ambulância. Passou-se uma hora e ela não chegou. Telefonamos para a Maternidade, para o médico, para os vizinhos, mas não obtivemos respostas. Não havia mais trens, e não tínhamos carro.

Não ousei contar os minutos entre as contrações; tinha tanto mêdo de dar à luz sem o médico e me rasgar, como tantas vêzes ouvira minha mãe contar! Não me ocorreu a possibilidade de desarranjo na instalação de uma central telefônica a dois quilômetros de distância, o que poderia ocasionar dano na nossa linha. Deixei-me dominar por um intolerâvel sentimento de impotência. Tentei àrduamente, sem resultado, fazer os exercícios de respiração acelerada e relaxamento.

Ás duas horas da manhã, aproximadamente, a ambulância da polícia chegou. Na Maternidade constatei que havia apenas dois dedos de dilatação. Naturalmente, eu sentia dores. Esperava, como a primeira vez, quinze horas muito difíceis, o que aumentou meu nervosismo. Só a chegada do médico, uma hora mais tarde, e mais ou menos cinco minutos antes da expulsão, pôde fazer cessar minha preocupação.

Meu testemunho talvez devesse se restringir a estas poucas linhas...

Talvez eu não haja praticado a respiração acelerada com a perícia necessária para julgar a extensão de suas possibilidades. No entanto é certo que ela constitui um auxílio, mesmo se a considerarmos apenas como um derivativo. E dessa vez tive a alegria de ver meu filho nascer. Há ainda a considerar que a Maternidade tem, nos mínimos detalhes, uma atmosfera de compreensão e bondade, o que fêz grande diferença para mim. No Hospital contei as horas aqui nem mesmo conto os dias.

No entanto, qual a minha conclusão sôbre o método pròpriamente? O solo excelente e a boa semeadura não impedem que tempestades inesperadas estraguem a colheita. É necessário esperar e novamente semear.

Eis meu testemunho honesto, e agradecido ao método. Para meu terceiro filho eu o seguirei novamente, sem hesitação ou reservas, e espero então não ficar descontente.

223

Nesse intervalo, parece-lhes estúpido que eu deseje terminar o aprendizado, freqüentando sua última aula e assistindo ao filme?

Sra. de M. Idade: 32 anos. Quarto parto. 12 de fevereiro, 1955. **Menino.**

Eis finalmente o relatório que o senhor me pediu. Desejo, porém, inicialmente, expressar minha gratidão e dizer-lhe quanto desejo que seu maravilhoso empreendimento continue bem.

Aqui o Sr. encontrará muitas das impressões que já mencionei em nossa conversa. Peço-lhe desculpas pela repetição. Se não lhe remeti antes o relato das minhas experiências, foi porque julguei que não mereceriam a sua atenção. Anteontem pude compreender que isso não é verdadeiro e que todos os detalhes que lhe são fornecidos ajudam a formar conhecimento. Espero que encontre, nestas poucas linhas algo, por pequeno que seja, que possa ajudá-lo. Aqui estão, pois, minhas principais impressões, que o tempo confirmou. Já se passou mais de um mês.

Apesar de muito fácil, meu parto não foi perfeito, um pouco por minha culpa; muito mais, porém, devido às circunstâncias. Êsse bebê será o meu quarto filho, e eu não o desejava muito. Era muito viva a lembrança de meus partos anteriores. Havia ainda o sentimento de que poderia estar tentando o nôvo método como uma brincadeira, por sua originalidade. Faltavam-lhe fé e entusiasmo, apesar de ter confiança naqueles que olhavam por mim, e havia também algum orgulho que me levava a não lhes demonstrar muita esperança. Em tais condições meu aprendizado se conduziu muito mal, sem nenhum valor mesmo. Guardei lembrança do que me disseram, mas nunca fiz o treinamento. Êsse foi um êrro. Faltou-me, principalmente, prática durante a dilatação, e foi essa a parte menos brilhante de meu parto. O restante, a seu cargo, doutor, foi positivamente bem. A expulsão é um ato, é algo que ocupa o pensamento e o corpo. Êsse estágio do parto parece-me mais fácil do que a dilatação, que se torna ativa sòmente através da fôrça de vontade. A expulsão exige um esfôrço físico muito grande, mas completamente indolor, quando bem feito. Segue-se uma sensação de plenitude e bem-estar — estado infinitamente agradável de cansaço sadio. Seria, mais exatamente, a sensação do final de uma escalada, quando se atinge o ápice. Eu estava satisfeita com o meu esfôrço, sentimento êsse que prevaleceu sôbre todos os outros, mesmo sôbre a alegria de ter um filho.

Experimento só um pesar. Tendo já quatro filhos, não haverá para mim oportunidade de examinar devidamente a perspectiva maravilhosa que entrevi.

O efeito do parto sem dor prolonga-se além do próprio parto. Nunca, após êsse quarto nascimento, me senti tão calma e relaxada. Há um alívio completo. Eis por que nunca poderei agradecer suficientemente.

VII

Mulheres Estrangeiras Que
Deram à Luz na França

Responde êste capítulo as duas perguntas que se formulam freqüentemente: é o parto sem dor aplicável a qualquer tipo de pessoa ou a qualquer temperamento?

Como todos os métodos científicos, o método do parto sem dor não pode e não deve discriminar. As raças latinas podem beneficiar-se tanto a nórdica, a asiática ou a européia; a mulher branca tanto quanto a de côr.

A fisiologia do músculo uterino é a mesma em todos os climas. As condições em que vivem as mulheres, sua educação e o ambiente dos partos são fatôres responsáveis pelas ocasionais diferenças. Embora as regras básicas do método devam ser estritamente obedecidas em qualquer lugar, sua aplicação pode variar. O médico de Pequim trabalha diferentemente do médico português em Lisboa, um médico americano, de Nova Iorque, diferentemente de um médico suíço em Genebra. Em todos os países, condições diferentes influenciam o comportamento da mulher em relação ao parto.

O presente capítulo contém relatórios de mulheres em outros países. Algumas, que tiveram filhos de acôrdo com o método do parto sem mêdo desenvolvido pelo médico inglês, G. Dick Read, comentam as diferenças. Preferem o parto sem dor, que permanece uma maravilhosa experiência de atividade.

226

O parto sem dor constitui um prêmio para seus esforços e fazem-nas perceber suas próprias personalidades. "Estou orgulhosa de mim mesma. Triunfei completamente em meu parto" — eis um motivo de orgulho perfeitamente justificado, desde que o parto tornou-se sua obra.

Sra. Stanley Geist, americana. Idade: 30 anos. Secundípara. 28 de novembro, 1952. Menino.

Havia alguma dúvida de mistura à confiança que me inspirava o método do parto sem dor. Eu lera que tal parto deveria ser de algum modo um fenômeno místico, ou relacionado à auto-sugestão. Desde que seria muito racional (se não razoável) empregar êsse tipo de exercício espiritual, pensei, no entanto, que da aplicação de um sistema de treinamento físico e mental eu poderia esperar, quando muito, uma diminuição das dores. Agora, após meu segundo parto (o primeiro a usar o método), sei que não se trata de misticismo, mas muito simplesmente da fisiologia e de um estado de espírito desanuviado da ignorância, das dúvidas e dos terrores delas decorrentes — graças a um treinamento minucioso. Jamais eu acreditaria que o parto pudesse ser tão fácil. Meu marido participa da minha admiração. Tendo assistido ao nascimento de meus dois filhos, agradece ao Dr.... por tê-lo livrado, na segunda vez, do pânico, gritos e misérias que caracterizaram o primeiro parto.

Vários dias antes da data esperada, certa tarde, um ligeiro corrimento me preveniu de que a hora estava mais próxima do que eu pensava. O doutor aconselhou-me, por telefone, a ir para a Maternidade.

Meu espírito e corpo estavam em boa forma (apesar de um ligeiro cansaço por haver saído demais). Eu assistira a duas aulas dadas pelo médico, e algumas, de aprendizado, pela monitora. Embora curto o aprendizado, provàvelmente eu não teria mêdo do parto; restavam-me, porém, certas dúvidas perturbadoras, principalmente sôbre fisiologia. E apesar do que havia aprendido, não acreditava que teria sòmente algumas horas desagradáveis. Estava resignada ao pior. Esperava ansiosamente pelo nascimento do meu filho. O preço em sofrimento físico (que não suporto bem) não me parecia muito alto.

227

Minha mala já estava pronta e fui à cabeleireira. Jantei calmamente em casa e saí para a Maternidade com meu marido. O exame da parteira revelou apenas dois dedos de dilatação; provàvelmente eu não daria à luz antes da manhã. Ao invés de me aborrecer a noite tôda na sala de partos à espera das contrações, saí, após arrumar minhas coisas, para passar a tarde no cinema. À meia-noite — nada, uma hora, ainda nada. No entanto, voltei à Maternidade para dormir.

Cêrca das 3 horas da manhã senti as primeiras contrações. Eram fracas e pareciam dores menstruais. Cessaram mais ou menos às 5 horas da manhã e não recomeçaram senão às 10,30, um pouco mais fortes. Às três horas tentei, pela primeira vez, o método do relaxamento e respiração, que aprendera nas aulas da monitora. Os exercícios tiveram completo êxito, sem que isso me convencesse plenamente, porque as contrações não eram, na realidade, muito fortes. Uma segunda tentativa, às 10.30, com supressão completa da dor, causou-me grande surprêsa. Pensei: "No momento, está bem. Veremos mais tarde. Não pode ser tão fácil."

O médico chegou, rompeu as membranas e deu-me uma injeção para apressar o ritmo das contrações, que se tornaram mais rápidas e mais fortes, nas três horas seguintes. No início de cada uma, eu respirava e relaxava adequadamente, sempre com o resultado esperado: alívio completo e imediato da dor. "Quase sempre" seria mais exato. Algumas vêzes perdi o início (freqüentemente difícil de perceber) de uma contração, por não saber como reconhecê-la. No decorrer dos poucos minutos que passavam antes de poder pegá-la e sincronizar o ritmo da respiração acelerada, percebi o que teriam sido as dores em outras condições. O médico ajudou-me a sincronizar a respiração com as contrações, até que soubesse como fazê-lo perfeitamente sòzinha. Numa das vêzes — o médico se retirara por pouco tempo — uma contração particularmente forte me surpreendeu. Sùbitamente tornei-me tensa ao invés de relaxar. Uma dor aguda tirou-me o fôlego. Fiquei em pânico, perdi o contrôle da respiração, e deixei escapar um daqueles gritos de animal sofredor, que caracterizam um parto comum. O médico voltou e regulou de novo a sincronização, tanto que as contrações seguintes, que eram cada vez mais fortes, não me causaram dor alguma.

Num determinado momento o ritmo das contrações muda de

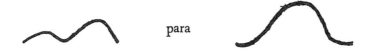 para

Quando a mudança ocorreu, tive alguma dificuldade em ressincronizar o ritmo da respiração. Penso que seria aconselhável, durante o aprendizado, insistir tanto nessa mudança como na que precede a expulsão.

O médico, meu marido e eu gastamos a maioria dessas três horas conversando calmamente, como se estivéssemos em casa. A conversação era periòdicamente interrompida: não por dores e gritos, mas pelos meus exercícios de relaxamento e respiração. A respiração secara meus lábios, e trouxeram-me um pouco de água. Embora isso pareça um detalhe insignificante, tem muita importância, porque é com tais detalhes que se forma a atmosfera geral (e essencial) de relaxamento, e se experimenta a sensação de que não se está lá para passar num teste, e sim trazer uma criança ao mundo, tão naturalmente quanto possível. O que acima de tudo me afligia era estar com fome.

Pouco antes do fim do período, as contrações tornaram-se muito fortes. Pensei: "Agora estamos finalmente. Até agora foi uma brincadeira. Agora começamos sèriamente o trabalho, isto é, dolorosamente. Em algumas horas tudo terá passado." Mas não era ainda o final. O médico explicou-me, entre duas contrações, como deveria agora fazer fôrça e respirar profundamente, ao invés de ràpidamente. Tive outro momento difícil, especialmente do ponto de vista do relaxamento, ao mudar da última contração ao primeiro esfôrço do nenê para baixo. Senti uma súbita e prolongada pressão na região do ânus, acompanhada por uma sensação momentânea de confusão, dúvida e mêdo. No entanto o médico insistiu no relaxamento, mostrou-me um novo ritmo respiratório e assim tal sensação ràpidamente se dissipou. Fiz fôrça, respirando profundamente. Tudo foi bem. A pressão continuou, mas sem dor.

Trouxeram-me oxigênio para fortalecer os últimos movimentos da expulsão. Graças às aulas do médico, eu sabia o que se passava A máscara de oxigênio não me assustou nem um pouco; o fato de ser de material transparente diminuiu enorme-

229

mente a instintiva repulsa à idéia de ter algo em meu rosto. No entanto, a sensação incomum da máscara cobrindo a bôca e o nariz deu-me a impressão de que não sabia respirar adequadamente, ou de que não poderia fazê-lo. Perturbada por essa idéia, não entendi mais com clareza as instruções do médico ou as lições que aprendera. Comecei a neutralizar os esforços do meu próprio corpo. Uma vez mais perdi o contrôle da respiração. Meus músculos se contraíram, agitei a cabeça e os braços e senti dor aguda. E de novo a voz insistente do médico indicou o ritmo da respiração que eu devia conservar, reintegrou-me no relaxamento muscular, e assim abreviou tanto a dor como essa fútil representação.

Continuei fazendo fôrça. Enquanto controlava o ritmo de meus esforços e me encorajava, o médico revelou-me: "Aqui está a cabeça... a fronte... os olhos... o nariz... o queixo... os ombros." Eu observava, perplexa. Aqui, estava, realmente, meu filho. E — fato estranho e inacreditável — êle saíra de mim. E então, à medida que êle saía, havia sensações indizíveis de prazer físico, de bem-estar, de libertação, de salvamento, de euforia. Nem bem fôra expulso quando ouvi seu primeiro grito. O médico levantou-o para que eu o visse. Era um menino. Perfeitamente consciente e acordada expressei minha alegria em francês quase correto. Para meu marido, que veio me felicitar, sussurrei (cautelosa, para não ofender o médico): "Não é verdade que não se sente dor. Senti algo uma vez, quando me deram a máscara de oxigênio." Mais tarde percebi a conseqüência de tal comentário.

Enquanto cortavam o cordão e enfaixavam o nenê, acomodei-me e conversei com meu marido e com o médico.

Sentia algum mêdo das contrações que precedem e acompanham a expulsão da placenta, mas tudo correu fácilmente. Esperei pelos "inevitáveis" problemas pós-natais num segundo parto. Viria a sofrer de depressão, ou exaustão física e moral? Nada dêsse gênero. Nesse ínterim, sentia-me feliz, embora um tanto perplexa. Sentia-me bem e tinha fome. Pedi imediatamente o que comer, mas sem muita esperança de obter algo. Apesar de tudo, eu acabara de passar por uma espécie de operação. A resposta foi inesperada! "Por que não? Você não tomou anestesia." Trouxeram-me um bom almôço. Comi bem, e dormi até a tarde.

Nas horas e dias seguintes esperei que a euforia pós-natal desse lugar a um "inevitável" estado de depressão nervosa. Nada. Era quase exasperante. Sentia-me tão vigorosa que me incomodava passar os dias sem fazer nada. Fiquei impaciente. Queria ir para casa. Consolava-me com o bebê, que estava ao meu lado. Após o meu primeiro parto, negaram-me êsse prazer. Reconheço-lhe agora o imenso valor.

Sra. Arensburg, argentina. Idade: 22 anos. Secundípara. 4 de junho de 1955. Menina — 2,800 kg.

Para mim e para meu marido, meu segundo parto sem dor foi uma maravilhosa prova de condicionamento, especialmente porque vi a Sra. C. sòmente quatro dias antes do parto, e não tinha aprendizado algum. A Sra. C. tomara conta do treinamento para o meu primeiro parto e das aulas que eu assistira na clínica P. Rouquès.

Até o último minuto senti arrependimento pela minha negligência. Julgava também que os fatôres físicos que me embaraçaram no primeiro parto agiriam novamente. (Tinha a cicatriz de uma gravidez extra-uterina e uma área lombo-sacral muito sensível.) Mas os fatos mostraram-se completamente diferentes.

Estava com alguns amigos, na noite de domingo, quando senti três contrações com intervalos de quinze minutos; como não continuassem considerei-as resultado de fadiga. Depois passei uma noite e um dia agradáveis. Às 16,55 horas de segunda-feira, tive outra contração, que atribuí ainda à fadiga, porque o têrmo estava previsto entre 10 e 15 de julho. No entanto, notei, às 17,15, que tinha contrações muito freqüentes para início do trabalho (cada três minutos). Telefonei, pois, ao médico, que me aconselhou a ir para a Maternidade, para observação.

Aprontei-me para ir, bem calmamente; deixei meu filho de onze meses com uma pessoa responsável, e parti com meu marido. Durante o trajeto de táxi sentia-me muito relaxada e feliz, e fiz tranqüilamente a respiração profunda e lenta, que foi suficiente. Julguei estar no início do trabalho de parto; ao chegar — pensei — tomaria uma injeção para diminuir a freqüência das contrações.

Como ficamos surpresos e satisfeitos quando a parteira, após o exame, disse que eu estava com dilatação completa! Eram sete horas. Rimos, com meu marido, admirados com a idéia de como e quando eu atravessara tôda a primeira parte do trabalho. Lògicamente, tão logo eu soube que estava com a dilatação completa, minhas necessidades respiratórias mudaram e adotei, sem o perceber, a respiração acelerada. Isso também fêz-nos rir. Fui levada para a sala de parto às 19,20. O doutor e a Sra. C. vieram às 19,30, e às 19,40, após dois esforços, minha filhinha nasceu. Algo perturbou-me no final do primeiro esfôrço, e perdi o contrôle por alguns segundos. Senti que não podia fazer fôrça, que minha vontade não respondia. No entanto, quando o médico e meu marido disseram: "Mas a cabeça está aqui. Veja", e inclinando-me, eu a vi, tôdas minhas inibições desapareceram. Fiz nôvo esfôrço e tudo acabou. Meu nenê estava quase fora, e o médico deu-mo para segurar.

Esqueci completamente, na alegria e excitação, que queríamos uma menina. Sòmente quando ouvi meu marido exclamar alegremente, "É uma menina!" reagi, e olhei ràpidamente para assegurar-me de nossa sorte.

O método do parto sem dor realmente nos impressionou. Se algumas dúvidas persistiram após meu primeiro parto — dúvidas ainda assim, pessoais — posso dizer agora que, com tal método, pode-se ter nenê todos os dias.

Sra. Nelson, italiana. Idade: 23 anos. Primípara. 6 de fevereiro de 1954. Menino.

Escrevo minhas impressões do parto sem dor na esperança de que sejam portadoras de confiança e otimismo às futuras mães, especialmente na Itália, aonde não sei se êsse método foi alguma vez pôsto em prática.

Trata-se de uma experiência maravilhosa e enaltecedora. Espero que no meu país, o nôvo método alcance a popularidade de que desfruta aqui, onde crescem dia a dia o interêsse e o entusiasmo por êle.

Causou-me profunda impressão a primeira visita que fiz ao meu médico. Suas explicações apresentaram-me a um mundo de conhecimento e oportunidades, até então desconhecido para mim. Havia, no início, um nôvo aprendizado para a mente, que no parto sem dor se torna o fator mais importante. O cérebro da

232

mulher deve ser limpo de um passado de preconceitos, mêdo, e obscurantismo. Deve-se acompanhar tôdo um programa de treinamento físico com disciplina e boa vontade. "Como um verdadeiro esportista que treina para uma corrida", disse o médico. E, de fato, as duas fases essenciais no parto sem dor são o aprendizado da respiração e o contrôle de cada músculo no corpo, através do domínio dos reflexos.

Comecei o aprendizado no início do oitavo mês. A Sra C., uma fisioterapeuta, deu as aulas práticas quinzenalmente, e o médico deu as aulas teóricas. Treinei-me tôdas as noites, tão àrduamente quanto possível.

É realmente extraordinário testemunhar a transição da teoria à prática. O aprendizado permite tão alto grau de percepção que habilita a praticar os exercícios com a maior precisão — mesmo antes do início das contrações — e a sincronizar a profundidade da respiração com a fôrça das contrações.

O auxílio de meu marido foi útil durante essa fase de preparo. Deu-me o que era muito importante: apoio prático e moral, mais ou menos o que é o excitante encorajamento da multidão para o atleta.

Senti isso ainda mais vivamente com o doutor V., durante a expulsão, a parte mais cansativa e difícil do parto, no entanto a mais excitante também, no parto sem dor. Há aí, realmente, um triunfo para a mulher. Ela está consciente todo o tempo e é árbitro absoluto de seu trabalho. Nos momentos culminantes mãe e filho estão juntos, num esfôrço único e final para abrir a última passagem para a vida. É nesses últimos momentos que a voz e palavras do médico erguem a experiência, já maravilhosa, a um diapasão exaltante.

Jamais esquecerei as últimas horas de espera de nosso nenê. As primeiras contrações verdadeiras começaram inesperadamente às 19,00 horas e, como o médico me prevenira, com intervalos de vinte minutos. Deitei na cama, massageando suavemente o ventre para aliviar a dor, e comecei de cada vez a respiração lenta e profunda. E sempre o resultado foi o que se esperava. Pouco a pouco aprendi a antecipar as contrações, que se tornavam cada vez mais freqüentes. Eu não queria ainda iniciar a respiração acelerada, para não me cansar. Seguindo as instruções,

233

conservei-a para a hora adequada. Êsse momento chegou em breve.

As 22 horas, mais ou menos, aconselhada pelo médico a quem meu marido telefonara, fui para a Maternidade. Estava nervosa, sentia-me ansiosa e feliz com a expectativa do grande acontecimento, e também estimulada por uma espécie de forte curiosidade. Levaram-me para a sala de parto; lá a espera impressionante começou, e os momentos passaram lentamente. Eu resolvera não deixar passar a mínima coisa. Enquanto conversava tranqüilamente com a Sra. C. e com meu marido, que me ajudavam, todos os nervos e músculos de meu corpo e de meu cérebro estavam tensos, prontos para agir.

Quando, após o primeiro exame, a parteira disse que provàvelmente teria que esperar tôda a noite, senti-me desapontada. Mas as membranas se romperam um pouco mais tarde e imediatamente tudo se apressou. As contrações seguiam-se com pequenos intervalos de dois minutos, e muito mais fortes. A respiração longa e profunda não era mais suficiente, e iniciei a respiração superficial e rápida — no final de cada contração, uma longa inspiração.

Tirei grande vantagem de um pequeno auxílio especial. Num determinado momento a Sra. C. massageou com suavidade e circularmente meu ventre e isso me proporcionou um alívio muito maior do que quando o fazia sòzinha. Dessa maneira pude relaxar mais completamente durante as contrações. Êsse fato é aparentemente insignificante, mas a menor experiência da mulher pode melhorar essa técnica, que na França tem sòmente dois anos.

O tempo passou ràpidamente. De tempos em tempos eu olhava meu relógio de pulso. Então sùbitamente vi o médico ao meu lado. Era o momento decisivo: o da dilatação completa e início da expulsão. Tôda a equipe estava lá — a Sra. C., o doutor, meu marido. A uma nova contração levantei-me, parei de respirar e segurei-me firmemente nas alças. A voz do médico ordenou: "Agora! Faça fôrça, mais. Mais forte, outra vez, outra... Muito bem! Relaxe!"

Deixei-me cair, respirando ràpidamente, fazendo-me relaxar por completo. Mas meu cérebro continuou a trabalhar àrduamente, como para manter um alto grau de percepção e para não perder o precioso contrôle. Essa é a hora em que há a recuperação, entre duas contrações, após imenso esfôrço. Um grande sentimento de triunfo acrescentava-se agora à minha confiança. Os dois meses de aprendizado produziram os resultados esperados. Apesar de algumas vêzes, no período do curso, ter tido dúvidas momentâneas, sentia agora, com uma maravilhosa convicção, que aprendera o poder do contrôle tranqüilo do parto de nosso nenê, minuto por minuto, e sem dor.

Três, quatro, cinco vêzes as contrações começaram novamente, e novamente levantei-me, agarrei a alça, parei a respiração, e concentrei tôda minha fôrça física num único esfôrço. E sùbitamente, durante meu esfôrço, ouvi a voz do médico, dando-me instruções, encorajando-me e dizendo-me, passo a passo, o progresso do parto.

A cabeça do nenê pressionou o períneo. A ordem foi parar de fazer fôrça e relaxar por completo; apenas respirar fortemente para evitar qualquer rompimento. E eis a cabeça... os olhos... o nariz... um ombro... o outro ombro. O segundo concêrto Brandenburg de Bach saudava a vinda de nosso filho ao mundo. Nosso filho!

A música sublime e triunfante acompanhava o primeiro grito, a primeira saudação inconsciente à vida dada por mim. Pode parecer surpreendente que se ouvisse música na sala de parto em tal momento. Era talvez a primeira vez que acontecia tal coisa, mas eu dissera ao médico que desejava isso e êle retrucara: "Por que não?" Tudo o que fôr capaz de ajudar ou encorajar a mulher é bem-vindo para o desenvolvimento da técnica.

Finalmente é meu desejo prestar homenagem ao grande cientista Pavlov, cujos experimentos sôbre os reflexos condicionados possibilitaram o desenvolvimento científico do parto sem dor.

235

VIII

Efeitos do Parto Sem Dor nos Pais, na Criança e Suas Atividades

É tradicional a mudança do comportamento do marido durante a gravidez e o parto da espôsa. Durante a primeira gravidez é atencioso e ponderado, apesar de não saber o que fazer para ajudar. Emocionado e orgulhoso, mostra sua superioridade e contribui para a criação de uma atitude passiva da mulher, que se sente como uma menina, protegida pela mãe e pelo marido.

Pouco antes do final da gravidez a espôsa parece às vêzes deformada, quase feia, aos olhos do marido. Êle pode arranjar qualquer desculpa para deixá-la sòzinha. Está cansada, diz êle, ou poderá cansar-se se sair, e pensa nela quase como se estivesse doente ou inválida.

Ao começar o parto, o marido geralmente sai do caminho. Preocupa-se desde o início e tem um único objetivo — levar a espôsa para a Maternidade. Participa da preocupação coletiva, dos últimos momentos febris, mas fica muito contente quando o médico o aconselha a ir fumar alguns cigarros na sala de espera ou no jardim. Alguns maridos, desejosos de aliviar as torturas das mulheres, ficam presentes aos partos, com a fisionomia tensa, horrorizados pelos gritos das espôsas.

Raras vêzes o marido suporta o parto, pròpriamente dito; empalidece e tem que ser mandado logo para fora. De fato, a mulher, sentindo-se diminuída, humilhada e feia, prefere a mãe ao marido.

236

Assustado e chocado, êle abençoa a possibilidade de fuga. Passa a aguardar o parto da espôsa, que é muito dêle, também. Sente-se culpado e desempenha um papel inútil e completamente passivo. Logo que o parto termina, liberta-se sùbitamente a tensão reprimida em que viveu algumas horas.

Quanto mais gravidezes houver a seguir, tanto mais se acentuam as diferenças dos respectivos quadros. Muito menos atencioso, o marido deixa de se agitar. Mais fàcilmente deixa a espôsa, que fica sòzinha, entregue à própria sorte, ou a mãos pouco carinhosas. A julgar pelo comportamento, o sentimento de culpa e responsabilidade do marido decresce com o número de gravidezes. Indiferente, passa a considerar a gravidez e o parto como hábitos.

Com o parto sem dor, essa situação depressiva, quase degradante para o marido, tende a desaparecer completamente. Ao que parece, os próprios maridos perceberam isso. É freqüente as mulheres dizerem na primeira visita: "Vim vê-lo porque meu marido quer que eu tente essa experiência." Percebemos desde logo que o marido deve tomar uma parte importante no aprendizado e no parto. É uma questão, não só de observação, como de simples lógica.

De início o procedimento da mulher grávida recebe influências das pessoas de seu convívio. É a ignorância geral que causa sua atitude antipática. Educar a todos seria a solução ideal, mas como isso não é possível atualmente, limitamos nossos esforços à menor célula da sociedade — a família.

Começamos com o marido. Se não lhe fôr possível assistir às aulas, a mulher lhe contará o que aprendeu — isso servirá como revisão de seus próprios conhecimentos, e para descobrir suas falhas. Cada vez mais, maridos interessados acompanham as mulheres às aulas, que estão se tornando assuntos excitantes de conversação amigável. O interêsse cresce sempre. O marido estimula a espôsa, encoraja-a, conforta-a, percebe suas dificuldades e insiste para que ela fale com os médicos. Diàriamente a auxilia, evitando os incidentes que possam prejudicá-la, tais como, conversação desagradável, argumentos, maus livros, etc. Torna-se ativo colaborador do médico, faz com que sua mulher pratique os exercícios e lhe controla a respiração ou o relaxamento neuro-

237

muscular. Tem um papel a executar e está completamente consciente dêle, desempenhando-o com entusiasmo e inteligência.

A atitude passiva dá lugar à ativa. Constitui também uma vitória para o homem, que se livra de seu sentimento de culpa, avalia suas responsabilidade e eleva-se ao seu próprio nível. Laços emocionais mais fortes criam-se entre o casal e se consagram através do nascimento. A dignidade da espôsa impressiona o marido. Não é necessário tirá-lo da sala de parto porque êle tem ali seu próprio papel e participa do nascimento do filho. O ato do nascimento adquire beleza aos seus olhos. Uma comunhão se estabelece e se intensifica através do primeiro grito do nenê, que não mais parece emergir do trabalho doloroso da mãe, mas do esfôrço conjunto do casal.

Tivemos oportunidade de ver casais empolgados pela emoção do nascimento, mesmo em casos de gravidez indesejada. De início, o parto sem dor era a vitória da mulher, mas ràpidamente tornou-se a do casal.

Eis uma outra conseqüência — a paz interior. A calma que a mulher encontra graças ao aprendizado durante a gravidez, e a harmonia com o marido, afetam a família tôda, e principalmente as outras crianças. Os pais os compreendem melhor e o sentimento de ciúmes de tôda criança, no nascimento de um irmão ou irmã, diminui e tende a desaparecer. O treinamento dos pais teve sucesso e as próprias crianças beneficiam-se com êle. Evitam-se muitas lutas familiares e mal-entendidos. O aprendizado e sua aplicação resultam em alegria e felicidade. Homem e mulher tornam-se iguais no ato supremo — a criação da vida.

Devido a sua importância social, um ponto merece destaque. Vimos mulheres que, logo após dar à luz sem dor, ficaram grávidas novamente. Tôdas elas declararam: "Se não fôsse o parto sem dor eu não desejaria outra gravidez, e meu marido estaria de acôrdo comigo."

Somos, pois, de parecer que o parto sem dor, pela mudança que determina na atitude do casal, pode criar um meio, que o govêrno não deve negligenciar, de lidar com o grande problema do abôrto. O nascimento não encerra o parto sem dor — êle se estende aos mais variados campos de atividade de ambos os pais. Há efeitos remotos; deixamos aos leitores a tarefa de descobri--los através das passagens das cartas que se seguem. São respostas à circular enviada a cada mulher que deu à luz sem dor, pedindo-lhes permissão para publicar seu testemunho.

Sra. Fragnaud. Idade: 29 anos. Primípara. 18 de novembro de 1955. Menino — 3,100 kg.

Relatório escrito pelo marido:

O médico, que consultamos no dia 17 às 15,00 horas, levou--nos a crer que as coisas aconteceriam bem ràpidamente. Minha espôsa estava com um dedo de dilatação. Deixamos o médico, fomos fazer compras, e às 17,30 fomos ao cinema. Minha espôsa tinha sòmente contrações muito fracas, e não precisava contro-lá-las.

Voltamos para casa às 19,30, e jantamos tranqüilamente cêrca das 21 horas. Ao nos prepararmos para deitar, minha espôsa teve contração bastante forte. Não teve tempo de controlá-la, de início, com a respiração rápida, e assim teve alguns maus momentos. Exatamente dez minutos mais tarde sentiu outra contração, muito aguda, mas graças à famosa respiração acelerada, agüentou per-feitamente bem. Até mais ou menos às 22 horas as contrações vieram cada cinco a seis minutos. De tôdas as vêzes minha espôsa controlou-as muito bem porque fêz a respiração desde que elas começavam.

Fomos para a Maternidade às 22 horas. Por quatro vêzes tive que parar durante o trajeto para permitir que minha mulher controlasse as contrações. Levaram-na imediatamente para a sala de partos e ajudei-a até que a monitora chegou, cêrca das 23,30. A dilatação era então de dois dedos e as contrações vinham regu-larmente cada três ou quatro minutos. Duravam cêrca de dois minutos e eram particularmente fortes, de intensidade muito aci-ma da normal, conforme a opinião da monitora e da parteira, mas minha mulher controlava-se bem. Permaneceu calma e rela-xada e suportou-as bem. Ela quis então começar a fazer fôrça, mas como fôra submetida a uma electrocoagulação, há sete anos, seu colo estava grosso e dilatava-se muito vagarosamente em re-lação às contrações. A parteira deu-lhe uma injeção de metionato de magnésio para amolecer o colo.

Dentro de meia hora a dilatação, que à 1,45 era de três dedos, passou a quatro dedos. Às 2,45 completou-se a dilatação e teve

239

início a expulsão. Eu continuava ao seu lado e ajudava-a enquanto fazia fôrça. O bebê apresentava-se em posição direita-posterior(75) e com a cabeça mal fletida. Livrou-se após quatro esforços apenas e atravessou a bacia óssea. O trabalho prolongou-se, então. Foram necessários mais ou menos dez esforços para fazê-lo girar e estender a cabeça. A passagem pelo períneo foi normal e quando a cabeça do nenê apareceu, três esforços bastaram para expulsá-lo completamente. A duração do parto foi de trinta e cinco minutos ao todo, tendo sido necessários dezessete esforços.

Nesse tempo minha espôsa conservou totalmente o contrôle. Apenas dois esforços foram incompletos, e um estragou-se devido à má respiração, que ocasionou falta de fôlego. Na mesma tarde ela sentou-se na beira da cama e moveu as pernas. Na manhã seguinte levantou-se, caminhou em volta do quarto três vêzes, sem ajuda alguma, e não se sentiu nem um pouco cansada.

Minha espôsa não chorou ou gemeu, de maneira alguma, durante o parto. Em seu rosto não havia tensão; ela estava relaxada; muitas vêzes nossos olhos se encontraram, e ela sorriu. Que alegria inesquecível ver o bebê vir ao mundo entre os sorrisos de sua mãe! No momento da saída do nenê, ela disse ao médico: "Oh! doutor, é maravilhoso", e alguns minutos mais tarde: "Gostaria de começar novamente para fazer ainda melhor". Convincente prova do sucesso completo do parto sem dor!

Êste relatório seria incompleto, se terminasse aqui. Para assegurar o sucesso do parto sem dor é preciso que a mulher viva durante a gravidez numa atmosfera agradável e com pessoas que acreditem no método. É necessário afastar com firmeza os céticos, porque êles criam dúvida e desconfiança; cabe ao marido, cujo papel é muito importante, zelar por isso. Êle e a espôsa devem ser bons amigos, unidos por uma compreensão perfeita e confiança indestrutível. Não basta assistir às aulas e ir quatro vêzes à monitora. O marido deve observar a espôsa, fazê-la executar os exercícios diários regularmente e sustentar-lhe o moral.

A Sra. Fragnaud acrescenta: Desejo juntar uma nota ao relatório do meu marido. O sucesso que alcancei no parto, devo-o

---

(75) A posição direita-posterior significa que o nenê está à direita da mãe e com o tronco para a região posterior. A posição mais comum é a esquerda-anterior, com a cabeça fletida.

240

principalmente a êle, ao seu otimismo e perseverança, seu estímulo para fazer-me trabalhar e adquirir confiança em mim mesma. O empreendimento resultou da colaboração do médico, do meu marido e naturalmente de mim mesma.

Esta criança é fruto de uma experiência maravilhosa. Espero que futuramente todos os casais experimentem idêntica alegria.

Sra. Juquin. Idade: 24 anos. Secundípara. 18 de junho de 1955. Menina — 3,300 kg.

Meu primeiro parto foi normal, mas doloroso. O tempo da dilatação foi de 20 horas, e da expulsão, 45 minutos. Decidimos usar o parto sem dor no nascimento de nosso segundo bebê. A idéia de que não haveria sofrimento me proporcionava enorme alívio. Embora êste segundo nascimento fôsse muito mais próximo do primeiro, do que teríamos desejado, o método nos abriu uma perspectiva estimulante. Mais do que na primeira vez, eu iria fazer algo para ajudar meu filho a vir ao mundo.

Durante a gravidez eu pensava no parto com nôvo interêsse. Foi um grande esfôrço para meu marido, acompanhar-me, pois o horário era particularmente difícil para êle.

Comecei as aulas muito tarde, no oitavo mês de gravidez. Eu estava em exames e só pude assistir à primeira e à quarta aula do médico. A monitora, Sra. X., que vi quatro vêzes, explicou-me o restante.

Convencera-me, desde o princípio, do valor do método. Lembrava-me de que as dores do primeiro parto se intensificaram e se prolongaram devido à impaciência, ao retesamento e à ignorância. Os esforços da expulsão suprimiam a dor, mas era preciso que fôssem dirigidos e regulados para evitar fadiga inútil. O número especial da *Revue de la Nouvelle Médicine* e o livro de Colette Jeanson deram-me uma boa introdução ao método.

O aprendizado ajudou-me bastante. Fiz diàriamente os exercícios, e aperfeiçoei-os; fortaleceu-se, dêsse modo, minha confiança. O trabalho, em conjunto com meu marido, fazia-me feliz. Sua presença e auxílio foram também preciosos no parto.

No dia 18 de julho, cêrca das 23 horas, senti uma ligeira cólica, que atribuí a algumas bebidas geladas que tomara durante o dia. O calor fôra terrível. A essa primeira cólica, seguiram-se logo outras, mais violentas. Por várias razões, dei-lhes pouca importância. Descobrira uma explicação plausível para elas. Lembrava-me do meu primeiro parto com dores localizadas nas costas e dilatação vagarosa e bastante gradual. Dores tão prolongadas e tão próximas só podiam significar o final da dilatação.

Recusei-me a acreditar, embora meu marido o afirmasse com insistência, que era o início do trabalho de parto. Cêrca da meia-noite as dores tornaram-se intoleráveis, gemi e perdi cada vez mais o contrôle. A conselho de meu marido, forcei-me, finalmente, a relaxar, fazer a respiração acelerada e descobrir a natureza certa das cólicas. Controlei-me novamente quando senti, muito fracamente, o primeiro desejo de fazer fôrça. Daquele momento em diante não havia mais dúvidas. O que eu sentia enquadrava-se no esquema que aprendera nas aulas. Acalmei-me novamente e· senti, sem sofrimento, o avanço do trabalho de parto.

As contrações vinham com intervalos de dois a três minutos. Tomamos depressa um táxi. Durante o trajeto fiz a respiração acelerada e a cada contração sentia vontade de fazer fôrça. Logo que chegamos à Maternidade rompeu a bôlsa das águas. A parteira examinou-me, mandou-me para a sala de parto e telefonou para o médico.

Quinze minutos mais tarde êle chegou. O desejo de fazer fôrça me acometera com maior intensidade e freqüência, duas ou três vêzes durante cada contração. As contrações tiraram-me o fôlego, e senti dificuldade em manter o ritmo da respiração. No entanto, meu marido encorajou-me continuadamente e, graças a êle, esperei calmamente pelo médico, sem cometer nenhum êrro.

Meu primeiro pensamento ao vê-lo entrar, foi: "Finalmente, poderei fazer fôrça!" A expulsão foi muito rápida. Num esfôrço, meu nenê desceu para o períneo, e tive a alegria de senti-lo descer. Foi uma sensação de considerável pressão, mas indolor. "Não faça mais fôrça. Relaxe." Êsse foi o momento mais difícil. Só com esfôrço consegui relaxar porque a alegria de sentir meu filho tão próximo, e a pressão que exercia em meus músculos tentavam-me a fazer fôrça. Dessa vez foi novamente meu marido que me ajudou. "Relaxe completamente", disse, e eu obedeci.

O médico disse que estava livrando a face do nenê. "Aqui estão a fronte, os olhos, o nariz, a bôca." Senti claramente quan-

242

do a cabeça se livrou. "Outro pequeno esfôrço para os ombros. Assim, Relaxe." Senti o primeiro ombro sair, depois o segundo, e o braço tocar meu corpo. O tórax saiu vagarosamente sòzinho, e pude ver meu nenê mesmo antes de saber seu sexo. Vi-o abrir a bôca, mover e retirar os braços.

Ao ser expulso de todo, chorou; deram-no para mim e tive a grande alegria de sentir seu corpinho quente e úmido em minhas mãos. Era uma menina e pesava 3,300 kg.

Tudo isso sucedeu numa atmosfera bastante calma. Meu marido e eu estávamos relaxados e felizes, surpresos de que meu parto tivesse sido tão fácil. Foi êsse o assunto de nossa conversa durante algumas horas, antes de êle ir para casa. Não estava cansada porque não tinha sofrido e tivera sensações tão doces e agradáveis. Dormi bem, e dois dias depois levantei-me.

Tiramos algumas conclusões dessa experiência que passamos juntos:

1. O método mais uma vez comprovou sua eficiência no meu caso. Desde o momento em que percebi o que me estava acontecendo e me controlei, não sofri.

2. No entanto, é importante perceber exatamente quando se inicia o trabalho de parto. Não é motivo de orgulho para mir haver estragado essa parte. Não me dei conta das primeiras fases devido a ausência de sensações dolorosas durante a maior parte da dilatação. Deveria ter me lembrado que dois partos de uma mesma mulher podem ser completamente diferentes.

3. É uma grande alegria para marido e mulher acompanhar juntos um ato importante para ambos. Meu marido deu-me auxílio considerável com sua presença, energia e constante encorajamento. Êsse parto uniu-nos mais ìntimamente.

O ponto de vista do marido:

No época do primeiro parto de minha espôsa, em junho de 1954, eu estava fora do país. Embora viesse para casa o mais ràpidamente possível, só cheguei à Maternidade algumas horas após o nascimento de nossa filha. Uma estranha sensação dolorosa por várias horas estragou em mim a alegria da paternidade. O acontecimento era tão nosso, no entanto quando eu cheguei tudo já se fizera sem mim. Senti como se houvesse uma sepa-

243

ração, uma fenda entre nós. Era como se eu não tivesse realmente contribuído para o nascimento de nossa filha. Minha espôsa passou pela mais importante das experiências sem mim. Minha filha parecia-me uma estranha. Naturalmente, essa sensação desagradável não durou muito. No entanto ainda hoje sinto que perdi algo que poderia, ou deveria ter sido valioso para nossa vida em conjunto.

Nosso segundo filho nasceu sem dor, em julho de 1955. Descreverei êsse acontecimento em quatro itens:

A decisão: Sabíamos já há muito da existência do parto sem dor e seus notáveis resultados na Rússia, China e França. Nós o teríamos adotado para o primeiro filho se na época não vivêssemos na Alemanha Ocidental. Aqui um professor de obstetrícia sustentava que sòmente ouvira falar do parto sem dor através de um artigo, de uma página apenas, publicado numa revista do tipo do *Paris Match.*

Um amigo de Colônia escreveu-me. Quando lho expliquei e contei-lhe quão extensamente o método era usado na França, êle me respondeu com um sorriso de dúvida: "Um método russo! Além disso" — disse — ninguém nunca o estudou, nem mesmo por curiosidade. Confiamos nos bons e velhos métodos."

Uma estranha concepção da ciência e dos médicos.

Quando soubemos que minha mulher estava grávida pela segunda vez, estávamos em Paris. Imediatamente decidimos tentar o parto sem dor. Nada sabíamos acêrca de seus princípios, e tínhamos apenas algumas idéias limitadas da escola de Pavlov. Entretanto, nem eu nem minha mulher tínhamos qualquer dúvida, e conhecíamos várias amigas que com o emprêgo do método tinham dado à luz sem dor.

As reações não foram favoráveis.

Nosso médico: "Sempre é possível tentar. Não estudei o método nem vi o filme, mas várias pacientes pediram-me êsse tipo de parto."

Um vizinho (amigo íntimo do médico): "Parto sem dor? Bah! É inteiramente psicológico, o método de Coué."

Minha sogra (carta à filha): "O que me conta sôbre o parto sem dor é muito interessante. Suponho que consista do parto natural sôbre o qual li um artigo: ginástica, relaxamento. Pelo menos é parto com injeções."

Meu pai: "Bastante dinheiro e tempo perdidos. É um mau momento a atravessar, não façamos drama. Seria melhor que se preparasse para seus exames do que para o parto sem dor."

O aprendizado: Antes de iniciar o curso pròpriamente dito, minha mulher leu durante o inverno:

O número especial da *Revue de la Nouvelle Médecine* (muito técnico para ser entendido por não especialistas, mas muito interessante devido ao número de casos clínicos).

O livro de Colette Jeanson (de fácil compreensão, certamente muito sedutor para uma mulher; mas o entusiasmo poético e algumas passagens de tendência filosófica não dissimulam as insuficiências nas descrições e explicações. Portanto não pode substituir o aprendizado).

Minha espôsa começou o treino muito tarde, em junho, e em condições desfavoráveis. Estava para se diplomar. Eu tinha recém-iniciado meus exames escritos e passávamos semanas de insônia e ansiedade. Pude sòmente assistir a uma das aulas do médico e a duas da monitora. Minha espôsa, porém, trazia-me informado e ajudei-a a fazer os exercícios três vêzes ao dia.

Êsse aprendizado em conjunto para o parto não sòmente suprimiu a sensação desagradável a que me referi antes — que qualquer homem sentiria nas mesmas condições — mas criou novos liames. No momento em que minhas preocupações tendiam a introverter-me, isolar-me e fazer-me trabalhar sòzinho, nosso exercício diário ·deu-me a sensação de descobrir cada vez mais sôbre o corpo e a mente de minha espôsa; criou uma nova intimidade. O treinamento para o parto sem dor fortalece a afeição e compreensão mútua do casal. No intervalo entre dois dos meus exames orais consegui inclusive ir à aula da monitora.

Tenho a acrescentar: êsse aprendizado sério é necessário, mesmo para uma mulher que de início já se convenceu da eficácia do método; a participação do marido é necessária. A maneira pela qual se desenrolou o parto de minha espôsa mostra isso.

A surprêsa: No dia 18 de julho, jantamos muito tarde. Logo que nos deitamos, minha mulher, como tôdas as noites, fêz os exercícios. Cêrca das 23 horas sentiu uma violenta cólica. Imediatamente pensei: "Aí está. Vamos começar o parto." Mas minha espôsa respondeu: "Não, certamente que não. Não há contração alguma", e pensou que a dor era devida a uma bebida gelada que, fora de seus hábitos, tomara durante a refeição. Se minha mulher fôsse uma primípara eu lhe teria dito para começar os exercícios para o parto, mas confiei em sua experiência.

Tal experiência foi, no entanto, ilusória. Dois partos não se parecem necessàriamente. A monitora dissera isso a minha espôsa, mas penso que seria bom insistir muito nesse ponto durante o treinamento.

É possível sentir dores nas costas no primeiro filho, e cólicas de estômago, no segundo. Uma multípara não deveria se condicionar de acôrdo com o primeiro parto e deveria aprender a identificar as contrações.

Minha espôsa sofreu por algum tempo. A dor, quase contínua, era realmente a última fase da dilatação, e estava se tornando intolerável. Tôda a primeira parte decorrera sem dor. Por alguns minutos vi como pode ficar uma mulher quando dá à luz uma criança, com dor. É horrível. Minha espôsa retorceu-se, meio inconsciente e repetia, "Dói, dói".

Tive bastante dificuldade em acalmá-la; foi necessário repreendê-la severamente para que me ouvisse. Depois, fazendo-a executar os exercícios automàticamente, ajudei-a a controlar-se. Cronometramos, com o relógio na mão, a duração e freqüencia das contrações, uma cada três minutos. Regulei sua respiração. Sùbitamente sentou-se. Apesar das feições contraídas e do olhar ainda desvairado, sua face brilhava: "Senti algo fazendo fôrça", disse, "Vou dar à luz logo. Aprontemo-nos ràpidamente". No momento em que começou a colaborar, minha mulher não mais sofreu e seguiu com lucidez tudo que acontecia.

O sucesso: Quando chegamos à Maternidade minha espôsa estava com dilatação completa. Ajudei-a a regular a respiração, enquanto esperava o médico. Nós nos sentíamos surpreendentemente calmos e relaxados. Uma vez minha espôsa segurou minha mão e apertou-a muito fortemente, tornando-se tensa. Eu lhe disse: "Isso é justamente o contrário do que deve fazer." Imediatamente relaxou por completo.

O médico chegou logo e minha mulher pôde então fazer fôrça Novamente se evidenciou aqui o valor dos exercícios. Precipitada, ela fêz fôrça de qualquer maneira, no início, sem pensar na respiração. O médico imediatamente disse: "Não." Eu intervi. "Você se esqueceu de inspirar e reter o ar." "Ah! sim, é verdade", disse, e novamente fêz, com grande concentração, o exercício que havia comprometido. Foi uma boa coisa. O nenê, uma menina com 3,300 kg, saiu com um único esfôrço. O final da expulsão foi muito fácil; não ouvimos um único grito. O médico gracejou. As enfermeiras nem acordaram. Ao segurar nossa filha, minha espôsa disse: "Minha querida", e depois "é maravilhoso." Para disfarçar a emoção, eu disse: "Como é feia", mas é claro que pensava justamente o contrário.

Um detalhe mais: minha mulher teve dificuldade em segurar as alças para fazer fôrça. Dei-lhe minha mão e ela expulsou nossa filha agarrando-me com tôda sua fôrça.

Conclusão: Espero que êste breve testemunho que acrescento ao relatório de minha espôsa fale por si mesmo. O progresso dêste nascimento não é, em si, uma excelente justificativa para o método? Mostra que o principal é um bom preparo e o contrôle. E assim termina a velha maldição. As mulheres dão agora à luz sem dor.

Sublinho a colaboração do marido. Acredito que êsse parto demonstre como alguns dos problemas dos casados podem se resolver. Não queríamos o segundo filho, mas durante o aprendizado, com paciência e trabalho árduo, passamos a desejá-lo. Graças ao método, a procriação deixou de ser um ato único e breve, para se tornar a criação prolongada por esfôrço mútuo. Finalmente, êsse método de parto parece-me não sòmente libertar as mulheres — que não mais são escravas da chamada dor "inevitável" — mas também resolver parcialmente o problema da liberdade e necessidade no casamento. Êle dá relêvo ao trabalho consciente, à fôrça de vontade e inteligência de ambos os parceiros na procriação.

Sra. Cohen. Secundípara. 31 de outubro de 1954. Menina — 3,600 kg.

Há uma diferença essencial entre minha relação emocionàl com esta criança e a que tive há cinco anos com meu filho, após dar a luz "sem sabê-lo". O sentimento da passagem do nenê, de meu próprio corpo para o mundo, é completamente inesquecível. Só vim a gostar do meu filho após vários meses, enquanto que o sentimento que me liga à minha filha, que acaba de nascer,

247

é já extraordinàriamente forte e *sei* que é porque dei à luz a ela, conscientemente. É êsse o motivo por que, apesar de ter sofrido neste parto, considero-o um sucesso.

Sra. R. Idade: 31 anos. Secundípara. 13 de janeiro de 1955. Menino — 3,800 kg.

Exige-se que o pai esteja presente ao nascimento do filho, ao invés de ser retirado, como tão freqüentemente acontece nos partos comuns. Não concordava com isso anteriormente. Eu não ousaria impedir meu marido de ficar, mas sua presença me perturbaria.

Agora, porém, estou emocionada por êle ter ficado comigo até o final, e nunca esquecerei o momento em que nosso filho tinha acabado de sair e foi pôsto sôbre mim. Meu marido veio beijar-me, chorando — porque êle estava realmente chorando. Foi grande a minha emoção. E mesmo que eu devesse apenas essa alegria ao método, não lamentaria tê-lo usado.

Na eventualidade de um outro parto, recomeçarei o aprendizado. Talvez tenha mais sorte, e tudo vá bem.

Opinião de um pai. Mandada pelo Dr. Monjardino, de Lisboa.

Não tenho conhecimento médico e meu relatório não tem pretensões científicas. Minha opinião baseia-se numa experiência pessoal que senti intensamente.

Nossos filhos nasceram em diferentes países, sob os cuidados de médicos conhecidos, e de acôrdo com o método mais em vigor na época e lugar. Não desejo nem criticar nem lisonjear. Nem procuro fazer comparações.

Método americano, 1941

Para uma maternidade americana digna do nome, a mulher em trabalho de parto é uma doente, a criança o mais frágil dos sêres, e o marido um perigoso portador de micróbios.

A operação tôda segue um plano. É completamente normal, após o reconhecimento oficial da gravidez, ter que assinar um contrato com o ginecologista, como fizemos, fixando seus diferentes serviços, antes, durante e depois do parto, assim como o dos seus colaboradores, e a maternidade, etc. Faz-se uma estimativa e tudo é assinado, para se tornar válido. Isso satisfaz os espíritos práticos. Pode-se estabelecer o orçamento familiar, e o futuro pai é reassegurado sôbre os cuidados que a espôsa receberá. Duvido, entretanto, que isso tranqüilize, na mesma extensão, a futura mãe. Ela percebe claramente o que lhe vai acontecer.

Apesar de sentir que tomam conta de si com o maior cuidado, encara o parto como uma espécie de batalha e esta nunca se trava sem dor ou sangue. Embora lhe sejam assegurados todos os fatôres materiais para a vitória, apesar de se fazerem muitos preparativos, especialmente quando vai para a maternidade, a "moral dos soldados" é completamente esquecida.

Minha espôsa era particularmente corajosa, e chegou à maternidade com um sorriso, mas dominava-a o pânico diante do mistério da vida, e uma enorme demonstração de técnica apavorou-a ainda mais. Não sei o que se passou na maternidade de Nova-Iorque. Depois que o marido assinou um grande número de papéis, e pôs sua espôsa sob os cuidados da enfermeira de plantão, torna-se uma pessoa completamente indesejável, um verdadeiro proscrito, cheio de bactérias, que deve ser conservado na sala de espera.

Discuti essa prática do hospital americano, com muitos amigos. Suas reações eram sempre as mesmas. Completamente ignorante do que se passa com a espôsa, o marido está, no início, cheio de uma bravata confiante. O tempo passa lentamente e êle começa a ler revistas que tratam, com detalhes, de assuntos confortantes, tais como operações cesarianas ou eclampsia, se não dispepsia ou meningite infantil. Em alguns hospitais convidam-no a assistir a uma apresentação cinematográfica que trata do cuidado com os bebês recém-nascidos e da arte sutil de trocar as fraldas.

Quando seu suprimento de cigarros está quase no fim e quando gastou alguns metros quadrados de tapête, o desespêro dá-lhe fôrça para se aventurar por um corredor, de onde é imediatamente repelido pelo olhar frio e competente de uma enfermeira, saindo de uma autoclave.

E quando está completamente maluco, finalmente aparece o sorriso, caloroso do doutor trazendo-lhe as boas notícias e suas congratulações. Cobre-se o rosto do marido com uma máscara de

249

gaze e êle é admitido ao quarto onde sua espôsa se recupera lentamente da anestesia.

São estas as primeiras palavras da mãe: "Dói." Portanto tudo correu normalmente. Suas segundas palavras são: "Você já viu o nenê? É bonito?" E então o pai percebe que sua espôsa ainda nem viu o filho.

Mas onde está o bebê? O pai também não o viu.

Está no berçário asséptico, choramingando entre outros pacotes, como um anônimo. São identificados à distância por números, olhando-se através de um buraco na porta de vidro hermético. Naturalmente não se pode chegar perto dêle, sob pretexto algum. Nem mesmo, como no meu caso, quando se está na guerra, quando se é um oficial com ordens de partida, e não se sabe se jamais se voltará a vê-lo.

É um excelente método do ponto de vista do cuidado físico à mãe e ao filho. Nada se esquece, providencia-se tudo. A ciência deu seu máximo. No entanto, a mãe lembra a dor e o desconfôrto como um mau sonho do qual se sente feliz em despertar. O pai está profundamente humilhado. Lastima que sua mulher tenha passado por essa dura experiência devido a êle. Jura não reincidir. Felizmente, as alegrias da maternidade fazem a mãe esquecer os sofrimentos, e a natureza tôda-poderosa inutiliza as resoluções do pai.

Método usado na Bélgica em 1947.

O período pré-natal se desenrola com as necessárias precauções, quase como aconteceria com o método americano. Entretanto, não há planos ou estimativas preestabelecidas.

Salienta-se o papel reprodutor da mulher. Insiste-se no dever de ter filhos e nas funções naturais, o que dá à procriação um certo caráter animal. Evidentemente há o objetivo de persuadir a futura mãe de que não há magia no que faz; que se trata de um ato normal "como a digestão". Mas ao mesmo tempo, isso tira tôda a beleza do ato.

Acredito que, a menos que a mãe seja um ser primitivo, deve-se-lhe manter o moral elevado através de um apêlo aos seus mais altos sentimentos — o orgulho da procriação, a alegria de uma família maior, a beleza da espôsa-mãe. É comum dizer a uma mulher: "É preciso sofrer para ser bonita" e assim fazê-la aceitar as inconveniências da moda. Pode-se-lhe dizer também: "Deve sofrer um pouco para ser mãe", e obter os mesmos resultados.

No momento do parto, a mulher recebe uma injeção intravenosa de barbitúrico, e o resto dos acontecimentos ocorre "como numa vidraria". Todos podem ver o que se passa. Naturalmente convida-se também o marido, mas, em geral, no momento da expulsão da placenta — o menos elegante da história. Êle está assim face a face com uma espôsa três quartos inconsciente e sonhadora, e com um monte de material sanguinolento que o doutor deixa cair com indiferença num balde. O animalismo foi respeitado.

Parece que a injeção de barbitúrico remove as sensações dolorosas mais agudas. Entretanto, minha mulher talvez as sentisse em seu subconsciente, porque se lembra delas.

Coloca-se o bebê perto da mãe, e ela pode vê-lo tão logo volta a si. As injeções causaram um sono muito prolongado e, no nosso caso, retardaram a lactação. O torpor artificial embaraça a percepção de que o parto se realizou. Conseqüentemente, a mãe não pode sentir alegria alguma, nem o triunfo que, acima de tudo, a faz esquecer as experiências do parto.

O pai estêve naturalmente mais próximo aos acontecimentos e acompanhou-os em parte. Está portanto sob menor tensão, seu instinto paternal foi mais ràpidamente tocado e não se ignorou sua responsabilidade. Entretanto, mesmo que seja dotado de nervos fortes, não pode se impedir de experimentar um ligeiro desgôsto. Afinal de contas, mostraram-lhe apenas as misérias do nascimento, certamente inevitáveis, mas mui cruelmente reveladas.

Durante algum tempo isso afetará sua vida íntima. Sua espôsa também sentirá uma certa apreensão.

Método usado em Portugal em 1954 (pelo Dr. P. Monjardino)

Mostrei-me cético quando minha espôsa voltou do médico e me disse que êle defendia um nôvo método de parto, que exigia freqüência a aulas e treinamento em exercícios respiratórios especiais.

Pensei, apesar do respeito e amizade que tinha por nosso médico, que se tratava de uma experiência semelhante ao método Coué, ou de uma tentativa de hipnotismo.

Depois averiguei mais e convenci-me de que êsse método era perfeitamente natural. Aconselhei firmemente minha espôsa a seguir as sugestões do médico e encorajei-a tanto quanto possível. Estou muito satisfeito por ter tomado essa decisão.

Estudo preparatório: Considero-o excelente, tanto do ponto de vista psicológico como do prático. Apesar de minha mulher já estar bem informada sôbre o assunto — o que não deve ser comum — desconhecia muitos detalhes e alguns pontos interessantes. Tomou notas e revisou suas aulas.

As lições eram claras, simples e detalhadas. Abstinham-se de tôdas as complicações ou acidentes, para mostrar o acontecimento em seu aspecto mais normal. Isso é muito importante. Se a mulher pode constituir auxílio num parto normal, que vantagem há em assustá-la anteriormente contando-lhe casos extremos, quando em qualquer emergência, sòmente a intervenção de um homem de ciência pode salvá-la?

As aulas preparatórias criam calma e confiança. Para dirigir bem, um chofer deve, acima de tudo, conhecer seu carro e como êle trabalha. Uma mulher consciente e conhecedora de suas funções sentir-se-á muito mais à vontade e poderá, até certo ponto, dirigir as próprias reações.

Tive duas provas disso. Contràriamente à prática usual, minha mulher, na iminência do acontecimento, não me disse seus últimos desejos, e nem sonhava que algo pudesse sair errado. Depois, quando sentiu as primeiras contrações, ao invés da pressa usual e do pânico para ir para a maternidade disse, muito simplesmente: "A primeira proteção saiu, é melhor nos aprontarmos."

E saímos de carro, dirigindo vagarosamente, brincando e falando do bebê, como se êle já tivesse nascido.

O parto: A primeira parte do parto progrediu muito mais ràpidamente e com infinitamente menos dor do que é habitual. A mulher não mais tem "dores", e sim "contrações", o que de fato é um bom substituto, psicològicamente. Minha mulher não teve aquêle olhar de dor, narinas estreitadas, olhos dilatados e lábios crispados. Seu rosto estava relaxado, quase sorridente, e enquanto isso, conversava normalmente comigo.

Por duas vêzes chegou a duvidar de que as contrações fôssem reais, tão indistintas eram. Para convencê-la tivemos que confirmar que o colo estava se dilatando. Êsse estado de coisas satisfatório deve-se certamente à respiração acelerada e ao uso do oxigênio. A respiração acelerada afastou-lhe a atenção do acontecimento, dando-lhe algo para fazer. Êsse processo de respiração tem ainda efeitos de relaxamento e de manutenção de fôrça.

Mesmo durante a guerra, aconselharam-nos que respirássemos acelerada e irregularmente, quando tínhamos que fazer esforços físicos especiais, ou quando estávamos sob o fogo. Devem ser idênticos, no parto, o objetivo e os resultados; entretanto, eu diria que, como cada pessoa respira de sua própria maneira, será difícil ensinar, em linhas gerais, essa respiração. Contudo, o médico deve estudar e definir a respiração da mulher; de outra maneira seria necessário que ela treinasse por muito mais tempo. Além de uma hora, os benefícios da respiração acelerada diminuem, devido ao cansaço que causa quando as contrações são muito próximas. Quando a mulher adapta a sua respiração, pode retardar ou diminuir a fadiga.

O oxigênio tem um efeito extraordinário. Minha espôsa, que nunca se cansa de elogiá-lo, sentiu-se extraordinàriamente bem, não sòmente durante o parto, muito facilitado, mas também após êle, quando se sentiu mais forte.

Houve outros detalhes importantes, inclusive o colchão de espuma de borracha, que dá uma base agradável e evita dores nas costas, e mesmo as equimoses habitualmente devidas às mesas duras.

Aqui devo voltar a descrever as minhas impressões.

Desta vez fui convidado pelo médico a estar presente ao parto, e mesmo a tomar uma parte modésta nêle. Dei o oxigênio.. Sentia-me satisfeito, pois não fôra excluído de um momento importante de minha vida de casado, nem me sentia humilhado ou desgostoso. Segui passo a passo o progresso dos acontecimentos, e como havia um preparo adequado, e minha espôsa estava em boa forma, achei a operação interessante. Não se justificaria a impaciência no meu caso porque vi o que estava acontecendo. Eu tinha um trabalho a realizar e senti um dever e uma responsabilidade que excluíam qualquer sordidez.

Minha mulher assegurou-me que minha presença foi um auxílio e um confôrto para ela, principalmente na hora da expulsão. Essa última parte parecia-me como o "final" de uma sinfonia. Em certo momento, o doutor assumiu o contrôle, e minha mulher começou instintivamente a obedecer. Sentado ao lado dela, eu lhe apertava a mão a cada esfôrço e aplicava a máscara de oxigênio, escoando três litros por minuto em sua face. Era como se a voz do médico, a fôrça de vontade (e talvez a energia) que comunicava à minha espôsa, e os esforços coordenados em demanda de uma fôrça desejada e controlada, fundissem-se numa única ação que resultou no nascimento.

Foi uma sensação extraordinária ver meu filho aparecer e sentir, ao primeiro grito, que eu era seu pai. E mais tarde, quando minha espôsa estava em seu quarto e olhamos para o berço com alguma emoção, dissemos um ao outro: "Fizemos juntos êsse bebê, desde o início até o fim."

É grande a importância dêsse sentimento de união e comunidade. Proporciona à mulher uma sensação de alegria pura que imediatamente lhe traz energia, tanto mais que seu empreendimento anterior de dominar a dor deixou-a num estado de euforia e capaz de recuperar-se ràpidamente. Eu próprio sentia-me simplesmente muito feliz.

Congratulo-me com os médicos por terem descoberto um método universal de parto, sem dor, e agradeço a nosso médico pela mestria com que se saiu. É um método acessível a todos. Tôdas as mulheres, ricas ou pobres, podem obter os mesmos resultados. São necessários apenas fôrça de vontade e treinamento. Acresce que as mulheres aprenderão um pouco mais, o que só por si já representa alguma coisa.

Em conclusão, insistiremos que se deveriam usar todos os meios possíveis para o reconhecimento do parto sem dor. Conviria preconizar-lhe o emprêgo em hospitais e maternidades, sem permitir que caíssem em descrédito devido a aplicação errônea ou a abuso malicioso.

Estamos certos de que provamos o seu valor. É um direito de tôdas as crianças virem ao mundo em alegria, para a felicidade de seus pais e benefício da sociedade.

254

Conclusão

É a mulher que dá a luz. No entanto, sem o método psicoprofilático ela se conservaria ainda fora da cena. No passado, dar à luz implicava inatividade; era como se as experiências íntimas da gravidez fôssem de algum modo impostas de fora à mulher, e seguissem um curso quase misterioso. Os vários estágios se evidenciavam a ela sòmente através da linguagem profissional dos médicos. E mesmo quando não era muito doloroso, o parto subjugava a mulher, já inibida pela ignorância cuidadosamente cultivada durante os nove meses. E isso a confinava num mundo vegetativo. Atualmente, o parto tornou-se um fenômeno ativo. Através dêle a mulher pode encontrar-se completamente e expressar-se como um ser humano.

Dizer: "É a mulher que dá a luz" sublinha também o caráter dinâmico do método. Realmente êle necessita a opinião das mulheres, não só para se tornar cada vez mais eficiente, mas simplesmente para subsistir em primeiro lugar. A nsicoprofilaxia implica discussão e troca de idéias.

Nos últimos cinco anos o método progrediu consideràvelmente. Foi submetido a constante crítica, que se torna mais rigorosa à medida que muitas mulheres estão experimentando seu segundo parto sem dor. Houve sucessos mas também fracassos, cujas causas as próprias mulheres analisaram freqüentemente. Há uma procura crescente do método, à medida que os resultados melhoram.

Criou raízes. As aulas tornaram-se mais detalhadas e completas. Determinadas idéias desapareceram porque pareciam muito elementares. As mulheres gradualmente perceberam a situação através do uso crescente do método e da leitura de vários artigos escritos sôbre êle. O objeto proposto por Velvoski na Rússia, "a supressão da dor no parto, considerada como um fenômeno social estabelecido e difundido", começou a ser conseguido na França. As mulheres estão mais bem equipadas e informadas e desejam um grau mais alto de educação. Justifica-se, para o método psicoprofilático, a pretensão de generalizar-se. Certamente nos últimos quatro anos, espalhou-se por tôda a França e daí atravessou muitas fronteiras. Nem todos os obstetras o adotaram. Apesar de haver diminuído consideràvelmente o número de críticos e oponentes, alguns permanecem. Acima de tudo, não podemos estar certos de que aquêles que o adotaram usam-no *como deveria ser usado.* Há muito pseudoconvertidos que o distorcem de várias maneiras porque é inconveniente para êles, em determinados aspectos. Há ainda os que culpam o método por fracassos pelos quais êles próprios são responsáveis.

Ergue-se a oposição realmente porque o parto sem dor traz à baila tôdas as idéias e atitudes do passado — o caráter inevitável de dor e o papel passivo da mulher.

Um especialista, cujo interêsse no método psicoprofilático era indubitável, fêz, certa feita, êste comentário doloroso e óbvio: "Descobri que é necessário estudar o parto ao lado da mulher na sala de parto, de modo a compreender os princípios do método e aperfeiçoar nossa própria atitude em relação a êle." Sim, de fato. Mas o que importa? O importante é que se estabeleceu o fenômeno social. Os argumentos admissíveis durante as primeiras fases da luta podem agora ser esquecidos. Ninguém pode negar que o parto sem dor existe. Existe, desenvolver-se-á e transformará, cada dia, a vida de mais e mais mulheres. O falecido Papa, em seu discurso de 8 de janeiro de 1956, não só reconheceu sua existência mas lhe deu seu apoio moral. Foi êsse um parecer de grande importância: levantando a condenação que muitos católicos lançaram sôbre um método materialista, deu-lhe uma oportunidade de penetrar em novas camadas da sociedade. Ao mesmo tempo, colocou as mulheres em posição para rejeitar métodos falsos.

"Saber mais, melhor e mais cedo", eis um desejo profundo. O ensinamento libertou o nascimento e a gravidez dos tabus com que a tradição os cercava. Encorajou as mulheres a compreender o mistério, a visualizar o invisível. Recuou as fronteiras da maternidade, ao familiarizar a mãe com as várias manifestações da vida no útero.

Atualmente as aulas começam tão cedo quanto possível. Era certo dizer às mulheres: "Isto é o que acontece no seu interior desde o início da gravidez." Mas é ainda melhor dizer: "Isto é o que está acontecendo." O conhecimento dos fatos à medida que surgem é um dos melhores meios de evitar os problemas que frequente os acompanham. Acrescentam-se exercícios práticos ao aprendizado para influenciar as mudanças orgânicas e funcionais da gravidez. Contudo a vantagem mais importante é que se pode exercer por mais tempo, e mais profundamente, o efeito fisiológico positivo da palavra.

A unidade do método

O método confronta-se constantemente com novos fatos, mas os princípios de seus ensinamentos conservam-se permanentes e imutáveis. A fisiologia não é nem cortical nem visceral, é córtico-visceral. Os comentários de Pavlov foram ressaltados na última aula. E nunca será demais insistir sôbre isso. A teoria e a prática são inseparáveis; e, como vimos, também a mente e o corpo, e da mesma maneira, os vários elementos do aprendizado. A mulher aprende a estrutura dos órgãos internos, especialmente do útero; percebe a função de cada um dêsses órgãos, bem como as mudanças mecânicas e químicas que nêles cria a gravidez. Não deve esquecer que seus exercícios físicos afetam tanto os órgãos relacionados quanto o cérebro, cujo limiar de sensibilidade aumentam. Inversamente, o descondicionamento mental, combinado com o conhecimento, tem uma influência direta sôbre a qualidade funcional dos órgãos. O treinamento neuromuscular assume seu completo significado sòmente se acompanhado pelo treino de respiração, e ambos têm efeito completo sòmente se relacionados à compreensão da teoria.

O método psicoprofilático segue estritamente os princípios da ciência de que se origina. Enquanto o cérebro — que analisa, sintetiza e controla — unifica o corpo, êste afeta o cérebro. O corpo modifica a atividade do cérebro, como resultado das mudanças em si próprio. A fisiologia córtico-visceral, descrevendo os sistemas interdependentes que formam o corpo humano, mostra que o homem é um todo. Cada uma de suas partes é inseparável. Para ser indolor, o parto deve obedecer a essa regra fundamental, e não deve excluir — nem favorecer por conta de outras — qualquer parte dêsse todo complexo que constitui uma mulher em trabalho do parto.

Certos erros ou perigos de erros merecem referência. Exceto nos casos patológicos, o sucesso do parto e o bom progresso da gravidez dependem do bom funcionamento do cérebro. Mas isso nunca pode significar que sòmente o cérebro é responsável, que o cérebro controla tudo. Por assim dizer, êle teria que reviver. Deve-se restaurar seu *tonus*. Tem que se tornar novamente apto a analisar, sintetizar, controlar e coordenar. Deve livrar-se da inibição causada pela ignorância. Mas o fato de que o cérebro recupera assim, através de uma educação racional, um limiar sensorial capaz de deter as sensações vindas do útero, não remove todos os riscos. Embaraçada por qualquer fator orgânico, uma contração pode se tornar um sinal de dor. É necessário manter vigilância constante — e aqui é importante o papel do cérebro em manter a mulher alerta — sôbre a harmonia fisiológica das várias fases do parto; para não lhe causar nenhum obstáculo; para executar tôdas as atividades de resposta que êle demanda. Quando a mulher faz mal a respiração, ela sofre, e deixa de sofrer logo que a executa bem.

Embora a mulher deva tornar-se capaz, por um conhecimento mais profundo, de dissociar vários tipos de ações musculares, a dissociação é sòmente uma etapa no trabalho do método. Revela um aspecto da situação e não ela própria. Cometeram-se erros de interpretação. Para ajudar a compreensão de um dos mecanismos essenciais do cérebro, seu "poder de freagem", dava-se o exemplo de um viajante esgotado pelo barulho do trem e das conversas. Enterrava-se num livro, conseguia ignorar o barulho e isolava-se completamente. Outro exemplo é o do soldado que por algum tempo ignorou seu ferimento porque a batalha absorvia tôda sua atenção.

Êsses exemplos contêm um perigo. Autorizam a pensar que a mulher pode se distrair do parto pelo trabalho, a que dá tôda sua atenção. No parto a situação é diferente. O viajante não nota o trem, ignora-o, e não se importa com a maneira como está seguindo. O soldado que não esteja cônscio de seu ferimento, não sabe onde está, quão sério é, nem o que deve fazer. De outro lado, a mulher torna-se completamente consciente de seu corpo e das diferentes etapas do parto. Está particularmente consciente das contrações, o acontecimento essencial do parto. Aprendeu o que deve fazer, e seu trabalho responde exatamente, Não a distrai, não a desvia de sua situação. É adaptação, *integração*.

A idéia da fôrça de vontade é também muito perigosa. Se a mulher não aprendeu o que está acontecendo, nem o que deve fazer a tal e tal momento, nenhuma fôrça de vontade suprirá essa falta e torará seu cérebro capaz de deter tôdas as sensações vindas do corpo em trabalho. E, muito especialmente, sua fôrça de vontade não deve ser usada para isolá-la do nascimento, porque êste necessita de tôda sua presença ativa.

Os exercícios práticos que a mulher aprende estão ìntimamente relacionados com a teoria, bem como com as várias mudanças orgânicas na gravidez e no parto. Não se pode encará-los como simples "ginástica", quer sejam considerados essenciais ou secundários. Êsses exercícios devem ser *dirigidos* e *controlados* cuidadosamente. Êles são descritos, de modo um tanto sumário, nas páginas anteriores mas *nenhum dêles deve ser feito sem direção médica*.

Cabe-nos mencionar mais um aperfeiçoamento. Certo dia uma mulher queixou-se da dúvida e escárnio de seus parentes em relação ao método, particularmente a respeito do filme que encerra as aulas e em que há um parto. "Sabemos o que são os filmes", disse-lhe a mãe, cèptìcamente. "Sabemos que são falsificados."

A jovem mulher, embora ótima aluna, influenciou-se adversamente por essa atitude, que iria perturbar seu descondicionamento. Havia sòmente uma coisa a fazer — ensinamento direto. A jovem, com várias colegas, observaram um parto real. O experimento foi, sem dúvida, totalmente conclusivo, e sua primeira reação foi correr à mãe e dizer: "Vi um parto!"

Nas condições atuais, essa experiência não pode, infelizmente, tornar-se regra geral, mas enquanto esperamos que as coisas se desenvolvam, repetir-se-á tão freqüentemente quanto possível. A maternidade, em sua vivência real, deve ser parte da educação e

259

não dela se excluir como se fôsse um terrível mistério, ou um acontecimento vergonhoso.

Exceto talvez em questionários a respeito de trabalho e de número de matrícula no seguro médico, não se questionava o marido, antigamente. Toleravam-no em certos hospitais, com a condição, porém, de que não se intrometesse. Reconhece-se hoje sua existência e individualidade; êle volta a ser o marido e o pai. No início do método psicoprofilático, mencionavam-no freqüentemente e êle foi se tornando cada vez mais necessário para ajudar a espôsa a revisar as aulas, controlar seus exercícios práticos e, se necessário, apoiá-la durante o parto. No entanto, havendo se aproximado através da espôsa, isso o colocava num segundo plano. Atualmente procura-se sua presença e colaboração ativa. Assim o casal não mais está separado. Daqui por diante é ao casal que nos dirigimos.

Um método como êste deveria ser válido para todos os casais, e seu emprêgo estender-se a tôdas as maternidades. No entanto, é das mulheres que depende a execução precoce de um programa de tal tipo. Embora dez, quinze ou cem pessoas que o experimentaram insistam, por intermédio de artigos e discursos, na aplicação do método psicoprofilático, não se pode comparar tal influência com a pressão que as próprias mulheres são capazes de exercer. Depende daquelas que usam as maternidades reclamar o método. Elas já exerceram pressão para melhorá-lo — o que tornou necessária a publicação dêste livro. Se souberem como pedi-lo, obterão o que desejam. Ninguém pode se opor àquelas que são experimentadas, educadas, bem informadas e — sabem o que querem.

Futuramente o contrôle do parto deverá passar para o Ministério da Educação, ao invés de fazer parte do Ministério da Saúde, como acontece até hoje.

Deve-se estudar na escola o fenômeno social da maternidade. O Dr. Lamaze contava, em primeiro lugar, com as mulheres, para ganhar essa segunda batalha.

Discurso do Papa Pio XII Sôbre o Parto Sem Dor

8 DE JANEIRO DE 1956.

Assunto do discurso: O PARTO SEM DOR.

Recebemos informações sôbre uma nova aquisição da ginecologia e pediram-nos que tomássemos posição a êsse respeito sob o ponto de vista *moral* e *religioso*. Trata-se do parto natural, sem dor, no qual não se utiliza nenhum meio artificial, mas onde se usam ùnicamente as fôrças naturais da mãe.

Declarações anteriores.

Em nosso discurso aos membros do IV Congresso Internacional de Médicos Católicos, em 29 de setembro de 1949 (Discorsi e Radiamessagi, vol. XI, 221-234), dizíamos que o médico se propõe a suavizar os males e sofrimentos que afligem os homens. Evocamos, então, o cirurgião, que se esforça, nas intervenções necessárias, em evitar ao máximo a dor; o ginecologista, que tenta diminuir os sofrimentos do parto, sem pôr em perigo a mãe ou o filho, e sem prejudicar os laços de afeição maternal que, como se afirma, formam-se nesse momento. Êste último comentário refere-se a um processo utilizado na época numa maternidade de uma grande cidade moderna, onde, para evitar o sofrimento, hipnotizava-se profundamente a mãe. Constatou-se, porém, que êsse procedimento acarretava uma indiferença afetiva em relação à criança; outros poderiam, entretanto, explicar êsse fato de modo diferente.

261

Instruídos por essa experiência, tiveram, em seguida, o cuidado de acordar a mãe diversas vêzes, alguns instantes, no decorrer do trabalho de parto e conseguiram, assim, evitar o que temiam. Pode-se fazer uma constatação análoga na ocasião de uma narcose prolongada. O novo método do qual desejamos falar agora, não conhece tal perigo; deixa a parturiente em plena consciência, do início ao fim, e com pleno uso de suas fôrças psíquicas (inteligência, fôrça de vontade, afetividade); não tira, ou, segundo outros, sòmente diminui a dor.

Qual a posição que se pode adotar a êsse respeito, do ponto de vista moral e religioso?

I. ESBÔÇO DO NÔVO MÉTODO

1. *Suas relações com a experiência do passado.*

Em primeiro lugar, o parto sem dor, considerado como fato corrente, destaca-se claramente na experiência humana, tanto a de hoje como a do passado e dos tempos mais antigos. As pesquisas mais recentes indicam que algumas mães dão à luz sem dor, apesar de não se usar analgésico ou anestésico algum. Mostram também que o grau de intensidade dos sofrimentos é menor nos povos primitivos do que nos civilizados. Em vários casos, a sensibilidade é média; porém, para a maior parte das mães permanece alta, e não raramente torna-se insuportável. São essas as observações atuais.

O mesmo se dirá dos tempos passados, até onde as fontes históricas permitam constatar o fato. As dores das mulheres em trabalho de parto eram proverbiais; fazia-se referência a elas para expressar um sofrimento muito vivo e angustiante, e a literatura profana, como a religiosa, fornecem provas. Êsse modo de falar é, de fato, comum, mesmo nos textos bíblicos do Antigo e Novo Testamento, principalmente nos escritos dos Profetas. Citaremos alguns exemplos:

Isaías compara seu povo à mulher que, no momento do parto sofre e grita (cf. Is. 26,17); Jeremias, que aguarda o próximo julgamento de Deus, diz: "Ouço gritos como os de uma mulher em trabalho; gritos de angústia como os de uma mulher que dá à luz pela primeira vez" (Jer. 4,31). Na véspera de Sua morte,

262

o Senhor compara a situação de Seus Apóstolos à de uma mãe que espera o momento do parto: "A mãe que dá à luz está sofrendo, porque sua hora chegou, mas após o parto não mais se lembra de seu sofrimento porque se regozija que um homem tenha vindo ao mundo." (João 16,21).

Tudo isso permite afirmar, como fato consagrado entre os homens do passado e de hoje, que a mãe dá à luz na dor. É a tal crença que se opõe o novo método. .

2. O nôvo método em si.

a) Considerações gerais preliminares feitas pelos seus defensores

Duas considerações gerais, feitas pelos seus defensores, guiam e orientam quem quer entender seus traços principais: A primeira concerne à diferença entre a atividade indolor e a atividade dolorosa dos órgãos e dos membros; a outra, à origem da dor e sua ligação com a função orgânica.

As funções do organismo, dizem, quando normais e executadas como se deve, não são acompanhadas de sensações dolorosas. Estas demonstram a presença de alguma complicação; senão a natureza cairia em contradição, pois associaria a dor a tal processo em vista de provocar uma reação de defesa e de proteção contra o que lhe seria prejudicial. O nascimento é uma função natural e deveria, conseqüentemente, processar-se sem dor. Qual é então a origem desta?

A sensação de dor, respondem, é originada e regulada pelo córtex cerebral, onde chegam as excitações e os sinais de todo o organismo. O órgão central reage sôbre êles de modo muito diferente; algumas dessas reações (ou reflexos) recebem da natureza um caráter preciso e estão associadas por ela a processos determinados (reflexos absolutos); para outros, porém, a natureza não fixou nem o caráter nem as conexões; sendo essas reações determinadas de outro modo (reflexos condicionados).

As sensações de dor têm o mesmo nome dos reflexos (absolutos ou condicionados) provenientes do córtex cerebral. A experiência provou que é possível, graças a associações estabelecidas arbitràriamente, provocar sensações de dor, mesmo quando a excitação que as origina é, em si, totalmente inócua.

263

Nas relações humanas, êsses reflexos condicionados têm como um dos agentes mais eficazes e freqüentes a linguagem, a palavra pronunciada ou escrita, ou, se quiserem, a opinião que domina no meio, de que todos participem, e que se exprimem pela linguagem.

b) *Elementos do novo método*

Compreende-se, pelo acima exposto, a origem das sensações dolorosas fortes experimentadas na ocasião do parto, que certos autores consideram como devidas a reflexos condicionados, oriundos de complexos ideológicos e afetivos errados.

Os discípulos do cientista russo Pavlov (fisiologistas, psicólogos, ginecologistas) pesquisando sôbre o tema dos reflexos condicionados, apresentam a questão, em substância, como segue:

1. *Seu fundamento.* O parto não foi sempre doloroso, mas veio a sê-lo no decorre dos tempos, devido aos "reflexos condicionados". Êstes podem ter tido origem num primeiro parto doloroso — talvez a hereditariedade tenha participado também — mas são sòmente fatôres secundários. O motivo principal é a linguagem e a opinião que se manifesta: o nascimento, dizem, é a "hora difícil para a mãe", é uma tortura imposta pela natureza, que entrega a mãe sem defesa a sofrimentos insuportáveis. Essa associação, criada pelo meio, provoca o temor do parto e o temor das terríveis dores que o acompanham. Assim, quando as contrações musculares do útero se fazem sentir no início do parto, surge a reação de defesa e a dor; essa dor provoca uma contração muscular, e esta, por sua vez, um aumento das dores. As dores são, pois, reais, mas decorrem de uma causa falsamente interpretada. Na hora do nascimento, o que existe de fato são as contrações normais do útero e as sensações orgânicas que as acompanham; essas sensações, porém, não estão sendo interpretadas pelos órgãos centrais pelo que são — simples funções naturais; os reflexos condicionados e, em particular, o "temor" extremo as desviam para o domínio das sensações dolorosas.

2. *Sua meta.* Tais seriam a gênese das dores do parto.

Nota-se, pelo exposto, quais serão as metas e a tarefa da obstetrícia indolor. Aplicando os conhecimentos científicos adquiridos, deve, de início, dissociar as associações já existentes entre as sensações normais das contrações do útero, e as reações de dor do córtex cerebral. Dessa maneira, suprimem-se os reflexos condicionados negativos. Ao mesmo tempo devem-se criar novos reflexos positivos que substituirão os reflexos negativos.

3. *Sua aplicação prática.* Quanto à aplicação prática, consiste em dar em primeiro lugar às mães, muito tempo antes da época do parto, um ensinamento profundo — adaptado às capacidades intelectuais — dos processos naturais que se desenvolvem nelas durante a gestação e, em particular, durante o parto. Êsses processos naturais, as gestantes já o conheciam de algum modo, freqüentemente, porém sem perceber claramente a conexão. Assim, muitas coisas ficam envôltas em uma obscuridade misteriosa e chegam a ser falsamente interpretadas. Os reflexos condicionados característicos adquirem também uma fôrça de ação considerável, enquanto a angústia e o temor ali encontram um alimento constante. Todos êsses elementos negativos seriam eliminados pelos ensinamentos dados.

Ao mesmo tempo, dirige-se à vontade e ao sentimento da mãe um apêlo repetido para não manifestar sentimentos de temor sem fundamento; deve-se também rejeitar uma impressão de dor que teria talvez tendência a se manifestar, mas que, em todos os casos, não se justifica, e se baseia, como se lhes ensina, apenas numa falsa interpretação das sensações orgânicas naturais do útero que se contrai. As mães, são, principalmente, levadas a estimar a grandeza natural e a dignidade do que elas estão executando na hora do parto.

Dão-se explicações técnicas detalhadas do que deve ser feito para assegurar o perfeito decorrer do nascimento; ensina-se, por exemplo, como acionar a musculatura, como respirar direito. Tal ensinamento toma a forma de exercícios práticos para que a técnica lhes seja familiar na hora do nascimento. Trata-se, então, de guiar as mães e colocá-las em estado de não se submeterem ao parto de um modo puramente passivo, como a um processo fatal, de adotar uma atitude ativa, e influenciá-la, por meio da inteligência, da vontade, da afetividade, a levá-la a tèrmo no sentido desejado pela natureza, e com ela.

Durante o trabalho, a mãe não está abandonada; aproveita a assistência e o contrôle permanente de um pessoal formado segundo as novas técnicas e que a lembra do que aprendeu, indicando, o momento exato, o que deve fazer, evitar, modificar, e que, eventualmente, desfaz de pronto os seus erros e a ajuda a corrigir as anomalias que se poderiam apresentar.

Tal é, essencialmente, conforme os pesquisadores russos, a teoria e a prática sem dor. Por seu lado, o médico inglês Grantly Dick Read expôs uma teoria e técnicas análogas em vários pontos. Nas bases filosóficas e metafísicas, todavia, afasta-se substancialmente, pois não se apóia, como os russos, na concepção materialista.

4. Extensão e sucesso. No que concerne à extensão e sucesso do novo método (chamado método psicoprofilático) diz-se que é utilizado na Rússia e China, em centenas de milhares de casos. Difundiu-se também em diversos países do Ocidente, e várias Maternidades municipais puseram à sua disposição secções particulares.

As Maternidades organizadas exclusivamente conforme êsses princípios não seriam até agora muito numerosas no Ocidente. A França, entre outras, tem uma (comunista) em Paris, e duas instituições católicas em Jalileu e Cambral, onde se adota completamente o método nos seus serviços, sem sacrificar o que antes se havia revelado bom.

Quanto ao sucesso, afirma-se que é muito grande: 85% a 90% dos nascimentos sob êsse método teriam sido indolores.

II. APRECIAÇÃO DO NÔVO MÉTODO

1. Apreciação científica

Após ter esboçado êsse método, nós passamos à sua apreciação. Na documentação que nos tem sido remetida, acha-se essa nota característica: "para o pessoal, a primeira exigência indispensável é a fé incondicionada no método". Pode-se, na base de resultados científicos assegurados, exigir uma fé 'absoluta dêsse tipo?

O método contém, sem dúvida, elementos que devem ser considerados como científicamente estabelecidos; outros têm sòmente uma alta probabilidade; outros são ainda (pelo menos no momento) problemáticos. Está estabelecido cientìficamente que existem reflexos condicionados em geral; que representações determinadas ou estados afetivos podem ser associados a certos acontecimentos e que pode ser verificado também para as sensações de dor. Mas que já seja provado (ou pelo menos, que possa ser provado por êsse meio) que as dores do parto são ùnicamente devidas a essa causa, não é atualmente evidente para todos. Juízes sérios formulam reservas a respeito do axioma afirmando quase *a priori:* "todos os atos fisiológicos normais e, conseqüentemente o nascimento normal deve acontecer sem dor, senão a natureza se contradiria". Não admitem que seja universalmente válido, sem exceção, nem que a natureza se contradiria se tivessem feito do parto um ato intensamente doloroso. De fato, dizem, seria perfeitamente compreensível, fisiológica e psicològicamente, que a natureza, preocupada pela mãe que concebe, e pelo filho, quisesse por isso tornar consciente, de um modo inelutável, a importância dêsse ato, e quisesse forçar a tomar medidas de presunção.

.A verificação científica dêsses dois axiomas, que uns pretendem certos e outros discutíveis, deixamos aos especialistas competentes; mas devemos, para decidir do verdadeiro e do falso, reter o critério objetivo decisivo: o caráter científico e o valor de uma descoberta devem ser apreciados exclusivamente segundo a sua relação com a realidade objetiva. Importa não desdenhar a distinção entre a verdade e afirmação (interpretação, sistematização) da verdade. Se a natureza fêz o parto indolor na realidade dos fatos, se êle se tornou doloroso depois, devido aos reflexos condicionados, se pode retornar a ser indolor, se tudo isso não foi sòmente afirmado, interpretado, construído sistemàticamente, mas demonstrado realmente — os resultados científicos são verdadeiros. Se não o é, pelo menos se ainda não é possível obter a êsse respeito certeza absoluta, deve-se abster de qualquer afirmação absoluta, e considerar as conclusões obtidas como "hipóteses" científicas. Mas, renunciando no momento a julgâr de modo definitivo o grau de certeza científica do método psicoprofilático, nós vamos examiná-lo do ponto de vista moral.

2. *Apreciação ética*

Êsse método é moralmente irrepreensível? A resposta, que deve considerar o objeto, a meta, o motivo, enuncia-se brevemente: "Em si, não contém nada de criticável do ponto de vista moral".

267

O ensinamento dado sôbre o trabalho da natureza no parto, a correção da interpretação falsa das sensações orgânicas, e o convite a corrigi-la, a influência exercida para afastar a angústia e o receio sem fundamento, a ajuda prestada para que a parturiente colabore oportunamente com a natureza, guarde sua calma e seu domínio de si, uma consciência aumentada da grandeza da maternidade em geral, e em particular da hora em que a mãe dá à luz; tudo isso são valores positivos que não se podem censurar, benéficos para a parturiente, e são plenamente conformes à vontade do Criador. Assim encarado e compreendido, o método é uma ascensão natural que guarda a mãe da superficialidade e da leviandade; influencia positivamente sua personalidade para que, na hora tão importante do parto, manifeste a firmeza e solidez de seu caráter. Sob outros aspectos, ainda, o método pode levar a sucessos morais positivos. Se se consegue eliminar as dores e o mêdo do parto, diminui-se muitas vêzes, por isso mesmo, uma incitação a cometer ações imorais no uso dos direitos do matrimônio.

No que concerne aos motivos e ao propósito da ajuda prestada à parturiente, a ação material, como tal, não importa justificativa moral, nem positiva nem negativa: é o problema de quem presta ajuda. Ela pode e deve ser dada, tendo por base motivos e propósitos irrepreensíveis, tais como o interêsse apresentado por um fato puramente científico; o sentimento natural e nobre que faz com que se estime e se ame na mãe o seu lado humano, desejando ajudá-la, uma disposição profundamente cristã e religiosa, inspirada nos ideais do Cristianismo vivo. Mas, pode acontecer que a assistência procure uma meta e obedeça a motivos imorais; neste caso, é a atividade pessoal de quem prestar assistência que sai prejudicada; o motivo imoral não transforma a assistência prestativa num ato mau, pelo menos no que concerne à sua estrutura objetiva, e inversamente uma assistência boa em si não pode justificar um motivo ruim ou favorecer a prova de sua bondade.

3. *Apreciação teológica.*

Basta dizer uma palavra de apreciação teológica e religiosa, para que se distinga do valor moral no sentido exato. Apresenta-se muitas vêzes o nôvo método no contexto de uma filosofia e uma cultura materialistas e em oposição à Santa Escritura e ao Cristianismo. A ideologia de um pesquisador e de um sábio não é, em si, uma prova da verdade e do valor do que encontrou e expôs. O teorema de Pitágoras ou (para ficar no campo da medicina), as observações de Hipócrates, que foram reconhecidas como exatas, as descobertas de Pasteur, as leis da hereditariedade de Mendel não devem a sua verdade às idéias morais e religiosas de seus autores. Não são nem pagãs, por Pitágoras e Hipócrates terem sido pagãos, nem cristãs por Pasteur e Mendel terem sido cristãos. Essas aquisições científicas são verdadeiras, por si, na medida em que respondem à realidade objetiva.

Mesmo um pesquisador materialista pode fazer uma descoberta científica real e válida; mas isto não constitui, de forma alguma, um argumento para suas idéias materialistas.

O mesmo raciocínio vale para a cultura a que um sábio pertence. Suas descobertas não são verdadeiras ou falsas por procederem dessa ou de outra cultura que o inspirou e o marcou profundamente.

As leis, a teoria e a técnica do parto natural, sem dor, são válidas, sem dúvida, mas foram elaboradas por sábios que, em boa parte, professam uma ideologia e pertencem a uma cultura materialista; e essas não são verdadeiras, pelo fato de os resultados científicos supracitados o serem. É ainda muito menos exato que os resultados científicos são verdadeiros e demonstrados como tais, porque os seus autores e as culturas de onde provêm têm uma orientação materialista. Outros são os critérios da verdade.

O cristão convencido não encontra nada nas suas idéias filosóficas e sua cultura que o impeça tratar sèriamente, em teoria e em prática, do método psicoprofilático; sabe, de modo geral, que a realidade e a verdade não são idênticas à sua interpretação, ou sistematização e que, conseqüentemente, pode ao mesmo tempo aceitar inteiramente uma e rejeitar completamente a outra.

4. O nôvo método e as Sagradas Escrituras.

Uma crítica ao nôvo método, do ponto de vista teológico deve, em particular, levar em conta as Santas Escrituras, pois a propaganda materialista pretende encontrar uma contradição irredutível entre a verdade da ciência e a das Escrituras. No Gênese (Gen. 3,16) pode-se ler "In dolore paries filios" (Tu parirás na dor). Para entender corretamente tais palavras, é necessário considerar a condenação feita por Deus, no conjunto do seu contexto. Aplicando êsse castigo aos primeiros pais e sua descendência, Deus não queria impedir aos homens, e não lhes é proibido, procurar e usar tôdas as riquezas da criação; fazer a cultura avançar passo a passo; tornar a vida dêste mundo mais suportável e mais bela; aliviar o serviço e a fadiga, a dor, a doença e a morte, enfim submeter a terra (cf. Gên. 1,28).

Do mesmo modo, Deus, castigando Eva, não quis proibir e não proibiu às mães, de usar os meios que tornam o parto mais fácil e menos doloroso. Nas palavras das Escrituras não se deve procurar escapatória: permanecem verdadeiras no sentido entendido e expressado pelo Criador: a maternidade fará sofrer muito às mães. De que modo preciso Deus tem concebido êsse castigo, e como será êle executado? As Escrituras não o dizem. Muitos pretendem que o parto foi, nas origens, inteiramente indolor e veio a ser doloroso mais tarde (talvéz após uma interpretação errônea do julgamento de Deus) pelo jôgo da auto e hetero-sugestão, das associações arbitrárias, dos reflexos condicionados e devido ao comportamento falho das parturientes; até agora, todavia, essas afirmações, de modo geral, não foram provadas. Por outro lado, pode ser verdadeiro o fato de que um comportamento incorreto, psíquico ou físico, das parturientes, seja suscetível de aumentar fortemente as dificuldades do parto e as tenha, realmente, aumentado.

A ciência e a técnica podem utilizar as conclusões da psicologia experimental, da fisiologia e da ginecologia (como no método psicoprofilático) a fim de eliminar as fontes de erros e os reflexos condicionados dolorosos, e de tornar o parto o mais indolor possível: as Escrituras não o proíbem.

CONSIDERAÇÕES FINAIS SÔBRE A OBSTETRÍCIA CRISTÃ

Como conclusão, acrescentamos algumas observações sôbre a obstetrícia cristã. A caridade cristã tem se ocupado sempre das mães na hora do parto; esforçou-se e se esforça ainda hoje em dar-lhes uma assistência eficaz, psíquica e física, conforme o estado de adiantamento da ciência e da técnica. Pode ser o caso, agora, das novas aquisições do método psicoprofilático, na medida em que elas merecem a aprovação dos verdadeiros cientistas. A obstetrícia cristã pode, aqui, integrar nos seus princípios e seus métodos tudo que é correto e justificado.

Todavia, ela não deve se contentar com isso para as pessoas suscetíveis de receber mais, e não deve abandonar nada dos valores religiosos que aproveitava até agora. Em nossa alocução no Congresso da Associação Italiana das Parteiras Católicas, em 29 de outubro de 1951 (Discorsi e Radiomessaggi, vol. XIII ,pág. 333-353), nós falamos em detalhe do apostolado de que as parteiras católicas são capazes, e que são levadas a praticar na sua profissão; entre outros, nós mencionamos o apostolado pessoal, ou seja, que exercem pelo meio de sua ciência e de sua arte, e pela solidez de sua fé cristã (p. 334 ss.); em seguida o apostolado da maternidade, quando se esforçam em lembrar à mãe sua dignidade, seriedade e grandeza. Aqui se aplica o que dizemos hoje, já que assistem a mãe na hora do parto. A mãe cristã tira da sua fé, e da sua vida de graça, a luz e fôrça para colocar em Deus uma confiança total, sentir-se sob a proteção da Providência, e também para aceitar com boa vontade o que Deus lhe dá a suportar; seria pena que a obstetricia só lhe prestasse serviços de ordem puramente natural, psicoprofilática.

Dois pontos merecem ser destacados: o Cristianismo não interpreta o sofrimento e a cruz de modo puramente negativo. Se a nova técnica poupar-lhe o sofrimento do parto ou simplesmente diminuí-lo, a mãe pode aceitá-la sem nenhum escrúpulo de consciência; mas não é obrigada. Em caso de um sucesso parcial ou de um fracasso, sabe que o sofrimento pode chegar a ser uma fonte de bem, se é suportado com Deus e por obediência à Sua Vontade. A vida e o sofrimento do Senhor, as dores que tantos grandes homens têm suportado ou mesmo procurado, graças às quais amadureceram, cresceram até os cumes do heroísmo cristão, os exemplos quotidianos de aceite resignado da cruz, que temos debaixo dos olhos, tudo isso revela o significado do sofrimento, da aceitação paciente da dor, na economia atual da salvação durante esta vida terrestre.

Uma segunda observação: o pensamento e a vida cristã, e assim a obstetrícia cristã, não atribuem valor absoluto aos requintes da técnica. Pelo contrário, um pensamento e uma concepção de vida, de inspiração materialista, acham natural essa posição; serve-lhes ela de religião ou de sucedâneo de religião. Apesar de aplaudir as novas descobertas científicas e as utilizar, o cristão rejeita tôda apoteose materialista da ciência e da cultura. Sabe que elas ocupam um lugar na escala objetiva dos valores, mas que, sem serem as últimas, não são também as primeiras. Mesmo a seu respeito, repete hoje, como antigamente e como sempre: "Procurai primeiro o Reino de Deus e Sua justiça" (Math. 6,35). O mais alto, o último valor do homem, encontra-se não na sua ciência e suas capacidades técnicas, mas no amor de Deus e na devoção a Seu serviço. Por essas razões, colocadas face à descoberta científica do parto sem dor, o cristão não o admira sem reserva e não o utiliza com um zêlo exagerado; julga de um modo positivo e refletido, à luz da sadia razão natural e à luz viva da fé e do amor, que emana de Deus e da cruz de Cristo.

Documentação Fotográfica da Fase de Expulsão

As fotografias seguintes, de Henry Cohen, extraídas do filme sôbre parto sem dor, realizado por Fabiani, Degliane e Dalmas, representam seis séries em que diversas pacientes demonstram como a fase de expulsão se faz sem dor e com excelente comportamento das parturientes. Estas são nuns casos primíparas e noutros secundíparas, de idade variável de 20 a 26 anos. As crianças pesaram ao nascer de 2,610 kg a 3,950 kg. A primeira série não consta da edição francesa nem da inglêsa, havendo sido enviada diretamente pelos editôres franceses para a edição brasileira, em substituição à série que consta do livro original.

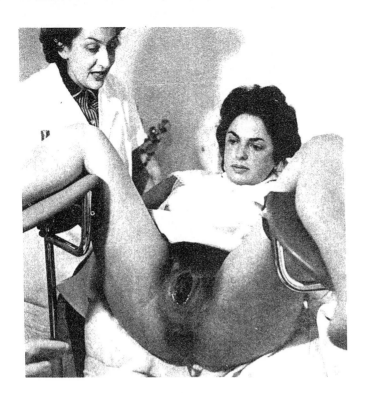

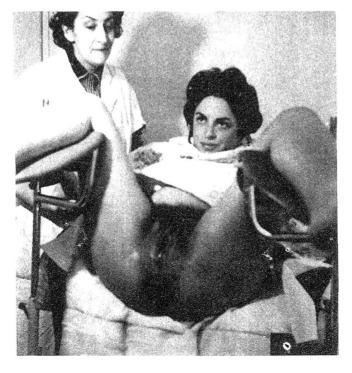

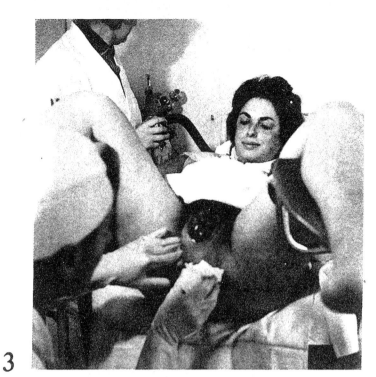

3

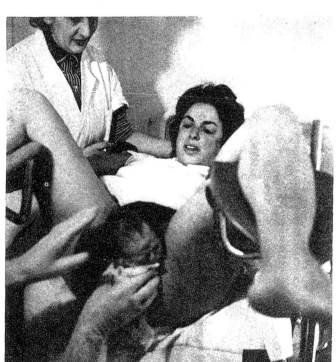

4

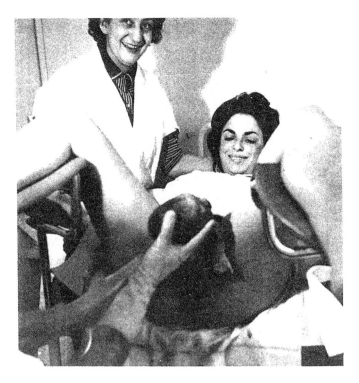

5

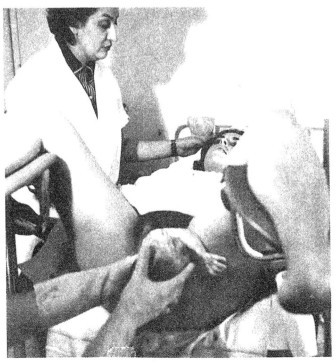

6

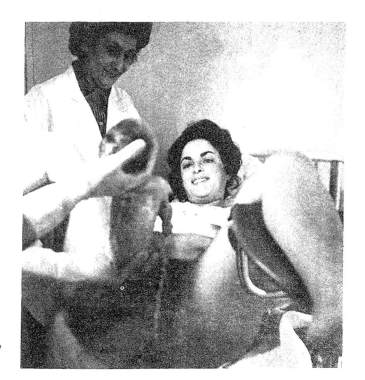

7

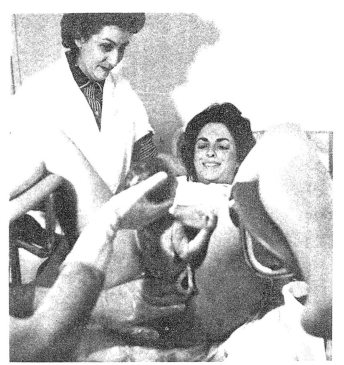

8

B

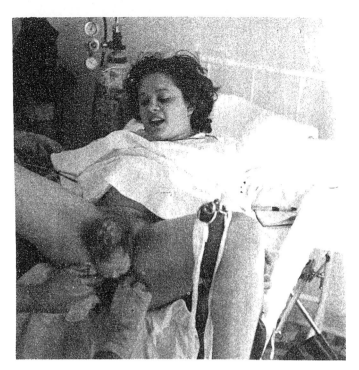

1

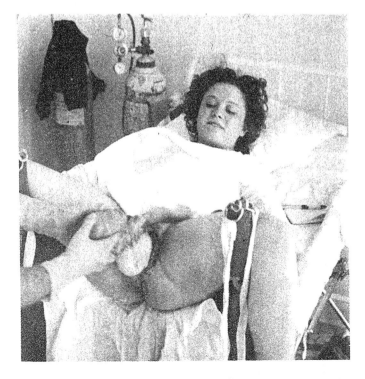

2

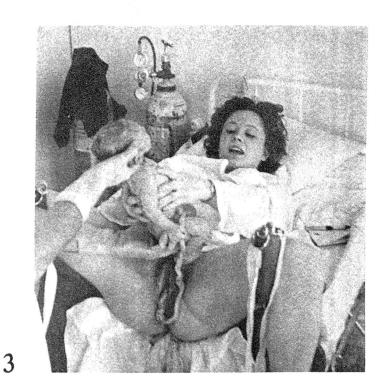

3

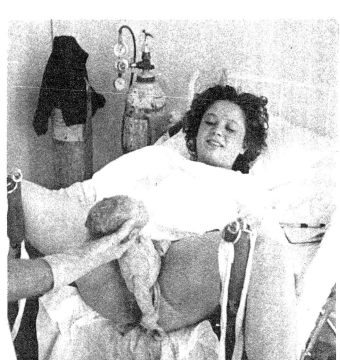

4

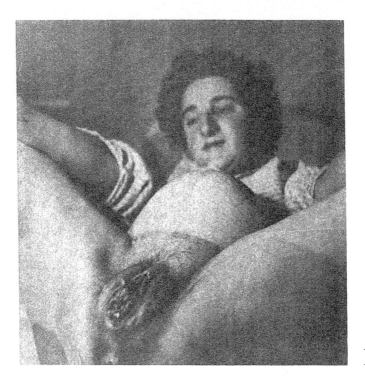

1

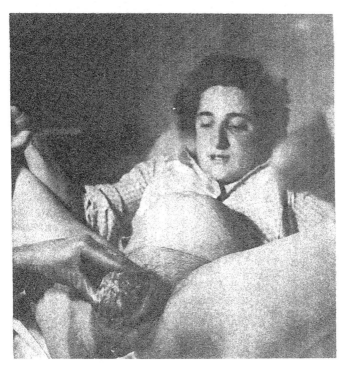

2

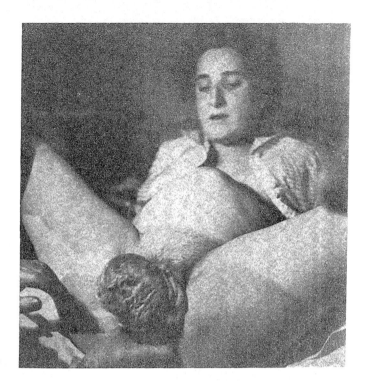

3

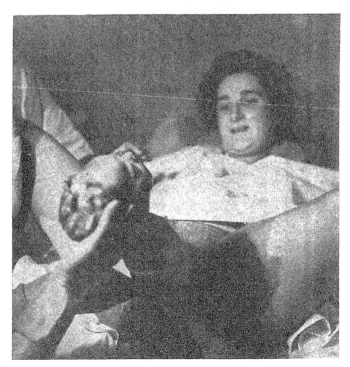

4

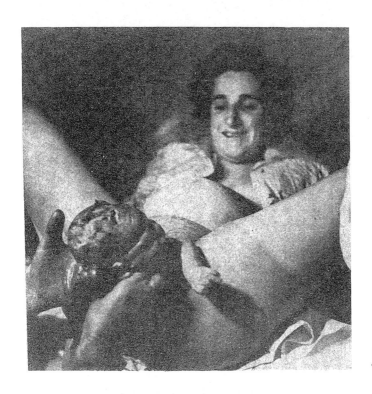

5

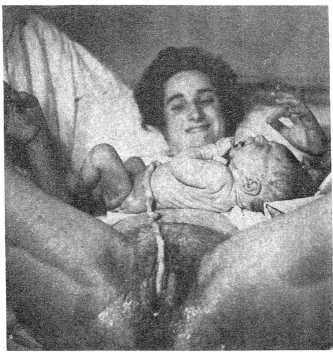

6

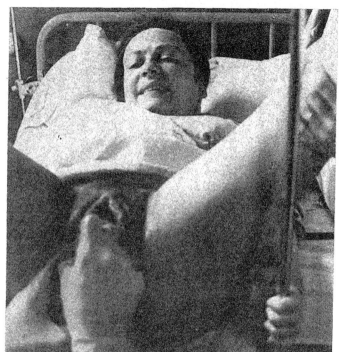

1

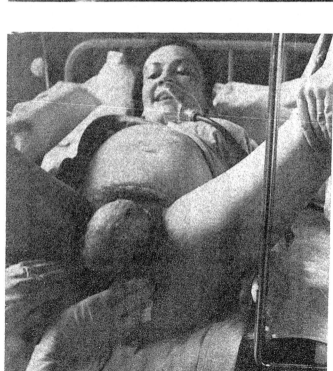

2

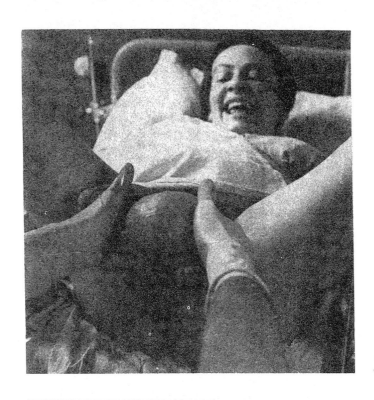

3

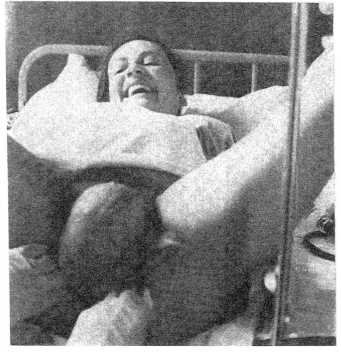

4

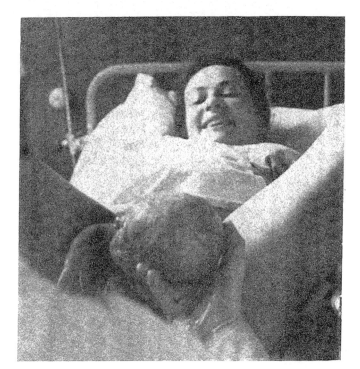

5

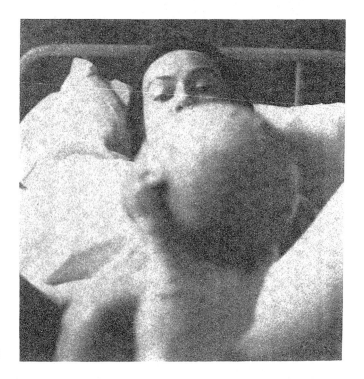

6

E

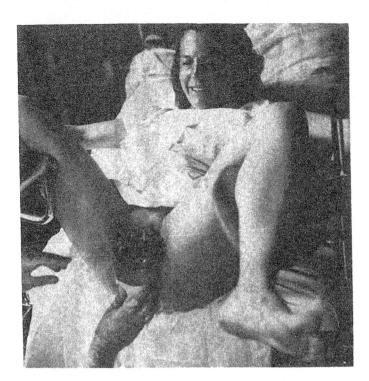

1

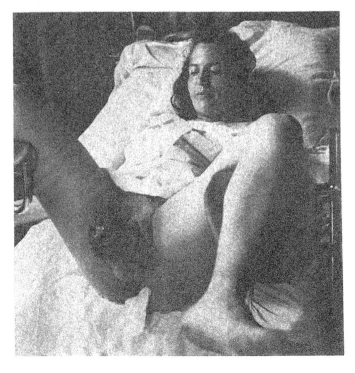

2

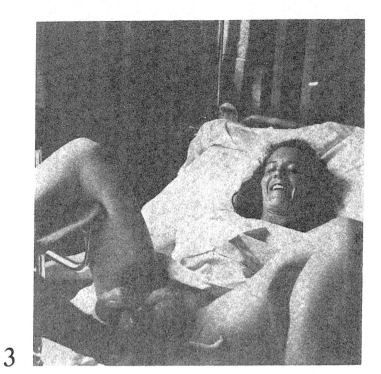

3

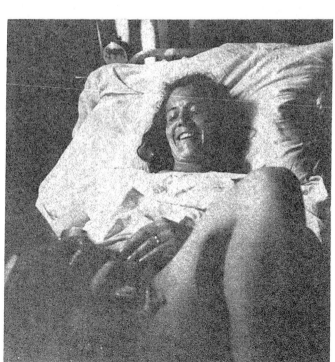

4

F

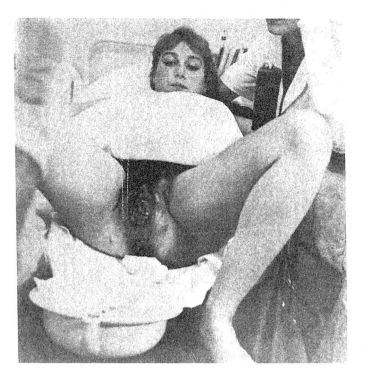

1

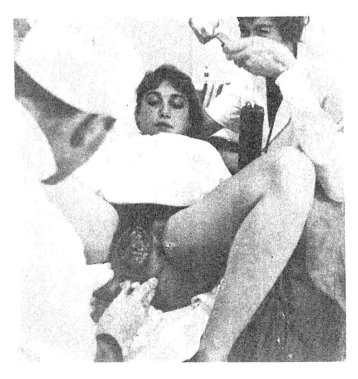

2

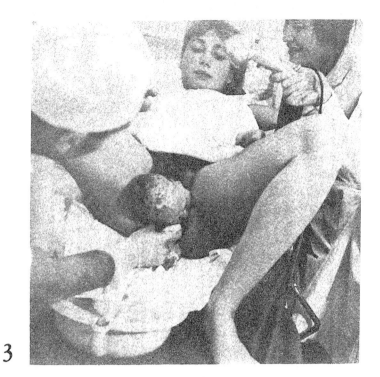

3

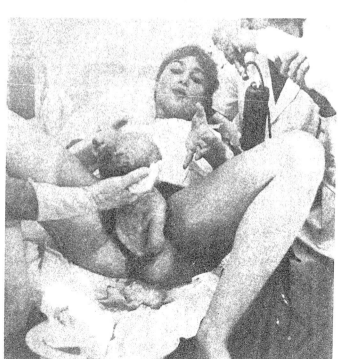

4

Impresso na **Prol** editora gráfica ltda

03043   Rua Martim Burchard. 246
        Brás   São Paulo · SP
        Fone: (011) 270-4388 (PABX)
com filmes fornecidos pelo Editor.